U0239105

临床情景模拟教学培训教案

王乐华　韩根东　主编

山东大学出版社
·济南·

图书在版编目(CIP)数据

临床情景模拟教学培训教案/王乐华,韩根东主编
.—济南:山东大学出版社,2020.11
ISBN 978-7-5607-6829-8

Ⅰ.①临… Ⅱ.①王… ②韩… Ⅲ.①临床医学－教
案(教育) Ⅳ.①R4

中国版本图书馆 CIP 数据核字(2020)第 226337 号

策划编辑	唐 棣
责任编辑	李昭辉
封面设计	王 艳

出版发行	山东大学出版社
社　　址	山东省济南市山大南路 20 号
邮政编码	250100
发行热线	(0531)88363008
经　　销	新华书店
印　　刷	济南巨丰印刷有限公司
规　　格	720 毫米×1000 毫米　1/16
	28.75 印张　563 千字
版　　次	2020 年 11 月第 1 版
印　　次	2020 年 11 月第 1 次印刷
定　　价	88.00 元

《临床情景模拟教学培训教案》
编 委 会

主　　编　　王乐华　　韩根东

副主编　　许孝新　　刘洪军　　刘海艳　　宋　利

编　　委　（排名不分先后）

姚子文	王　昊	刘德先	夏　博	姜兆合
赵　峰	窦金玲	张世贵	申亚男	张慧杰
杜彩霞	麻晓燕	赵倩倩	孙传学	王　晶
王洪升	郑　军	曹智惠	尹　洁	刘明国
焦　超	张海涛	焦念辉	赵永强	初　涛
刘兆勇	王云祯	王大伟	刘　锋	姬　帅
赵若愚	张传强	刘立平	孟　琳	石　才
王　宁	刘大伟	孙浩玲	吕　霞	岳　丽
吕军荣	宫会霞	杨明娟	孟祥洁	祝建红
孙艳娟	朱婷婷	董玉丽	林兆华	张　伟
朱琳琳	李丹玉	张建莹	张贝贝	王海霞
王文玲	王建伟	王宏伟	张　雷	石立会
王振山	刘　坤	张　鑫	石永杰	吕　一
高咏梅				

前　言

当下,全球医学教育越来越强调对医学生/青年医师进行全方位的培养,而传统的医学教学模式着重知识的传授,忽视了对临床综合能力的系统训练。在实践中,如何将传授知识、培养能力和启迪智慧有机统一,实现"三个转向"(在知识教育上由单科知识的传授转向多学科知识的渗透,在素质教育上由单一素质的培育转向综合素养的培育,在能力培养上由单纯的学习能力转向评判与探索并进的创新能力),一直是笔者在推行临床教学改革探析工作中遇到的核心问题。

2010年,笔者应邀赴美国约翰·霍普金斯大学及其附属医院访学,观摩了其临床情景中心(simulation center)后便萌生了将其引入中国的想法。多方奔走之下,中南大学湘雅二医院等一批单位纷纷在国内率先建立起了临床技能培训中心,开展了临床情景模拟教学。此次,山东省临朐县人民医院在全国基层医院率先开展了临床情景教学,设立了规范化培训基地,组建了临床专业教研室,为提升基层医疗服务能力作出了示范引领。

情景模拟教学(scenarios simulation-based teaching,SST)也称"真人模拟教学""临床模拟培训""高保真模拟教学"等,主要通过设计特定的场景、人物、事件,让学员进入相关的角色,以临床实践中类似的情景为参照,进行模仿、比较、优化,并通过反复演练,以获得理论升华和能力提高。

SST方法与传统的医学教育模式不同,它要求最大限度地模拟临床就诊环境和实际诊疗过程,让学生"身临其境",并运用课堂上所学的知识,边学边用。研究表明,SST临床教学效果明显,可有效地锤炼医学生/青年医师的临床思维,助其快速成长,尽早胜任临床工作。

然而，在实践中笔者也发现，SST方法在初期需要投入大量的时间和精力，教师需要预先根据案例创设各种情景，制作相应的剧本，尤其是课程设计、教案编写等方面，对大多数教师而言都是一项挑战。在此背景下，我们准备编写一本临床情景模拟教学培训教案方面的指导用书。但是，如何编写一本既能贴近临床需要，解决实际问题，又能呈现出与同类教材不同的风格和范式，具有特色亮点的专著，是编委会必须要面对和解决的重要问题。再则，当下分级诊疗落地难的困境，实际上与基层医生医疗技术水平薄弱有着直接关联；而基层医生临床思维与决策能力的不足，成了实施分级诊疗的一大桎梏。基于岗位能力的情景模拟教学有助于培养基层医生的实践能力、心理素质及综合业务能力，尤其是对基层医生临床思维与决策能力的培养及其综合素养的提升具有十分重要的指导意义。

"我们必须在临床思维能力训练方面找到一种强抓手，而这本书不仅是写给规培生的学习指导用书，更是一本写给临床教师的培训教案。"笔者在与山东省临朐县人民医院王乐华院长谈到这一问题时，"不谋而俱起，不约而同合。"

《临床情景模拟教学培训教案》一书以情景模拟与标准化患者为载体，以思维导图与"5A循证"为支撑，以客观结构化考核为量尺，以临床思维与决策能力培养为目标，分别从教学目标、教学对象、教学内容、教学方法、教学过程、教学案例、知识要点、客观结构化考核八大方面入手，可以说处处有亮点。特别是思维导图在临床思维能力培养中的应用，为培养医学生/青年医师建立和完善发散性思维，避免发生误诊漏诊提供了有力的抓手工具；而临床循证的"5A"步骤，即Assess（评估患者）——Ask（提出临床问题）——Acquire（采集最佳证据）——Appraise（评价证据）——Apply（应用于患者）为临床诊疗提供了符合循证医学证据的决策支持，这两者可谓"一张一弛，相互补充"，形成了完整的诊疗体系，这也是笔者在30年的从医生涯和临床教学中悟出的真知。另外，书中客观结构化考核采用的表单评估工具为全面评估医学生/青年医师综合运用知识的能力和职业素质提供了参考借鉴，而临床情景模拟案例与标准化患者应用的剧本则让本书内容更翔实、更具可操作性。

　　时值《临床情景模拟教学培训教案》出版之际，我们真诚地希望本书能成为医学生/青年医师打开医学之门的"金钥匙"、提升临床思维能力的有力工具和临床教师手中得力的培训教案，为建立优质、高效的基层医疗卫生服务体系，满足人民群众基本的医疗卫生服务需求，向人民群众提供全方位、全周期的健康服务而努力。

　　由于作者水平有限，书中错漏之处在所难免，在此特恳请各位专家及读者批评指正，希望再版时能做得更好。在此，还要特别感谢所有参编人员的支持，正是大家的共同努力，才让我们拥有了一份永恒的记忆……

2019 年 11 月

目　录

第一章

内科专业教案

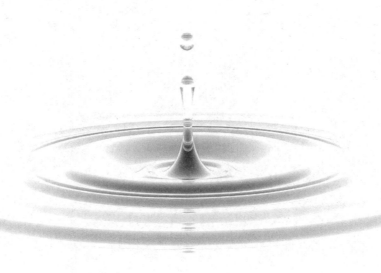

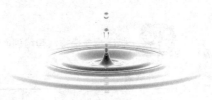

超早期脑梗死情景模拟教学培训教案

一、教学目标

(1)学会快速搜集病史,及时诊断超早期脑梗死。
(2)掌握溶栓的适应证及禁忌证。

二、教学对象

(1)低年资医护人员、临床实习/见习生和进修生。
(2)能力尚未达到岗位要求或具有自主学习意愿的医护人员。

三、教学内容

(1)病种:脑梗死。
(2)重点:超早期脑梗死。
(3)难点:溶栓治疗的适应证及禁忌证。

四、教学方法

(1)情景模拟教学和标准化患者。
(2)应用工具:思维导图和循证实践。

五、教学过程

(1)教学安排:情景模拟环节一般不少于 20 分钟,病例讨论及点评环节不少于 20 分钟。

(2)教学步骤:

课前准备 ▶ 案例介绍 ▶ 情景模拟 ▶ 点评反馈 ▶ 知识要点

六、教学案例

1.一般资料

身高:170 cm	体重:60 kg	婚姻状况:已婚
职业:农民		

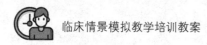

续表

身高:170 cm	体重:60 kg	婚姻状况:已婚
主诉:发现言语不清,左侧肢体活动不灵1小时		
现病史:患者3小时前入睡,1小时前睡醒时发现言语不清,左侧肢体活动不灵。无头痛、头晕、恶心、呕吐、视物不清,无二便失禁及肢体抽搐		
既往史:发现高血压病史1年,未治疗		
个人及家族史:吸烟30年,约10支/天;不饮酒;否认脑血管病家族史		

2.情景模拟

患者:标准化患者。
医师(由受训者扮演):询问病史,进行体格检查,作出初步诊断。
护士(由培训者扮演):执行护理相关操作。
家属(由培训者扮演):补充相关信息,推进剧情。

地点:诊疗室。
护士:刘医生,来了位患者,测血压170/100 mmHg,体重65 kg,请您去看一下。
医师:大叔,您哪里不舒服?
家属:他说话不清楚,左边胳膊腿没劲儿了。
医师:从什么时间开始的? 当时在做什么?
家属:1小时前睡醒后发现的,睡觉前还都正常。
医师:什么时间入睡的?
家属:3小时前。
医师:大叔您看东西清楚吗?
患者:嗯。
医师:发病时有没有手脚发麻或者抽搐?
患者:没。
医师:头痛、头晕了没有? 恶心吗? 吐了没?
家属:都没有。
(进行体格检查)
医师:以前得过脑梗死或者出现过类似的症状吗?
家属:没有,他以前身体很好,就一年前发现血压高点,没吃过药也没住过院。

医师:我现在高度怀疑大叔是得了脑梗死,但他血压偏高也不能完全排除是脑出血,必须做脑 CT 鉴别一下。如果没有出血,我觉得他适合做溶栓。现在我们先抽个血做血常规、血生化、凝血五项,送急症检验,再去做个颅脑 CT 和心电图。

家属:好。

3.鉴别诊断

(1)思维导图:

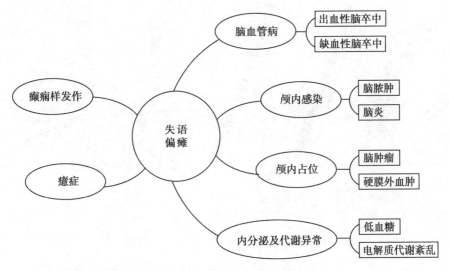

(2)循证实践(5A 循证):

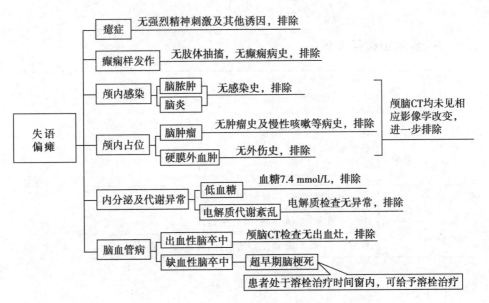

七、知识要点

超早期脑梗死是指发病 6 小时以内的脑梗死,此时患者脑组织改变不明显,损伤可逆,是治疗缺血性脑卒中的最理想时机。尽早诊断和及时治疗可明显改善患者预后,降低致残率。

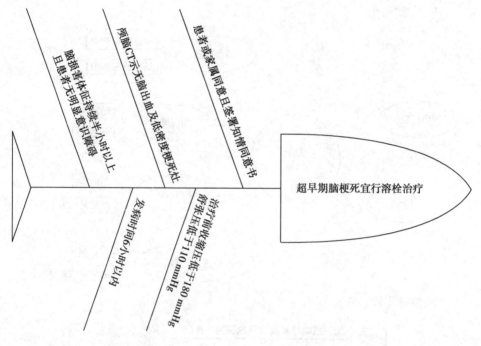

八、客观结构化考核

考核项目	步骤	评分标准	分值	得分
接待患者 (4分)	基本素质	态度端正,着装整洁	4	
病史采集 (46分)	问诊技巧	按一定顺序提问,问诊时间不宜过长	2	
		不要有重复性、诱导性、暗示性提问	2	
		尊重患者,给予患者充分的信任、肯定及鼓励	2	

续表

考核项目	步骤	评分标准	分值	得分
病史采集（46分）	问诊内容	病因、诱因：有无强烈精神刺激及其他诱因	4	
		发病时间：睡眠时发病的时间如何计算	6	
		主要症状：失语特点，肢体无力程度	6	
		伴随症状：有无视野缺损、头晕、复视、饮水呛咳、共济失调、肢体抽搐、意识障碍、大小便失禁等	8	
		进展情况：注意有无类似发作史（有发作史且部分缓解者，发病时间应从未缓解那次的发作时计算）	6	
		既往史及个人史：有无高血压、糖尿病、冠心病、高脂血症等病史；有无吸烟、饮酒、药物滥用、家族性脑血管病等情况；有无肿瘤、外伤及手术史	10	
体格检查（30分）	基本操作	手卫生	3	
		手法轻柔，动作熟练	2	
	专科检查	一般情况：主要判断患者的意识及精神状态	4	
		语言功能：判断患者失语的特点	3	
		脑神经：检查视野、眼球运动、瞳孔、眼球震颤、额纹、眼裂、鼻唇沟、口角是否对称、伸舌位置	9	
		运动系统：检查肌力、肌张力、共济运动、姿势和步态	6	
		感觉系统：检查有无深浅感觉障碍	3	
理论提问（20分）	诊断及处理	溶栓的适应证	10	
		溶栓的禁忌证	10	
总分			100	

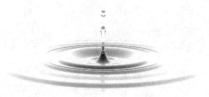

病毒性脑炎情景模拟教学培训教案

一、教学目标

(1)掌握病毒性脑炎的病因。
(2)掌握病毒性脑炎的鉴别诊断及处理方法。

二、教学对象

(1)低年资医护人员、临床实习/见习生和进修生。
(2)能力尚未达到岗位要求或者具有自主学习意愿的医护人员。

三、教学内容

(1)病种:病毒性脑炎。
(2)重点:病毒性脑炎的病因。
(3)难点:病毒性脑炎的鉴别诊断。

四、教学方法

(1)情景模拟教学和标准化患者。
(2)应用工具:思维导图和循证实践。

五、教学过程

(1)教学安排:情景模拟环节一般不少于 20 分钟,病例讨论及点评环节不少于 20 分钟。
(2)教学步骤:

> 课前准备　案例介绍　情景模拟　点评反馈　知识要点

六、教学案例

1.一般资料

姓名:王××	年龄:40 岁	性别:女
身高:165 cm	体重:65 kg	婚姻状况:已婚
主诉:发烧、抽搐 5 小时		

现病史:患者 5 小时前出现畏寒,自测体温 38.5 ℃,诉头痛,以头顶部及双侧颞部为主,轻微恶心,自服布洛芬缓释胶囊 1 粒,约 20 分钟后出现四肢伸直,呼之不应,双目上视,口唇发绀,小便失禁,持续约 3 分钟后自行缓解。缓解后患者精神萎靡,呕吐 1 次,呕吐物为胃内容物,无咖啡样物质,头痛无减轻

2.情景模拟

患者:标准化患者。
医师(由受训者扮演):询问病史,进行体格检查,作出初步诊断。
护士(由培训者扮演):执行护理相关操作。
家属(由培训者扮演):补充相关信息,推进剧情。

地点:诊疗室。

情景变化	被考核者反应及考核要点
情景一:患者由家人用轮椅推入诊室 标准化患者反应:患者神志清楚,痛苦面容 培训者(考核者)引导:请你接待患者并询问病史、查体	被考核者反应: (1)礼貌接待患者 (2)带患者到病床上,简单地与患者及家属沟通,让患者平躺在病床上 (3)仔细询问发病过程及院外诊疗过程 (4)询问既往史及个人史 (5)体格检查 考核要点: (1)评价病史询问是否全面、准确 (2)评价查体是否全面,手法是否准确 (3)是否能明确进一步的诊疗方向 (4)是否与患者及其家属进行了有效沟通

续表

情景变化	被考核者反应及考核要点
情景二:向患者解释应进一步行颅脑MRI及脑电图、腰穿检查 标准化患者反应:患者诉头痛、恶心,并出现了呕吐 培训者(考核者)引导:患者出现呕吐的原因是什么?应如何处理?请向患者解释病情	被考核者反应: (1)给予患者止疼、止吐处理 (2)安抚并鼓励患者 (3)进一步与患者及其家属沟通,讲明辅助检查的重要性 (4)给患者开具检查单并陪同检查 (5)结合辅助检查结果,向患者及其家属解释病情、可能的诊断及进一步处理 考核要点: (1)评价对症处理的效果 (2)评价腰穿的操作是否规范 (3)解释病情是否全面
情景三:患者初步诊断为颅内感染性疾病,病毒性脑炎的可能性大,给予抗病毒、降颅内压及对症处理,患者在静滴药物的过程中再次出现意识不清,并有肢体抽搐 标准化患者反应:患者突然出现呼之不应,双目上视,四肢伸直并抽动 家属反应:怎么又犯病了? 培训者(考核者)引导:患者出现抽搐的原因是什么?应如何紧急处理?	被考核者反应: (1)立即将患者的头歪向一侧,用压舌板防止舌咬伤 (2)予安定 10 mg 缓慢静脉推注 (3)予患者吸氧、心电监护 (4)与家属有效沟通,解释出现抽搐的原因 考核要点: (1)癫痫发作的紧急处理 (2)静脉推注安定的过程中是否观察患者的呼吸情况 (3)是否有进一步的诊疗步骤 (4)评价安慰患者及家属的效果

3.鉴别诊断

(1)思维导图:

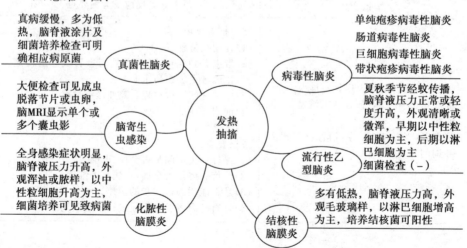

（2）循证实践（5A 循证）：

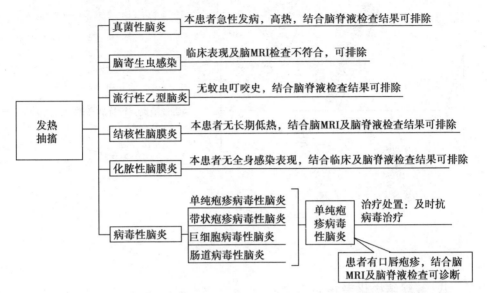

①收集证据：患者的临床表现和体格检查结果：发烧，头痛，癫痫样发作。辅助检查：腰穿、脑电图及脑 MRI 检查。

②证据评价：a.腰穿结果：轻度炎症反应。b.脑 MRI 结果：双侧颞叶损害。c.脑电图：提示颞叶为主的局灶性癫痫样放电，病毒性脑炎的可能性大。d.排除其他类型的脑炎：从腰穿结果看，不支持细菌性、真菌性及结核性脑膜炎。

③临床决策：从临床症状和脑 MRI、脑电图结果看，更支持病毒性脑炎，基本排除边缘叶脑炎；除以上方面，还需进一步行血清或脑脊液病毒抗原、抗体检查。

七、知识要点

早期诊断和治疗是降低病毒性脑炎死亡率的关键，治疗主要包括早期抗病毒治疗，辅以免疫治疗和对症支持治疗。

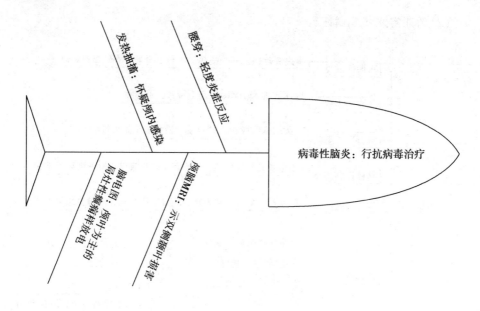

腰穿：轻度炎症反应

发热抽搐：怀疑颅内感染

病毒性脑炎：行抗病毒治疗

脑电图：颞叶为主的局灶性癫痫样放电

颅脑MRI：示双侧颞叶异常

八、客观结构化考核

考核项目	步骤	考核细则	分值	得分
接待患者 （5分）	基本素质	态度端正，着装整洁	5	
病史 采集 （22分）	问诊 技巧	按一定顺序提问，问诊时间不宜过长	2	
		不要有重复性、诱导性、暗示性提问	2	
		尊重患者，给予患者充分的信任、肯定及鼓励	2	
	问诊 内容	就诊的主要症状及持续时间	3	
		发病的原因及诱因、伴随症状	3	
		病情的发展与演变	3	
		就诊过程:院外治疗过程及疗效,相关辅助检查结果	3	
		既往史:既往病史、手术及外伤史	2	
		个人史、婚育史、家族史等	2	

续表

考核项目	步骤	考核细则	分值	得分
体格 检查 （33分）	一般检查	手卫生	5	
		全身体格检查	5	
		手法轻柔,动作熟练	2	
	神经科检查	意识状态、精神状态、脑膜刺激征	3	
		脑神经检查:检查嗅觉、视力、视野、瞳孔、眼球运动、对光反射、听力、吞咽等	5	
		运动系统检查:检查肌肉形态及营养、四肢肌力、肌张力、异常运动情况	5	
		感觉系统检查:检查浅感觉、深感觉、复合感觉	5	
		反射检查:检查深浅反射及病理反射	3	
腰穿 检查 （22分）	正确体位	患者左侧卧位,双手抱膝,使腰椎后凸	3	
	无菌观念	正确戴无菌手套	3	
		操作过程无菌	3	
	腰穿操作	利多卡因局麻	2	
		穿刺针准确穿入,正常脑脊液流出	4	
		测压力,压颈压腹试验	3	
		取标本,拔穿刺针,覆盖纱布	2	
	注意事项	腰穿后嘱患者去枕平卧4～6小时	2	
诊断及 处理 （18分）	考虑诊断	患者的定位诊断	5	
		患者的定性诊断	5	
	处理	抗病毒治疗	5	
		抗癫痫治疗	3	
总分			100	

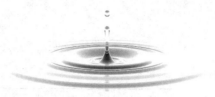

支气管扩张症伴咯血情景模拟教学培训教案

一、教学目标

(1)掌握支气管扩张症的病因。
(2)掌握支气管扩张症伴咯血的鉴别诊断及处理措施。

二、教学对象

(1)低年资医护人员、临床实习/见习生和进修生。
(2)能力尚未达到岗位要求或者具有自主学习意愿的医护人员。

三、教学内容

(1)病种:支气管扩张症伴咯血。
(2)重点:支气管扩张症的病因。
(3)难点:支气管扩张症伴咯血的鉴别诊断。

四、教学方法

(1)情景模拟教学和标准化患者。
(2)应用工具:思维导图和循证实践。

五、教学过程

(1)教学安排:情景模拟环节一般不少于 20 分钟,病例讨论及点评环节不少于 20 分钟。
(2)教学步骤:

课前准备 ＞ 案例介绍 ＞ 情景模拟 ＞ 点评反馈 ＞ 知识要点

六、教学案例

1.一般资料

姓名:高××	年龄:57 岁	性别:女
身高:160 cm	体重:60 kg	婚姻状况:已婚

主诉:反复咳嗽、咳痰、痰中带血 30 年,再发伴咯血 1 天

现病史:患者于 30 年前无明显原因开始出现咳嗽、咳痰等症状,咳少量黄白色痰,间断出现痰中带血丝,喘憋不显著,未行系统治疗;后反复发作,多于受凉后或冬季发病,给予口服或静滴消炎、止咳药物治疗(药品名称、剂量不详)可暂时缓解,痰血多时口服云南白药止血治疗。患者曾来院就诊,行胸部 CT 示支气管扩张并感染、肺气肿。1 天前受凉后又出现咳嗽、咳痰,憋气明显,伴咯血,至入院时咯 10 余口鲜血,有发热,体温达 38.0 ℃,无盗汗,伴胸闷,无明显心慌,无下肢水肿,无胸痛,无恶心呕吐,无头痛、头晕及意识障碍,在外未做特殊处理,急来院就诊

2.情景模拟

患者:标准化患者。

医师(由受训者扮演):询问病史,进行体格检查,作出初步诊断。

护士(由培训者扮演):执行护理相关操作。

家属(由培训者扮演):补充相关信息,推进剧情。

【情景一】

地点:诊疗室。

护士:医生,来了位患者,有咯血,请您去看一下。

医师:阿姨,您哪里不舒服?

患者:我憋得慌,咳嗽,很多痰,昨天开始咳嗽出很多血。

医师:以前有这种情况吗?

患者:以前经常感冒,感冒后就咳黄痰,经常痰里面带血丝,家里人说我是小时候得肺炎留下的底子,咳这么多血还是第一次。

医师:到现在为止共咯了大概多少口血?是鲜红的还是发黑的?

患者:从昨天开始到现在大概咯了 10 余口,全是鲜血。

医师:以前肺部拍过片子吗?

患者:拍过,医生说我是支气管扩张。

医师:有没有胸痛、晕厥、夜间出汗、体重减轻、外伤、饮食呛咳等情况?

患者:没有。

(进行体格检查)

医师:以前发作的时候住院治疗过吗?

患者:在乡镇医院打过针,一般打几天后就见好。

医师:平时还能干得了家里的农活吗?

患者:干不了了,尤其是这几年,一活动厉害了就憋气。

医师:您再描述一下咯出血前什么感觉? 有恶心的感觉吗?

患者:先是感觉有点憋气,咽喉部不适,继而就想咳嗽,咳出的全是血。没有恶心。

医师:我现在高度怀疑阿姨您还是支气管扩张症引起的咯血,必须做肺CT排除肿瘤及结核等情况。现在我们先做血常规、生化、炎症指标、凝血指标、心脏指标、肺肿瘤指标和心电图检查,然后您去做个胸部CT。您这种情况应该积极抗感染治疗,如果咯血仍多,我们将给予内科止血药物治疗,如果内科止血效果不理想,我们将联系介入科行止血治疗。您必须认识到,大咯血会使血块阻塞大气道,有引起窒息的风险。

家属:明白了。

【情景二】

地点:病房。

家属:(紧张、慌忙地跑到医生办公室)大夫,20床一大口一大口地咳血啊,怎么办?

(医师及分管护士赶紧跑到20床前查看情况,到位后医师边口头下医嘱让护士给予患者吸氧,并告知患者左侧卧位,床头抬高30°~45°,边嘱分管护士测患者的生命体征,给予心电监护,同时进行胸部体格检查)

医师:阿姨,觉得喉中有东西尽量咳出来,您现在觉得还有哪些地方不舒服?

患者:我憋得慌,喉咙痒,就想咳嗽,一咳嗽就全是血。

医师:(查看病历及患者心电图情况)护士,给予垂体后叶素30 U、硝酸甘油5 mg入生理盐水50 mL,微量泵泵入,走速8 mL/h。注意监测血压情况。

(护士复述医嘱后执行)

家属:大夫,怎么突然这么厉害了?

医师:(向家属交代病情)患者病情加重可能是感染所致,因肺内血供丰富,再加上患者本身局部支气管异常,反复炎症刺激,导致血供异常、血管破裂致咯血,当然也可能存在大血管破裂或动静脉畸形的可能。患者目前出现大咯血,情况比较紧急,入院时就跟您交代过,大咯血如果患者不能自行咳出,存在血块阻塞大气道引发窒息的风险,会危及生命,目前我们应用垂体后叶素止血来看一下疗效。这个药可能会有恶心、呕吐、腹泻、头部不适等不良反应,只要能耐受建议继续应用;如果止血效果差,我们将请介入科及胸外科会诊,看是否可行介入及外科止血治疗。

家属:明白了,大夫,你们看看怎么好怎么治吧,你们一定要救活她呀!

医师:我们一定尽力(同时继续观察患者病情,患者在泵入垂体后叶素 10 分钟后咯血渐渐减少,嘱继续泵入垂体后叶素,并继续行心电监护监测患者的生命体征)。

3.鉴别诊断

(1)思维导图:

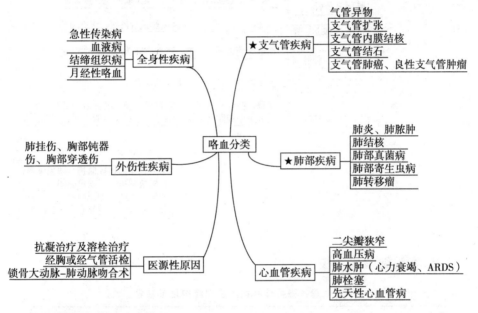

(2)循证实践(5A 循证):

①患者常年反复发作咳嗽、咳痰、喘憋及痰中带血,本次急性发病,伴有咳黄痰及咯血,感染症状明显。患者年幼时曾患肺炎,既往有肺部影像学所示支气管扩张。查体示双肺呼吸音粗,左下肺闻及大量中湿啰音,湿啰音局限,提示左下肺支气管内有较多的分泌物(痰液、血液、脓液)。辅助检查示血常规、血沉、凝血指标均正常,肿瘤指标不高;血生化大致正常,C-反应蛋白及降钙素原偏高;2017 年 11 月 13 日行胸部CT 检查示左下肺支气管扩张,左肺肺炎,右肺中叶不张,纵隔淋巴结肿大。

②结合患者病史及辅助检查,排除其他系统疾病,考虑左下肺支气管扩张伴感染、咯血。

③患者目前感染症状重,咯血量较多,建议在积极抗感染治疗的基础上使用垂体后叶素止血治疗。

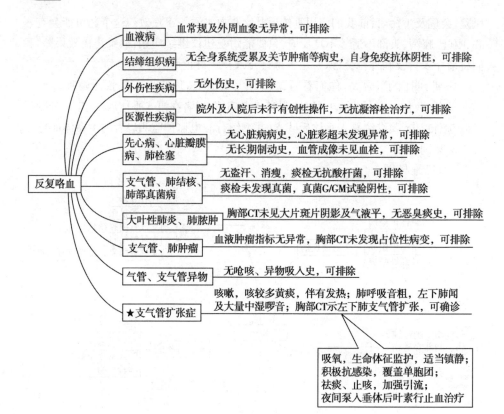

七、客观结构化考核

支气管扩张症伴咯血的客观结构化考核表

考核项目		评分标准	分值	得分
病史采集部分（42分）	重点问诊内容	主诉	4	
		起病情况与患病时间	2	
		主要症状的特点	4	
		病因与诱因	2	
		病变的发展与演变	2	
		伴随症状	2	
		院外诊疗经过,包括过程、疗效及有无检查及结果	2	
		一般情况:精神、饮食、睡眠、体力、大小便、体重	2	

续表

考核项目		评分标准	分值	得分
病史采集部分(42分)	重点问诊内容	既往病史	2	
		个人史及婚育史	2	
		家族史	2	
		与患者及家属讨论可能的诊断、治疗方案及注意事项	2	
	问诊技巧	衣冠整洁、得体	2	
		按问诊顺序系统提问,无重复性、诱导性、诘难性提问	4	
		不用医学术语提问,如果使用医学术语,应向患者解释	2	
		询问者注意聆听,不得轻易打断患者谈话;引证核实患者提供的信息	2	
		态度友好,给予肯定或鼓励,尊重患者,获得患者的信任,有同情心,使患者感到温暖	2	
		掌握问诊时间,尽量不超过15分钟	2	
体格检查部分(26分)	体格检查	检查者洗手	2	
		测量体温、脉搏、呼吸、血压	4	
		观察患者一般情况	4	
	查体技巧	根据假设的诊断,进行有序的重点体格检查	2	
		按视、触、扣、听的顺序,认真仔细检查胸部情况	6	
		检查可能引起咯血的其他部位,包括口咽部、心脏等	2	
		手法正确规范,检查动作熟练	4	
		检查中注意与患者进行交流,减轻患者的紧张心理	2	
病案分析部分(32分)		疾病诊断	4	
		鉴别诊断	6	
		进一步检查:血液学检查、肺部影像学等	8	
		治疗原则,咯血加重的紧急处理,垂体后叶素的用法	10	
		提问:培训者根据本案例进行综合提问	4	
总分			100	

支气管哮喘急性发作情景模拟教学培训教案

一、教学目标

(1)掌握支气管哮喘临床表现、诊断、鉴别诊断以及急性发作期严重程度的评估。

(2)掌握支气管哮喘急性发作的治疗措施。

二、教学对象

(1)低年资医护人员、临床实习/见习生和进修生。

(2)能力尚未达到岗位要求或者具有自主学习意愿的医护人员。

三、教学内容

(1)病种:支气管哮喘。

(2)重点:支气管哮喘急性发作的评估及处理。

(3)难点:支气管哮喘急性发作的鉴别诊断、严重程度的评估及治疗措施。

四、教学方法

(1)情景模拟教学和标准化患者。

(2)应用工具:思维导图和循证实践。

五、教学过程

(1)教学安排:情景模拟环节一般不少于 20 分钟,病例讨论及点评环节不少于 20 分钟。

(2)教学步骤:

课前准备 > 案例介绍 > 情景模拟 > 点评反馈 > 知识要点

六、教学案例

1.一般资料

姓名:张××	性别:女	年龄:45 岁
婚姻状况:已婚	个人史与家族史:务农,无烟酒嗜好,无特殊疾病家族史	

主诉:反复发作性喘憋 2 年,再发 2 小时

现病史:患者 2 年前在农田喷洒农药后出现咳嗽、喘憋,治疗后缓解。此后,接触油漆、香烟烟雾或冷空气等常可诱发喘憋发作,无反复发热,无大量咳痰,吸入沙丁胺醇气雾剂或口服茶碱缓释片时上述症状可缓解,非发作期如常人。曾在外院行支气管舒张试验,结果为阳性。2 小时前患者在商场购物接触化妆品气味后,出现气紧、咳嗽、喘憋,呼吸困难,咳少许白色黏液痰,呼吸时可闻及喘鸣,无明显心悸,无胸痛咯血,无发热,无晕厥及意识障碍,自行吸入舒喘灵气雾剂 2 次,效果欠佳,遂入院治疗

既往史:有过敏性鼻炎病史 20 年,否认高血压、心脏病史

2.情景模拟

地点:呼吸内科病房

(家属搀扶患者来到,患者喘息,呼气费力,呼吸时可听到喘鸣,护士引领患者来到病床,开始测血压、量体温等)

家属:大夫,我母亲喘得厉害,麻烦您给看看。

医师:这样喘起来多长时间了?(将指脉氧检测仪夹在患者手指上,取出听诊器,边询问病史,边依序给患者查体)

家属:她这样喘起来大约 2 个小时了。在这之前还好好的,当时我正陪她逛商场,有个年轻姑娘身上香水味很大,从一旁走过,我母亲闻了就说嗓子不舒服,一会就喘起来了。

医师:这几天受凉感冒过吗? 有没有发热、头痛、咳黄痰的情况?

患者:没感冒,没这些情况。

医师:心慌吗? 胸背部痛不痛?

患者:有些慌,不痛。

医师:有没有其他的不舒服?

患者:没,就是憋得慌。

医师:以前有过这种情况吗?

患者:有,闻到不好的味就憋。

家属：大夫，我母亲以前挺好，2 年前到地里给庄稼喷农药被农药味呛着了，从那开始就时常喘憋，那次憋起来挺厉害，老远就能听到她"吼吼"地喘，在我们镇医院挂了好几天吊瓶才好了。以后闻到油漆味、别人吸烟的烟味又犯了几次，吹了凉风有时也憋。

医师：那平时憋起来都怎么治疗？来医院检查过吗？

家属：在别的医院查过，医生让我母亲随身带着舒喘灵气雾剂，憋起来就吸点儿。今天已经吸了 2 次了，效果不大。噢，您看，这是半年前做的检查（外院检查结果显示支气管舒张试验阳性，吸入沙丁胺醇 400 μg，20 分钟后 FEV_1 增加 22%）。

（指氧仪显示患者脉搏 105 次/分，指氧饱和度 91%）

医师：以前您母亲有没有别的病？有没有高血压、心脏病、糖尿病？您姥姥、姥爷身体怎么样？

家属：我母亲有过敏性鼻炎 20 年了，没有高血压、心脏病，以前查过好几次血糖，都不高，没有别的病。我姥姥、姥爷身体都健康。

医师：她用药有过敏的吗？

患者：没有。

医师：来，阿姨，您用力吹一下这个峰流速仪。（做示范，结果显示呼气峰流速明显低于正常预计值，约为正常预计值的 65%）

医师：您母亲的情况，我初步考虑是支气管哮喘急性发作，我们现在给她用上平喘药物，观察病情，还需要给她做一些相关检查以利于进一步诊疗，比如血液化验、胸片、心电图等。

家属：好的。

（医师下医嘱，给予吸氧，静滴多索茶碱，雾化吸入特布他林、普米克令舒，口服孟鲁司特钠，行血常规、血气分析、B 型钠尿肽、血电解质、D-二聚体等化验检查，给患者做心电图，联系床旁胸片等；护士执行相关医嘱及护理操作）。

（10 余分钟后患者喘憋开始减轻）

[半小时后，相关辅助检查结果陆续回归：血常规示白细胞 11.2×10^9/L，血红蛋白 123 g/L，红细胞 4.06×10^{12}/L，血小板 156×10^9/L；动脉血气分析示 pH 值为 7.51，CO_2 分压 43 mmHg，O_2 分压 65 mmHg，血氧饱和度 91%（呼吸空气）；血 B 型钠尿肽 89 ng/L，血 D-二聚体、电解质在正常范围内。心电图示窦性心律，心率 105 次/分。胸片示双肺透亮度增高，余未见明显异常]

患者：大夫，我现在感觉好多了，呼吸顺畅了，您看，我说话也能连成句了，谢谢你。

医师：没什么，这是我们应该做的。根据您的检查结果，结合您的病史和临床表现，可以诊断为支气管哮喘急性发作，接下来咱们继续治疗。这几天您多休息,饮食应清淡、易消化,适当多饮水,以免形成痰栓堵塞小气道。有什么不舒服及时告诉我们。

患者及家属:好的,谢谢。

3.鉴别诊断

(1)思维导图:

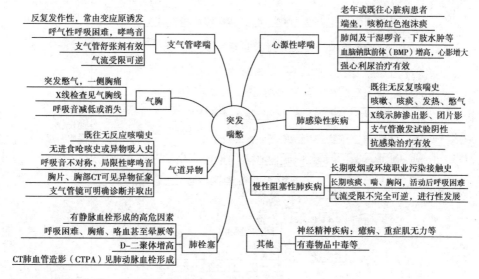

	支气管哮喘	反复发作性,常由变应原诱发 / 呼气性呼吸困难,哮鸣音 / 支气管舒张剂有效 / 气流受限可逆
突发憋气,一侧胸痛 / X线检查见气胸线 / 呼吸音减低或消失	气胸	
既往无反应咳喘史 / 无进食呛咳史或异物吸入史 / 呼吸音不对称,局限性哮鸣音 / 胸片、胸部CT可见异物征象 / 支气管镜可明确诊断并取出	气道异物	
有静脉血栓形成的高危因素 / 呼吸困难、胸痛、咯血甚至晕厥等 / D-二聚体增高 / CT肺血管造影(CTPA)见肺动脉血栓形成	肺栓塞	

突发喘憋

心源性哮喘:老年或既往心脏病患者 / 端坐,咳粉红色泡沫痰 / 肺闻及干湿啰音,下肢水肿等 / 血脑钠肽前体(BMP)增高,心影增大 / 强心利尿治疗有效

肺感染性疾病:既往无反复咳喘史 / 咳嗽、咳痰、发热、憋气 / X线示肺渗出影、团片影 / 支气管激发试验阴性 / 抗感染治疗有效

慢性阻塞性肺疾病:长期吸烟或环境职业污染接触史 / 长期咳痰、喘、胸闷,活动后呼吸困难 / 气流受限不完全可逆,进行性发展

其他:神经精神疾病:癔病、重症肌无力等 / 有毒物品中毒等

(2)循证实践(5A 循证):

体格检查:体温 36.5 ℃,脉搏 105 次/分,呼吸 25 次/分,坐位血压 135/80 mmHg,额头少量出汗,呼气性呼吸困难,口唇无发绀,两肺呼吸音低,闻及广泛哮鸣音;心界正常,心率 105 次/分,律齐,心音可,无心脏杂音;腹软,肝脾肋下未触及,双下肢无水肿。

辅助检查:血常规正常。动脉血气分析示 pH 值 7.51,CO_2 分压 43 mmHg,O_2 分压 65 mmHg,血氧饱和度 91%(呼吸空气)。血 B 型钠尿肽、D-二聚体、血电解质正常。心电图示窦性心律,心率 105 次/分。胸片示双肺透亮度增高,余未见明显异常。呼气峰流速检查示峰流速为正常预计值的 65%。外院支气管舒张试验阳性。

据患者反复发作性喘憋 2 年,与接触变应原密切相关,有过敏性鼻炎史,喘憋发作时气流受限,呈呼气性呼吸困难,肺叩诊呈过清音,两肺闻及广泛哮鸣音,既往应用支气管舒张剂有效,气流受限可逆,符合支气管哮喘急性发作特点,并除外其他如心源性哮喘、气管异物、气胸、慢阻肺、肺部感染性疾病等引起喘憋的病因,故可诊断为支气管哮喘急性发作。

患者呼吸困难,气短,坐位,少量出汗,呼吸频率 25 次/分,两肺闻及广泛哮鸣音,心率 105 次/分,呼气峰流速为正常预计值的 60%～80%,动脉血气分析 pH 值为 7.51,CO_2 分压为 43 mmHg,O_2 分压为 65 mmHg,血氧饱和度 91%,故病情严重程度分级为中度。遂给予患者吸氧,雾化吸入特布他林、普米克令舒,口服孟鲁司特钠及静脉应用多索茶碱等治疗,患者的喘憋很快减轻好转。

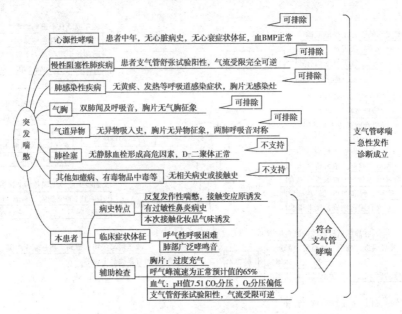

七、知识要点

支气管哮喘是由多种细胞和细胞组分参与的,以气道慢性炎症为特征的异质性疾病,这种慢性炎症与气道高反应性相关,通常会出现广泛而多变的可逆性呼气气流受限,导致反复发作的喘息、气促、胸闷和(或)咳嗽等症状。气道高反应性是该病重要的病理生理学基础。某些并发症与哮喘的发病有一定的关系,如过敏性鼻炎、湿疹等。

哮喘的主要症状有喘息、胸闷、咳嗽、发作伴有哮鸣音的呼气性呼吸困难等。患者发作时,典型的体征是双肺可闻及广泛的哮鸣音,呼气音延长。

哮喘急性发作是指喘息、气促、咳嗽、胸闷等症状突然发生,或原有症状急剧加重。此期据临床特点可分为轻、中、重、危重四级,应正确评估病情,以便及时有效地治疗。

支气管哮喘的诊断标准、鉴别诊断、治疗及急性发作的严重程度分级可参见相关参考文献。

八、客观结构化考核

支气管哮喘急性发作的客观结构化考核

考核项目		评分标准	分值	得分
病史采集部分（30分）	重点问诊内容（24分）	起病情况,有无诱因	3	
		主要症状的特点,病情的发展与演变,伴随症状等,注意有无喘鸣、发热、黄痰,症状有无日夜变化规律	5	
		诊治经过:包括过程、疗效及有无检查及结果	5	
		一般情况:精神、饮食、体力、大小便、体重变化等	2	
		既往史:有无高血压、心脏病,有无变应性疾病史,有无药物过敏史等	3	
		个人史:职业,有无变应原暴露	3	
		家族史	3	
	问诊技巧（6分）	着装得体,对患者亲切有礼,言简意赅,通俗易懂	2	
		按问诊顺序系统提问	2	
		引证核实患者提供的信息	2	
体格检查部分（30分）	重点体格检查内容（24分）	测量体温、脉搏、呼吸、血压、氧饱和度	4	
		观察患者一般情况、精神、反应、言语顺畅程度、体位等	5	
		观察患者有无发绀,呼吸困难与吸气、呼气相的关系	5	
		肺部视、触、叩、听,注意呼吸音的听诊	5	
		重视与心脏功能有关的体征	5	
	查体技巧（6分）	根据假设的诊断,进行有顺序的重点体格检查	2	
		手法正确规范,检查动作熟练	2	
		检查中注意与患者进行交流,消除患者的紧张及焦虑心理	2	
病案分析部分（30分）		诊断	5	
		诊断依据	5	
		鉴别诊断	5	
		进一步检查,如血气分析、胸片、心电图等	5	
		主要治疗方案	5	
		对患者进行健康指导	5	
提问（10分）		回答提问的1~3个问题	10	
总分			100	

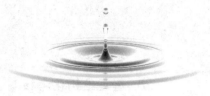

原发性高血压情景模拟教学培训教案

一、教学目标

(1)学会准确、全面地搜集病史,明确诊断。
(2)掌握高血压的治疗及降压药物的种类。

二、教学对象

(1)低年资医护人员、临床实习/见习生和进修生。
(2)能力尚未达到岗位要求或具有自主学习意愿的医护人员。

三、教学内容

(1)病种:原发性高血压。
(2)重点:原发性高血压患者的问诊注意事项,查体、诊断及需要的辅助检查等。
(3)难点:原发性高血压的诊断及鉴别诊断。

四、教学方法

(1)情景模拟教学和标准化患者。
(2)应用工具:思维导图和循证实践。

五、教学过程

(1)教学安排:情景模拟环节一般不少于 20 分钟,病例讨论及点评环节不少于 20 分钟。
(2)教学步骤:

课前准备	案例介绍	情景模拟	点评反馈	知识要点

六、教学案例

1.一般资料

姓名:孟××	年龄:50 岁	性别:男
主诉:间断性头晕、头痛 10 余年,加重 1 周		
现病史:患者诉 10 年前无明显诱因出现头晕、头痛,伴视物模糊、黑矇及晕厥,于当地诊所测血压,血压最高达 180/120 mmHg,在家自服卡托普利、利血平、硝苯地平等药物,血压被控制在 130/80 mmHg。患者 1 周前无明显诱因再次出现头晕、头痛等不适症状,无心悸、胸闷、气短,无恶心、呕吐。		

2.情景模拟

患者:标准化患者。

医师(由受训者扮演):询问病史,进行体格检查,作出初步诊断。

地点:诊疗室。

医师:您好,这次来主要是哪里不舒服?

患者:头晕、头疼。

医师:这种症状出现多长时间了?

患者:有十来年了,我有高血压十几年了。

医师:最近加重多长时间了?

患者:有一星期了。

医师:何时发现血压升高? 血压多少?

患者:当时也是头晕、头痛,看不清东西,有时候会突然晕倒,然后去当地诊所测了血压,180/120 mmHg。

医师:在家吃的什么降压药? 怎么吃的?

患者:在家吃过卡托普利、利血平、硝苯地平片,头痛的时候吃,有时候不吃。

医师:效果怎么样? 在家自己测血压不? 一般血压是多少?

患者:平时偶尔测血压,在 130/80 mmHg 左右。

医师:近来怎么严重的? 有没有诱因? 像情绪激动呀、劳累呀什么的。

患者:没有,就觉得头晕、头痛。

医师:有没有耳鸣、眼花?

患者:没有。

医师:有没有恶心、呕吐?

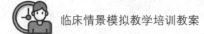

患者:没有。

医师:有没有感觉手麻、腿麻?

患者:没有。

医师:以前得过什么病吗?比如肾小球肾炎或一些内分泌疾病?

患者:没有。

医师:家里有没有高血压患者?

患者:父母都有高血压。

医师:好,我先给您测个血压看看。

(进行测血压的操作)

医师:嗯,血压是高,190/110 mmHg。您这血压很高,得赶紧住院行降压治疗,否则会出现严重的并发症,比如主动脉夹层、脑出血、脑梗死、急性左心衰竭等。

患者:好。

医师:我们还得完善一些检查,比如肾及肾血管的彩超等,以排除继发性高血压的可能。

患者:好。

3.鉴别诊断

(1)思维导图:

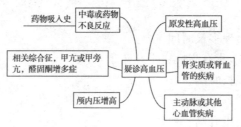

(2)循证实践:

1)收集证据:

①病史:患者为50岁男性,头晕、头痛,伴视物模糊、黑矇及晕厥,有既往高血压病史。

②查体:坐位血压190/110 mmHg,双肺呼吸音清,未闻及干湿性啰音。心率78次/分,律齐,心音有力,心脏各瓣膜听诊区未闻及杂音。腹软,肝脾肋下未触及,双下肢无水肿。余查体未见明显异常。

③辅助检查:

a.心电图示窦性心律,余大致正常。

b.胸片未见明显异常。

c.双肾及肾上腺彩超未见异常。

d.心脏彩超示室间隔 13 mm,左室后壁 12 mm,左室舒张内径 50 mm。

e.血常规、尿常规、肝功、血糖大致正常。血脂:总胆固醇 6.21 mmol/L,低密度脂蛋白 3.62 mmol/L,三酰甘油 253.62 mmol/L。

2)证据评价:患者既往有高血压病史,入院测血压为 190/110 mmHg,头晕、头痛,伴视物模糊、视物不清及晕厥,考虑为高血压所致。

3)临床决策:根据既往病史及入院检查结果,考虑为原发性高血压。

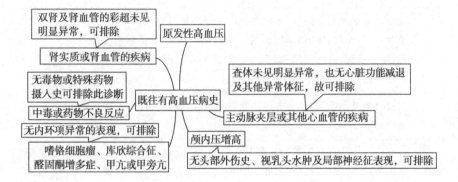

七、知识要点

高血压的定义、分类、临床表现和治疗。

八、客观结构化考核

考核项目	评分项目	分值	得分
病史采集（50 分）	症状:头晕、头痛、颈项板紧、疲劳、心悸等,也可出现视力模糊、鼻出血等较重情况,典型的高血压头痛在血压下降后即可消失	10	
	病程:患高血压的时间、血压水平,是否接受过抗高血压治疗及其疗效和不良反应	10	
	家族史:询问患者有无高血压、糖尿病、血脂异常、冠心病、脑卒中或肾脏病的家族史	5	
	有无提示继发性高血压的症状	5	
	生活方式:仔细了解患者膳食中脂肪、盐、酒精的摄入量,吸烟支数、体力活动量;询问成年后体重增加的情况	5	

续表

考核项目	评分项目	分值	得分
病史 采集 (50分)	药物致高血压:详细询问患者曾否服用可能升血压的药物,如口服避孕药、非甾体类抗炎药、甘草等	10	
	心理因素:详细了解可能影响高血压病程及疗效的个人心理、社会和环境因素,包括患者的家庭情况、工作环境及文化程度	5	
体格 检查 (30分)	观察患者的面容及体形:有的高血压患者表情显得焦虑不安,急躁,面色潮红,体形较胖;慢性肾脏疾病患者常常是面色苍白,即贫血貌,或称"肾病面容";甲状腺功能亢进的患者常有突眼及粗脖子的特征	10	
	测量血压及心率:初诊患者应该测量坐位、卧位及立位的血压和心率	5	
	心脏检查应注意有无颈静脉怒张、肺部湿啰音、心脏杂音,心界大小,心音强弱以及有无肝脏肿大、水肿等。以上都与心脏功能有关	10	
	眼底检查:其关系到高血压分型或分期的问题,并且可用以判断疾病的严重程度,对原发性高血压与肾性高血压的鉴别诊断,以及对恶性高血压的诊断等都有一定的参考价值	5	
医患沟通 (5分)	对受训者的医患沟通能力进行综合性评价	5	
理论提问 (15分)	降压药物种类(5种)	15	
总分		100	

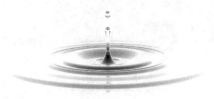

不稳定型心绞痛情景模拟教学培训教案

一、教学目标

（1）认识不稳定型心绞痛的严重性及复杂性。

（2）掌握不稳定型心绞痛的临床表现、诊断及治疗。

二、教学对象

（1）低年资医护人员、临床实习/见习生和进修生。

（2）能力尚未达到岗位要求或具有自主学习意愿的医护人员。

三、教学内容

（1）病种：不稳定型心绞痛。

（2）重点：不稳定型心绞痛的临床表现及治疗。

（3）难点：不稳定型心绞痛的诊断及鉴别诊断。

四、教学方法

（1）情景模拟教学和标准化患者。

（2）应用工具：思维导图和循证实践。

五、教学过程

（1）教学安排：情景模拟环节一般不少于 20 分钟，病例讨论及点评环节不少于 20 分钟

（2）教学步骤：

课前准备 ▶ 案例介绍 ▶ 情景模拟 ▶ 点评反馈 ▶ 知识要点

六、教学案例

1.案例资料

姓名:白××	年龄:62 岁	性别:女
主诉:胸痛、胸闷 5 年,加重伴心慌 5 天		
现病史:患者诉于 5 年前开始,每于活动后开始出现胸痛、胸闷,胸痛位于心前区,休息后 4 分钟左右可缓解,自服硝酸甘油 30 秒左右缓解,在家自服欣康等药物治疗,效果尚可。5 天前无明显诱因出现上述症状加重,伴心慌,活动后频繁发作,无头晕、头痛,无恶心、呕吐		

2.情景模拟

患者:标准化患者。

医师(由受训者扮演):询问病史,进行体格检查,作出初步诊断。

地点:诊疗室。

医师:您好,这次来主要是感觉哪里不舒服?

患者:胸痛。

医师:具体哪里疼? 给我指指好吗?

患者:(手指心前区、胸骨后)。

医师:后背或者肩部疼不疼?

患者:没感觉。

医师:胸闷不? 心慌不? 喘憋不?

患者:胸闷、心慌。

医师:能持续多久?

患者:4 分钟左右,吃个硝酸甘油片就好点。

医师:以前有过这种症状没?

患者:有心绞痛 5 年了。

医师:那 5 年前怎么发现的? 到医院去看没?

患者:当时也是这里疼(手指心前区),去医院看了,说我是心绞痛,住了几天院,回家吃着药。

医师:吃的什么药? 这 5 年来又疼过没?

患者:吃的是欣康,每天 2 次,每次 1 片,有时候疼。

医师:这次来有没有诱因? 像感冒、劳累等?

患者:没有,这次就是疼得厉害,疼的次数多了,再来医院检查检查。

医师:先住院治疗一下,建议您做个冠脉造影看看,明确一下心脏血管病变情况,如果冠脉造影没事,就打几天点滴,回家规律吃药就行;如果造影显示冠脉有问题,还需放支架,把狭窄严重的血管撑开。可以先和家属商量商量,商量好了再决定。

患者:好的。

3.鉴别诊断

(1)思维导图:

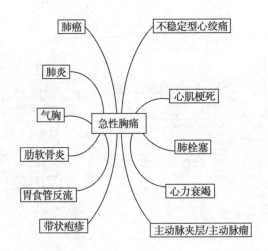

(2)循证实践(5A 循证):

1)收集证据:

①病史:胸痛、胸闷 5 年,胸痛位于心前区,休息后 4 分钟左右可缓解,自服硝酸甘油 30 秒左右缓解,在家自服欣康等药物治疗,效果尚可,既往体健。

②体格检查:血压 132/77 mmHg,双肺呼吸音清,未闻及干湿性啰音。心率 94 次/分,律齐,心音有力,心脏各瓣膜听诊区未闻及杂音。腹软,肝脾肋下未触及,双下肢无水肿。

③辅助检查:

a.心电图示电轴左偏部分导联 ST-T 改变。

b.冠脉 CT 示:左冠前降支近段弥漫性狭窄,左冠状动脉回旋支近段、中段非钙化斑块形成合并中段管腔重度狭窄,右冠状动脉近段、中段非钙化,有钙化斑块形成合并中段管腔轻度狭窄。

c.冠脉造影示左主干无狭窄及梗阻性改变,前降支近段弥漫性狭窄达 95%;

左回旋支无明显狭窄及梗阻性改变;右冠近段局部狭窄 30%,后降支开口狭窄 60%,并于前降支狭窄处置入支架 1 枚。

　　d.肌钙蛋白 T 或肌钙蛋白 I 未见明显异常。

　　2)证据评价:老年女性,以胸痛、胸闷为主,胸痛时含服硝酸甘油有效,冠脉 CT 及冠脉造影均显示冠脉狭窄严重。

　　3)临床决策:根据患者的症状、体征,结合检验、检查结果,考虑为不稳定型心绞痛。

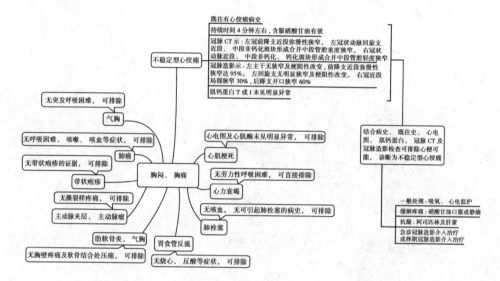

七、知识要点

　　不稳定型心绞痛的定义、临床表现、检查(心电图、超声心动图、心导管等)和治疗处置,如一般处理、缓解疼痛、抗凝、急诊经皮冠状动脉介入(PCI)等。

八、客观结构化考核

考核项目	评分标准	分值	得分
病史采集（50分）	详细询问患者胸部疼痛或不适的特点,包括性质、部位、诱发因素、缓解因素、持续时间、有无放射痛、有无伴随症状等,关键是询问体力活动的耐受情况及有无静息状态发作的胸痛和持续时间超过20分钟的胸痛	20	
	详细询问就医及诊疗经过,有无既往发作时的心电图等客观检查	5	
	既往治疗的医嘱遵从情况,及对各种药物的反应性	5	
	详细询问冠心病危险因素,如高血压、糖尿病、高脂血症等病史,有无明确的冠心病史(如经冠状动脉造影诊断),或有PCI史或明确的心肌梗死病史	10	
	个人史:有无吸烟、缺乏体力活动等不健康的生活习惯,有无易患病性格特征(如A型血性格)	5	
	家族史:有无冠心病早发家族史,或有无高血压、糖尿病家族史	5	
体格检查（30分）	观察患者的一般情况,如有无脸色苍白、皮肤湿冷等	5	
	心脏体征:第4心音、第3心音、奔马律、二尖瓣反流性杂音,第2心音反常分裂提示冠心病	10	
	肺部体征:双肺底湿啰音以及随着胸痛缓解而消失的喘息等提示冠心病	10	
	颈动脉杂音、足部脉搏变弱、腹主动脉瘤等有助于冠心病的诊断,血压增高、黄色瘤和视网膜渗出提示存在高血脂和高血压危险因子	5	
医患沟通（5分）	对被考核者的医患沟通能力进行综合性评价	5	
理论提问（15分）	不稳定型心绞痛的治疗:一般处理、缓解疼痛、抗凝、急诊PCI、其他药物(调脂、ACEI类药物)治疗	15	
总分		100	

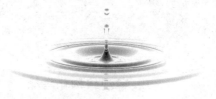

胃食管反流病情景模拟教学培训教案

一、教学目标

(1)学会胃食管反流病的诊断及治疗。
(2)学会胃食管反流病相关的鉴别诊断。

二、教学对象

(1)低年资医护人员、临床实习/见习生和进修生。
(2)能力尚未达到岗位要求或者具有自主学习意愿的医护人员。

三、教学内容

(1)病种:胃食管反流病。
(2)重点:胃食管反流病的诊断及治疗。
(3)难点:胃食管反流病相关的鉴别诊断。

四、教学方法

(1)情景模拟教学和标准化患者。
(2)应用工具:思维导图和循证实践。

五、教学过程

(1)教学安排:情景模拟环节一般不少于 20 分钟,病例讨论及点评环节不少于 20 分钟。
(2)教学步骤:

課前准备 ▷ 案例介绍 ▷ 情景模拟 ▷ 点评反馈 ▷ 知识要点

六、教学案例

1.一般资料

刘××	年龄:35 岁	性别:男
身高:170 cm	体重:90 kg	婚姻状况:已婚
职业:公司销售主管	生活习惯:有吸烟、饮酒史	家族病史:无

现病史:患者 1 年前出现反酸、烧心,胸骨后疼痛不适。反酸、烧心多在餐后 1 小时左右出现,饱食、夜间睡眠、弯腰、便秘时加重;胸骨后疼痛不适的程度不剧烈,为持续性疼痛,有烧灼感,向后背部放射,持续时间 1～2 小时,与寒冷、体力活动、情绪、咳嗽、呼吸均无明显关系。患者曾于当地诊所口服奥美拉唑等药物治疗,症状有所减轻,但停药后反复发作

既往史:既往体健,无高血压、糖尿病、冠心病史

2.情景模拟

患者:标准化患者。

医师(由受训者扮演):询问病史,进行体格检查,作出初步诊断。

患者进入诊室,坐到医师面前。

医师:您好,请问您哪儿不舒服?

患者:您好,我这一段时间反酸水很厉害,胸膛这个地方(用手指胸骨下方的位置)烧得慌,有时候这个地方还痛。

医师:这些症状有多长时间了?

患者:有 1 年了。

医师:您的胸痛每次能持续多长时间?几个小时还是几分钟?

患者:我也没有准确看个点呀,大夫。每次发作大概能有半个上午或者半个下午,一两个小时应该有。

医师:胸痛的时候,有没有向其他地方放射?

患者:撑得背部不舒服。

医师:胸痛得厉害吗?

患者:胸痛不算厉害。

医师:胸痛的时候会不会因为体力活动或者生点儿气什么的就厉害呀?

患者:这个也没有。

医师:您有没有高血压、糖尿病、高脂血症这些病?

患者:没有。

医师:近期有没有做过心电图之类的检查呢?

患者:没有。

医师:那综合您的这些症状和检查看,应该不像是心脏的问题。

患者:嗯。

医师:您都是什么时候容易犯这些症状呢? 和进食有没有关系呢?

患者:还真是和吃饭有关系,大多在饭后1小时厉害一些。

医师:晚上躺下睡觉的时候,症状会厉害一些吗?

患者:有这个现象,晚上躺下厉害,有时候睡着觉能呛起来。有时候弯腰也会厉害。

医师:大便干的时候这些症状会加重吗?

患者:会,我有便秘。

医师:要是有时候吃得太饱会加重吗?

患者:会。

医师:您做什么工作? 平时喝酒多么?

患者:我在公司做销售主管,招待酒场多,喝酒每周怎么也得3~5次。在外面喝了酒,症状也厉害。

医师:那请您配合一下,我来给你查一下体。先给您量一个血压(量血压),听一下心肺(心肺查体)。心肺听着都挺好的。我按一下您的肚子,您哪儿痛就说一下。

患者:好的。(按压上腹部时)您按这儿轻微有点儿痛。

医师:根据您现在的这些情况,初步考虑是胃食管反流病,但还需要做个胃镜和心电图。您今天上午吃饭、喝水了吗?

患者:没有。

医师:那我给您开检查单(在电脑上开胃镜和心电图检查单,并找指引单)。您按这个指引单上写的去做检查,检查结果出来了再回来找我。

(1个小时后,患者拿着单子回来)

医师:您好,检查结果回来了,我看一下。

患者:嗯,就这两张报告单。

医师:(接过报告单)这张胃镜报告说反流性食管炎(RE)、浅表性胃炎伴糜烂,心电图是正常的。综合来看,您这个病是反流性食管炎。

患者:那我该怎么办呀,大夫?

医师:您要改变生活和饮食习惯,戒烟、戒酒,刚吃完饭不要接着躺下睡觉,要是有条件,可以把家里的床头抬高15~20 cm,还有不能吃太饱,不能吃刺激胃的东西,浓茶、咖啡这些东西也要少喝或者不喝。您有点儿胖,得减肥,减肥对改善您的症状有好处。这个病比较容易反复发作,注意这些能明显减少反复。

患者:这些都记住了,那我还需要吃点儿药么?

医师:配合吃点儿药吧。这个奥美拉唑每次吃 20 mg,就是 2 片,每天 2 次,饭前半个小时吃。莫沙必利,每次 5 mg,每天 3 次,也是饭前半个小时吃。我先给你开个 1 周的,吃完后您再来找我。

患者:谢谢您了,大夫,我下周再来找您,再见。

医师:再见。

3.鉴别诊断

(1)思维导图:

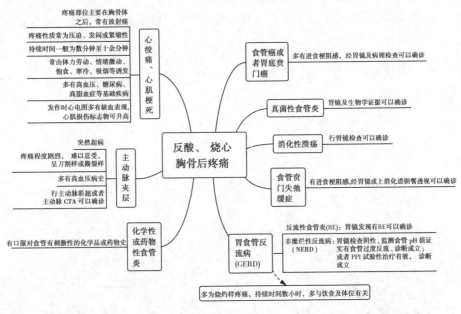

(2)循证实践(5A 循证):

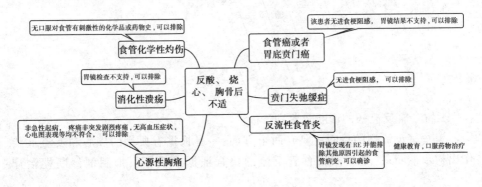

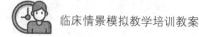

1)收集证据:患者反酸、烧心、胸痛1年,反酸、烧心多在餐后1小时左右出现,饱食、夜间睡眠、弯腰、便秘时加重,提示胃食管反流病的可能性大;胸骨后疼痛不适,疼痛程度不剧烈,为持续性疼痛,有烧灼感,向后背部放射,持续时间1~2小时,与寒冷、体力活动、情绪、咳嗽、呼吸均无明显关系,提示为非心源性胸痛,应考虑胃食管反流病的可能。患者有烟酒史、肥胖,均为胃食管反流病的高危因素。体格检查见患者体形肥胖,心肺无明显异常,上腹轻压痛,无反跳痛,提示可能合并有胃炎等疾病。辅助检查结果:①心电图大致正常。②胃镜示反流性食管炎、浅表性胃炎伴糜烂。

2)证据评价:综合患者资料,有反酸、烧心、胸骨后疼痛不适症状,胃镜发现反流性食管炎,可以确诊为反流性食管炎。

3)临床决策:该患者确诊为反流性食管炎后,应给予抑酸、促胃动力、保护胃食管黏膜等治疗。

七、知识要点

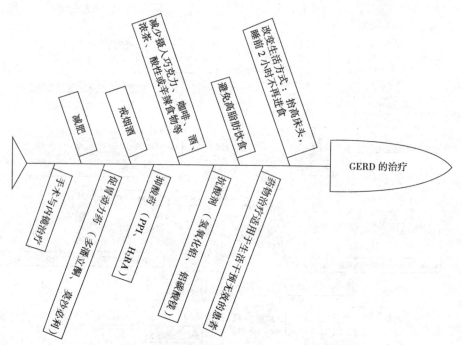

1.胃食管反流病的诊断及鉴别诊断

胃食管反流病的诊断主要有两个方面:一是根据有典型的烧心和反流症状作出初步诊断;二是根据胃食管反流的检查证据或质子泵抑制剂诊断性治疗

(PPI试验)结果作出比较可靠的诊断与鉴别诊断。

2.胃食管反流病的治疗

胃食管反流病的治疗目的在于控制症状,治愈食管炎,减少复发和防治并发症。治疗原则是改变生活方式,规范药物治疗,慎重选用内镜和手术治疗。

八、客观结构化考核

考核项目	评分标准	分值	得分
仪表仪容 (3分)	医师着装得体,对患者热情、有礼貌	2	
	医师自我介绍	1	
病史采集 (27分)	询问患者主诉	2	
	询问患者的胸痛部位、疼痛性质及剧烈程度、持续时间、诱发因素	10	
	询问患者有无高血压、糖尿病等疾病	2	
	询问患者既往辅助检查	1	
	询问反酸、烧心与进食、体位、大便等情况的关系	10	
	询问患者有无食道损伤	2	
体格检查 (10分)	血压、体温、脉搏、呼吸等基本生命体征	2	
	心肺听诊	4	
	腹部查体	4	
辅助检查 (20分)	给患者开具胃镜及心电图检查单	10	
	正确分析胃镜及心电图检查结果	10	
诊断 (20分)	作出反流性食管炎的诊断	20	
治疗 (20分)	对患者进行正确的健康指导	10	
	给患者开具正确的处方,并告知其正确的服用方法	10	
总分		100	

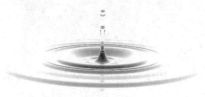

消化性溃疡并出血情景模拟教学培训教案

一、教学目标

（1）学会快速搜集病史，及时判断出血原因，掌握医患沟通技巧。

（2）掌握内科止血方案，判断治疗效果，掌握终止内科保守治疗的时机。

二、教学对象

（1）低年资医护人员、临床实习生/见习生和进修生。

（2）能力尚未达到岗位要求或者具有自主学习意愿的医护人员。

三、教学内容

（1）病种名称：消化性溃疡并出血。

（2）重点：消化道出血的定义，上消化道出血原因的判断，消化性溃疡的定义。

（3）难点：判断消化道出血的原因，消化性溃疡的并发症，病史采集，掌握终止内科保守治疗的时机，进行良好的医患沟通。

四、教学方法

（1）情景模拟教学和标准化患者。

（2）应用工具：思维导图和循证实践。

五、教学过程

（1）教学安排：情景模拟环节一般不少于 20 分钟，病例讨论及点评环节不少于 20 分钟。

（2）教学步骤：

课前准备 ＞ 案例介绍 ＞ 情景模拟 ＞ 点评反馈 ＞ 知识要点

六、教学案例

1.一般资料

姓名:李××	籍贯:山东省临朐县	
性别:男	职业:农民	生活习惯:良好
年龄:54 岁	婚姻状况:已婚	家族病史:无
主诉:腹痛 1 周余,黑便 1 天		
现病史:患者上腹阵发性钝痛 1 周余,有夜间痛及空腹痛,无他处放射痛,进食后缓解,未治疗;1 天前出现黑便 1 次,量约 200 g,无呕血		
既往史:无高血压、冠心病、糖尿病、肝炎、结核病史,无过敏史,无手术、外伤史,无输血史		

2.情景模拟

患者:标准化患者。

医师(由受训者扮演):询问病史,进行体格检查,作出初步诊断及提出诊疗方案,与患者进行疾病风险沟通。

护士(由培训者扮演):执行护理相关操作。

家属(由培训者扮演):补充相关信息,推进剧情。

情景:诊疗室。

平车推入一中年男性患者,嘴角及衣服上有血迹,坐位血压 110/70 mmHg。

【情景一】问诊

医师:您哪里不舒服?

患者:黑便。

医师:什么时候出现的?

患者:1 天前。

医师:大约有多少?

患者:200 g 吧。

医师:最近几天有没有吐血?

患者:没有。

医师:最近几天有没有进食梗阻感?

患者:没有。

医师:最近几天有没有肚子疼?

患者:1周前开始肚子痛。

医师:肚子的哪个位置疼?

患者:上肚子。

医师:肚子疼和吃饭有没有关系? 有没有什么时间疼得最厉害?

患者:吃完饭疼,半夜里疼得厉害。

医师:有没有乏力、头晕?

患者:没有。

医师:有没有看东西模糊?

患者:没有。

医师:有没有咳嗽、咳痰?

患者:没有。

医师:最近吃饭怎么样? 有没有瘦了?

患者:吃饭还行,没有瘦。

医师:睡觉怎么样? 大小便怎么样?

患者:正常。

医师:平时有没有吃什么药物,例如阿司匹林等?

患者:没有。

医师:平常喝酒不? 喝的多不多?

患者:平时不喝酒,就是场合上喝点。

医师:以前有没有什么别的病,例如高血压、糖尿病、心脏病?

患者:没有。

医师:有没有肝炎、结核之类的?

患者:没有。

医师:平时有没有查过体? 做过什么检查?

患者:没有,平时身体很好。

医师:平时有没有胸闷、憋气、盗汗?

患者:没有。

医师:平时有没有牙龈出血、皮肤淤青之类的?

患者:没有。

医师:有没有关节肿胀、活动受限?

患者:没有。

医师:有没有口干、眼干、皮肤起疹子?

患者:没有。

医师:有没有做过手术,受过大的外伤?

患者:没有。

医师:吃药打针有没有过敏的?

患者:没有。

医师:多少岁结的婚?有几个孩子?对象身体怎么样?

患者:25岁结的婚,两个孩子,一男一女,对象身体很好。

医师:父母身体怎么样?有没有兄弟姐妹?他们的身体怎么样?

患者:都很好。

医师:有没有什么遗传病及传染病?

患者:没有。

【情景二】查体

医师:检查呼吸系统、消化系统、神经系统、血液系统、心血管系统,见患者呈贫血貌,睑结膜苍白,心肺查体(一),腹平软,无腹壁静脉显露,上腹压痛,无反跳痛,移动性浊音(一),肠鸣音5次/分,神经系统查体(一)。

处置:急查血常规、凝血四项、血生化、输血前常规,予以吸氧、心电监护、禁饮食、测血压、抑酸、止血、补液。

医患交流:出血可能的原因、治疗方案、治疗效果、生命危险。

结局:

(1)病情稳定,行胃镜检查,明确为十二指肠溃疡病出血。

(2)病情不稳定,向家属交代病情,请相关科室会诊,行替代方案,待病情稳定后行胃镜检查,明确为十二指肠溃疡病出血。

(3)病情不稳定,积极治疗后患者死亡。

3.鉴别诊断

(1)思维导图:

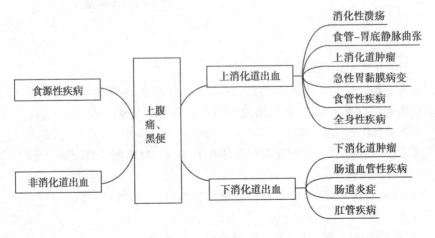

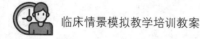

（2）循证实践（5A 循证）：

1）病史采集：患者上腹阵发性钝痛 1 周余，有夜间痛及空腹痛，无他处放射痛，进食后缓解，未治疗；黑便 1 天，量约 200 g，无呕血。既往身体健康，无烟酒史。

2）体格检查：患者贫血貌，睑结膜苍白，心肺查体（一），腹平软，无腹壁静脉显露，上腹压痛，无反跳痛，移动性浊音（一），肠鸣音 5 次/分，神经系统查体（一）。

3）辅助检查：①血常规：血红蛋白 96 g/L；粪常规及潜血、血生化、凝血四项、乙肝五项未见明显异常。②胸片、腹部彩超、心电图大致正常。

总结：出血原因为消化性溃疡的可能性大，病情稳定后应完善胃镜检查或急诊胃镜检查。

七、知识要点

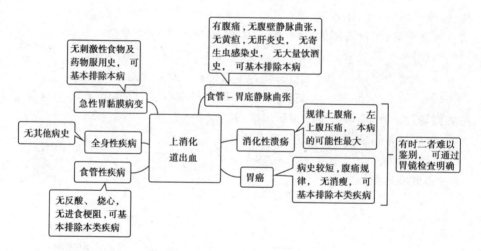

1.上消化道出血的原因

临床上最常见的出血原因是消化性溃疡、食管-胃底静脉曲张破裂出血、急性糜烂出血性胃炎和胃癌，这些出血原因占上消化道出血的 80%～90%。

2.临床表现

呕血、黑便和便血，失血性周围循环衰竭，贫血，氮质血症，发热。

3.活动性出血判断

（1）反复呕血或黑便，稀薄且次数增加；呕血转为鲜红色，黑便呈暗红色，伴肠鸣音亢进者。

（2）外周循环衰竭，经补足血容量后无明显改善或改善后又恶化；经快速补充血容量后,中心静脉压仍波动或稍稳定后又下降者。

(3)血红蛋白、红细胞、红细胞压积继续下降,网织红细胞持续升高者。

(4)补液及尿量足够而尿素氮持续或再升高者。

(5)内镜下表现为喷血或渗血不止者。

(6)选择性动脉造影呈阳性者。

4.诊疗方案

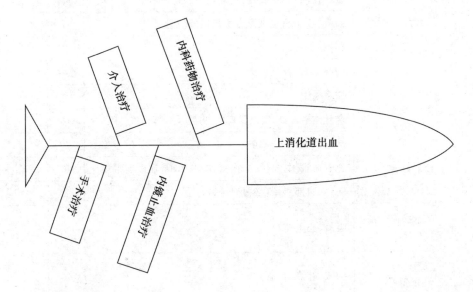

介入治疗

内科药物治疗

手术治疗

内镜止血治疗

上消化道出血

5.疗效评价

(1)治愈:活动性出血停止,休克纠正,大便潜血阴性。

(2)好转:活动性出血基本停止或仍有少量出血,休克纠正,大便潜血阳性。

(3)未愈:经内外科多方治疗,出血仍难以控制,病情恶化。

6.医患沟通

出血可能的原因、治疗方案、治疗效果、生命危险。

八、客观结构化考核

考核项目	评分标准	分值	得分
仪容仪表 (4分)	态度端正,着装整洁	2	
	确认患者身份,自我介绍	2	

续表

考核项目		评分标准	分值	得分
病史采集（39分）	问诊内容（16分）	发病时间、诊疗经过、目前状况	6	
		既往史（重点是肝炎病史）	10	
	问诊技巧（23分）	个人史（重点是饮酒、疫区接触史及家族遗传病史）	10	
		有序提问，无重复性、诱导性、诘难性提问	4	
		聆听、核实及记录患者所提供的信息	3	
		尊重、信任患者	2	
		询问家属，补充病史	4	
体格检查（14分）		注意手卫生	2	
		全身体格检查，重点是皮肤、巩膜及腹部检查	10	
		操作熟练，手法准确	2	
辅助检查（12分）		急查血常规、血生化、血糖、凝血四项、输血前常规	10	
		胸片、腹部彩超（必要时床旁）	2	
基本操作（6分）		吸氧、心电监护	6	
药物治疗（10分）		抑酸、补液、止血	10	
医患沟通（10分）		出血原因、治疗方案、预后风险	10	
提问（5分）		活动性出血的表现/出血的原因	5	
总分			100	

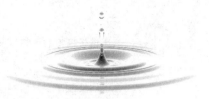

2 型糖尿病诊治情景模拟教学培训教案

一、教学目标

(1)学会准确、全面地搜集病史,明确诊断。
(2)掌握糖尿病的分型及治疗。

二、教学对象

(1)低年资医护人员、临床实习/见习生和进修生。
(2)能力尚未达到岗位要求或者具有自主学习意愿的医护人员。

三、教学内容

(1)病种:2 型糖尿病。
(2)重点:问诊 2 型糖尿病患者的注意事项,查体、诊断及分型需要的辅助检查等。
(3)难点:充分掌握降糖药物的适应证及禁忌证。

四、教学方法

(1)情景模拟教学和标准化患者。
(2)应用工具:思维导图和循证实践。

五、教学过程

(1)教学安排:情景模拟环节一般不少于 20 分钟,病例讨论及点评环节不少于 20 分钟。
(2)教学步骤:

课前准备　案例介绍　情景模拟　点评反馈　知识要点

六、教学案例

1.一般资料

姓名:赵××	性别:男
年龄:49 岁	职业:干部
婚姻状况:已婚	家族病史:无

主诉:查体发现血糖升高 1 月余

现病史:患者 1 个月前查体时,无明显原因及诱因地空腹血糖 9.0 mmol/L,偶有口干、多饮、多尿,无明显消瘦、乏力,无心慌、手抖,未服用激素类药物。未再复查血糖,给予控制饮食及运动治疗,1 天前复查空腹血糖 8.6 mmol/L。患者目前无手足麻木、疼痛,无视物模糊,尿中泡沫量中等

既往史:有脂肪肝、血脂代谢紊乱病史

个人史:足月体重儿;吸烟 20 年,约 10 支/天;饮酒 20 余年,150～300 g/d;否认糖尿病家族史

2.情景模拟

患者:标准化患者。

医师(由受训者扮演):询问病史,进行体格检查,作出初步诊断及给出诊疗方案。

护士(由培训者扮演):给予患者糖尿病饮食指导,执行护理相关操作。

家属(由培训者扮演):补充相关信息,推进剧情。

【情景一】诊疗室

护士:医生,来了位患者,已经测血压 133/74 mmHg,体重 90 kg,请您去看一下。

医师:大叔,您哪里不舒服?

患者:嘴里发干,喝水多。

医师:从什么时间开始的?

患者:近 1 个月越来越严重。

医师:以前测过血糖吗?

患者:没测过。

医师:最近吃过哪些药? 西药还是中成药?

患者:没吃任何药。

医师:以前做过什么手术吗?

患者:没做过任何手术。

医师:最近生气或受过外伤没有?

患者:没有。

医师:体形一直像现在这样胖吗?

患者:这身膘有五六年了。

医师:平日里查体吗? 血脂高不高,尤其是三酰甘油?

患者:没查过体,也没查三酰甘油。

医师:大叔,最近吃甜东西多吗?

患者:嗯。

医师:家里父母、兄弟姐妹有得糖尿病的吗?

患者:没有。

医师:出生时是足月吗? 体重多少?

患者:问过父母,好像是足月,体重大概正常吧。

医师:感觉手脚麻木、疼痛吗?

患者:没有。

医师:觉得看东西模糊,眼前像有蚊子飞过吗?

患者:没有。

医师:尿中泡沫多吗?

患者:不多。

医师:尿尿时有灼烧感、尿频、尿急吗?

患者:尿尿不疼,不急,但有点多尿。

医师:(体格检查中)。

测身高、体重、腰臀围、踝肱指数,甲状腺查体,足背动脉搏动,温度觉,尼龙丝检查,振动觉,踝反射,神经传导速度,心率变异性,瓦萨尔瓦(Valsalva)试验,握拳试验,体位性低血压。

查体:身高 172 cm,体重 90 kg,体重指数 30.4 kg/m²,腰围 103 cm,血压 133/74 mmHg,神志清,腹型肥胖,甲状腺查体无异常、心肺腹(-),足背动脉搏动可。双下肢无水肿。踝肱指数、温度觉正常,尼龙丝检查正常,振动觉正常,踝反射正常,神经传导速度正常,心率无变异性,Valsalva 试验(-),握拳试验(-),无体位性低血压。

主要检查结果:

(1)血常规、凝血指标、甲状腺指标均正常。

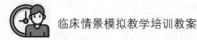

（2）血生化：血糖8.6 mmol/L，三酰甘油1.79 mmol/L，胆固醇3.42 mmol/L，低密度脂蛋白胆固醇1.45 mmol/L。余无明显异常。

（3）心电图示大致正常。

（4）糖化血红蛋白7.0%，空腹胰岛素82.2 pmol/L，空腹C肽2.77 ng/mL。馒头餐后1小时胰岛素及C肽分别为167.3 pmol/L、4.69 ng/mL，馒头餐后2小时胰岛素及C肽分别为274.2 pmol/L、7.42 ng/mL。糖尿病自身抗体均阴性。

（5）空腹及三餐后2小时末梢血糖分别为8.5 mmol/L、12.3 mmol/L、14.5 mmol/L、12.0 mmol/L。

（6）尿微量白蛋白11.8 mg/L，尿常规未见明显异常。

（7）眼底检查：双眼玻璃体轻度混浊，颈动脉彩超示双侧颈动脉硬化，双下肢动脉彩超示动脉硬化。

医师：目前患者血糖高，有糖尿病症状，不能排除糖尿病，但还需要明晨空腹抽血，以进一步检查确诊以及分型。

家属：好的，听大夫安排。

【情景二】病房

医师：大叔，您的检查结果出来了，符合2型糖尿病的诊断，我给您制订了两个降糖方案，供您选择：第一个是单纯口服药物治疗，第二个是胰岛素加口服药治疗。现在我跟您详细说一下这两个方案的优缺点及药物，您仔细听，好吗？

患者：哦，好。

（向患者具体介绍）

医师：大叔，具体的我已经向您介绍了，请问您选择哪种方案？

患者：先口服药试试吧。

医师：好的。

【情景三】病房

患者共住院7天，出院时患者症状消失，血糖谱达标，无低血糖发生。患者了解了糖尿病饮食、运动、监测血糖、药物的不良反应等，加入了"糖友群"，便于医师及时指导用药和与别人交流，患者及家属均非常满意。

3.鉴别诊断

(1)思维导图：

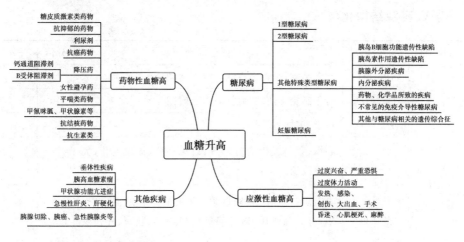

(2)循证实践(5A 循证)：

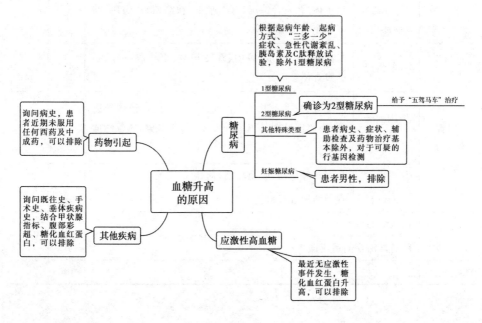

七、知识要点

糖尿病的定义、临床表现、检查问诊、初步诊断、鉴别诊断、治疗处置(药物治疗、胰岛干细胞治疗、外科减肥手术)、"五驾马车"(糖尿病教育、医学营养治疗、

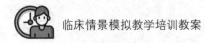

运动治疗、血糖监测、药物治疗)和健康指导(护理糖尿病宣教：饮食、运动、监测血糖谱、胰岛素注射技巧、低血糖症状及如何处理)。

八、客观结构化考核

考核项目	步骤	评分标准	分值	得分
病史采集（50分）	病因、诱因	饮食结构,是否喜冷饮,情绪、运动情况	5	
	发病时间	有无感觉不适,测血糖高多长时间	10	
	主要症状	口干、多饮、多尿	6	
	伴随症状	心慌、手抖发生的时间等,有无多食,体重变化,大小便改变	4	
	既往史	有无高三酰甘油、脂肪肝,有无垂体病史、胰腺病史,有无高血压、冠心病等病史,有无肿瘤、外伤及手术史	20	
	个人史、家族史	出生体重、发育情况,有无吸烟、饮酒、药物滥用、糖尿病家族史情况等	5	
体格检查（30分）	一般情况	身高、体重、腰围、臀围、踝肱指数、甲状腺查体、心肺腹查体	5	
	周围神经系统	温度觉、尼龙丝检查、振动觉、踝反射、神经传导速度、心律变异性、Valsalva试验、握拳试验、体位性低血压	16	
	周围血管	足背动脉搏动,股动脉、腘动脉	6	
	微血管	视力检测等眼科检查	3	
理论提问（20分）	糖尿病的分型		10	
	胰岛素治疗的适应证		10	
总分			100	

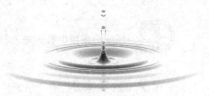

急性早幼粒细胞白血病情景模拟教学培训教案

一、教学目标

（1）掌握导致全血细胞减少的可能疾病。

（2）掌握急性早幼粒细胞白血病的临床表现、实验室检查特点、诊断及鉴别诊断。

（3）能够尽快筛查出急性早幼粒细胞白血病患者，并及时治疗。

二、教学对象

（1）低年资医护人员、临床实习/见习生和进修生。

（2）能力尚未达到岗位要求或具有自主学习意愿的医护人员。

三、教学内容

（1）病种：急性早幼粒细胞白血病。

（2）重点：急性早幼粒细胞白血病的临床表现和实验室检查特点，急性早幼粒细胞白血病的治疗。

（3）难点：急性早幼粒细胞白血病的早期处理。

四、教学方法

（1）情景模拟教学和标准化患者。

（2）应用工具：思维导图和循证实践。

五、教学过程

（1）教学安排：情景模拟环节一般不少于 20 分钟，病例讨论及点评环节不少于 20 分钟。

（2）教学步骤：

课前准备 ＞ 案例介绍 ＞ 情景模拟 ＞ 点评反馈 ＞ 知识要点

六、教学案例

1.一般资料

姓名:张××	年龄:29 岁	性别:男
身高:175 cm	体重:75 kg	婚姻状况:已婚
主诉:牙龈渗血 10 天,全身皮肤出现淤斑 3 天		
现病史:患者 10 天前无明显原因及诱因出现牙龈渗血,当时未在意。近 3 天出现全身皮肤大片淤斑,无发热。自发病以来,饮食、睡眠良好,大小便正常,体重无明显变化		

2.情景模拟

患者:标准化患者。

医师(由受训者扮演):询问病史,进行体格检查,作出初步诊断及提出诊疗方案。

家属(由培训者扮演):补充相关信息,推进剧情。

【情景一】诊疗室

患者:大夫,我牙龈出血,您给看看吧!

医师:(查体中)牙龈出血多久了? 其他地方有没有出血?

患者:10 天了,一直没止住,身上也有出血(皮肤淤斑)。

医师:皮肤出血多久了?

患者:3 天了。

医师:还有其他不舒服吗?

患者:浑身没劲。

医师:头晕吗? 心慌吗?

患者:爬楼梯时有点晕、心慌。

医师:还有别的不舒服吗? 有没有发烧? 身上有痛的地方吗?

患者:没有。

医师:根据病情,患者需住院检查,去办个住院手续吧。

家属:行。

【情景二】病房

医师:(对患者)您躺下我看看。(查体)

家属:大夫,住院手续办好了。

医师:考虑患者的血液系统有问题,需要急查血常规和行骨髓穿刺检查。不用担心,骨髓穿刺没有大的风险,是诊断血液病必须做的基本检查。

家属:行,大夫,您看应该怎么处理就怎么处理。

医师:好,在骨髓穿刺同意书上签个字吧。

医师:(对护士)急查血常规,准备骨穿。

医师:血常规结果出来了,全血细胞减少。骨髓穿刺做好了,染色 40 分钟看结果。患者家属,再等一下,一会儿出结果。

家属:嗯。

【情景三】医生办公室

医师:患者初步的诊断结果为急性早幼粒细胞白血病,这种类型的白血病治愈率在 80% 以上,不用太担心,我现在就开始给患者治疗。

家属:是吗? 大夫您可要救救他啊!

医师:放心吧,我们会尽力的。不过,治疗还是有一定风险的,也要有思想准备。

家属:花钱多吗?

医师:只要不出现意外情况,有现在的医保政策,经济不成问题,花钱不多的。

家属:嗯,大夫,听您的。

3.鉴别诊断

(1)思维导图:

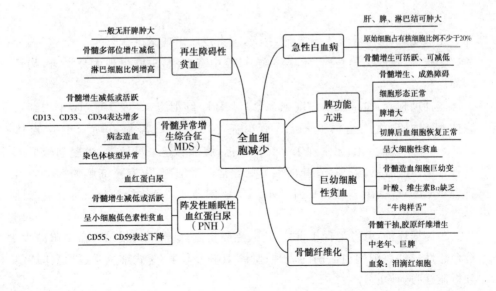

（2）循证实践（5A 循证）：

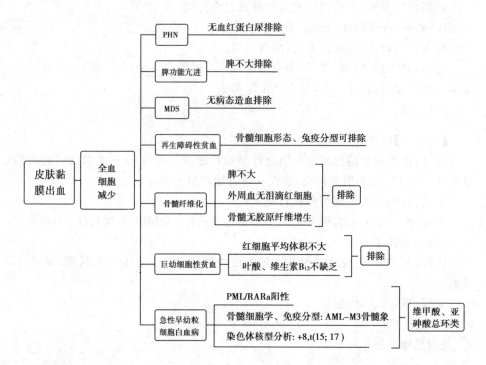

1）收集证据：

①病史：29 岁男性，牙龈渗血 10 天，全身皮肤出现淤斑 3 天。

②查体：皮肤黏膜苍白，牙龈渗血，口腔中有血泡，皮肤出现大片淤斑，胸骨压痛。

③辅助检查：血常规示白细胞 1.14×10^9/L，红细胞 2.42×10^{12}/L，平均红细胞体积 80 fL，血红蛋白 83 g/L，血小板 2×10^9/L。凝血五项示 D-二聚体 55.37 mg/L。血生化、尿常规未见异常指标，腹部彩超未见异常，骨髓细胞形态学符合 AML-M3 骨髓象，骨髓标本可见异常髓系细胞，占有核细胞的 80.96%，符合 AML-M3 表型。融合基因 PML/RAR 阳性。染色体核型分析可见克隆性异常＋8,t(15;17)。

2）证据评价：患者为青年男性，皮肤黏膜出血，血常规结果示全血细胞减少，符合急性早幼粒细胞白血病的表现；骨髓细胞形态学、流式细胞学、染色体核型分析能够明确诊断。

3）临床决策：根据以上证据，诊断为急性早幼粒细胞白血病，治疗措施是用亚砷酸及维甲酸诱导缓解治疗，辅以适量化疗，必要时行输血等对症治疗，巩固治疗及维持治疗。

七、知识要点

1.概述

急性早幼粒细胞白血病是急性髓细胞白血病的一种特殊类型,具有特异的融合基因与染色体核型改变。本病临床表现凶险,起病急,治疗过程中容易发生出血和栓塞而引起死亡;远期疗效好,属预后良好组。

2.临床表现

急性早幼粒细胞白血病临床表现凶险,出血倾向明显,易合并原发性纤溶亢进和弥散性血管内凝血,起病及治疗过程中容易发生重要脏器出血而引起死亡。

3.实验室检查

血常规、凝血功能检查,骨髓涂片,免疫分型、融合基因、细胞遗传学检查。

4.诊断

具有典型的急性早幼粒细胞白血病细胞形态学表现,细胞遗传学检查 t(15;17)阳性或分子生物学检查 PML/RARa 阳性者为典型急性早幼粒细胞白血病(非典型急性早幼粒细胞白血病显示为少见的 PLZF-RARa、NuMA-RARa、NPM-RARa、Stat5b-RARa、F1P1L1-RARa、PRKAR1A-RARa、BCOR-RARa 等分子的改变)。

5.治疗处置

(1)治疗原则:①尽早治疗,只要骨髓形态符合即按本病治疗,不等染色体和分子生物学结果;②治疗过程中注意对维 A 酸综合征及出血的防治;③分层诱导缓解、巩固、维持治疗。

(2)诱导治疗:主要药物为维甲酸、亚砷酸、蒽环类药物。

(3)维持治疗:建议根据危险分层进行治疗。

八、客观结构化考核

考核项目		评分标准	分值	得分
病史采集(40分)	问诊内容(25分)	医生自我介绍及了解患者身份情况	5	
		出血程度及持续时间,发病缓急、部位	5	
		有无发热、乏力等	5	
		发病前有无诱因(磕碰等)	5	
		既往史(有无骨髓增生异常、骨髓增殖性肿瘤)	5	

续表

考核项目		评分标准	分值	得分
病史采集（40分）	问诊技巧（15分）	按顺序问诊,无重复、诱导性、诘难性提问	5	
		不用医学术语提问,如应用医学术语,需详细解释	5	
		尊重患者,给予患者充分的肯定、信任及鼓励,问诊时间不宜过长	5	
体格检查（20分）		进行全身体格检查,采集生命体征,注意心、肺、腹部检查	5	
		专科检查:胸骨是否有压痛,皮肤和口腔是否出血,肝脾淋巴结是否肿大等	10	
		操作熟练、轻柔,手法正确	5	
骨髓穿刺（35分）		选择穿刺部位,让患者摆好体位	5	
		常规消毒皮肤、戴无菌手套、铺消毒洞巾	5	
		用2%的利多卡因做局部浸润麻醉,直至骨膜	5	
		手持穿刺针进入骨髓腔	10	
		拔出针芯,用注射器抽取0.1~0.2 mL骨髓,制作涂片	5	
		插入针芯,拔出穿刺针,纱布覆盖伤口,固定按压	5	
沟通交流（5分）		仪表大方,举止端庄,态度和蔼,服装鞋帽整洁	5	
总分			100	

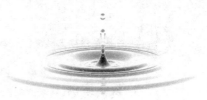

格林-巴利综合征情景模拟教学培训教案

一、教学目标

（1）掌握格林-巴利综合征（Guillian-Barre syndrome，GBS）的临床表现、诊断及鉴别诊断。

（2）熟悉格林-巴利综合征的治疗。

二、教学对象

（1）低年资医护人员、临床实习/见习生和进修生。

（2）能力尚未达到岗位要求或者具有自主学习意愿的医护人员。

三、教学内容

（1）病种：格林-巴利综合征。

（2）重点：格林-巴利综合征的检查与诊断。

（3）难点：格林-巴利综合征的鉴别诊断及治疗。

四、教学方法

（1）情景模拟教学和标准化患者。

（2）应用工具：思维导图和循证实践。

五、教学过程

（1）教学安排：情景模拟环节一般不少于 20 分钟，病例讨论及点评环节不少于 20 分钟。

（2）教学步骤：

课前准备	案例介绍	情景模拟	点评反馈	知识要点

六、教学案例

1.一般资料:

患者:王××	性别:女
年龄:40 岁	身高:160 cm
体重 60 kg	职业:农民
主诉:四肢麻木无力 4 天	

现病史:患者 4 天前出现四肢麻木无力,双上肢稍能抬举过肩,可以走路,但步态不稳。无头痛头晕,无言语不清,无饮水呛咳,无呼吸困难,无二便障碍。在外未接受特殊治疗,不适症状逐渐加重

2.情景模拟

患者:标准化患者。

医师(由受训者扮演):询问病史,进行体格检查,作出初步诊断。

家属(由培训者扮演):补充相关信息,推进剧情。

【情景一】

医师:阿姨,您哪里不舒服?

患者:我俩胳膊、双腿发麻,还没有劲。

医师:从什么时候开始的? 具体怎么没劲、麻木?

患者:4 天前开始,就是手拿不稳,老是掉。能走路,走不稳,需要有人扶着。俩脚麻到脚踝以上,像穿了袜子一样;俩手麻到手腕以上,像戴了副手套。

医师:您觉得现在的症状比开始时加重了还是减轻了?

患者:比刚开始加重了,开始只是手脚没有劲,后来胳膊、腿也没力气了。

医师:还有别的症状吗? 比方说头晕、喝水呛、吞咽困难、说话不清楚、看不清东西?

患者:没有。

医师:有胸闷、憋气吗? 饮食、大小便都正常吗?

患者:没有,都正常。

医师:生病后有没有在哪里就诊过?

患者:没有。

医师:得病前 1 个月内有过感冒、拉肚子这些情况吗?

患者:有,得病前一星期有过打喷嚏、流鼻涕、鼻塞,吃了点感冒药好了。

医师:好的,现在给您系统查体。

(医师为患者进行系统的查体)

医师:阿姨,查体发现您的四肢力量小、腱反射减弱,这在医学上叫"周围性瘫痪",血压和心电图是没问题的。结合您的发病过程以及这些结果,您可能是神经根有炎症了,医学上叫"格林-巴利综合征",我们需要进一步查一下血常规、颅脑磁共振和肌电图,以及腰椎穿刺检查,好进一步明确诊断,行吗?

患者:可以。

医师:那我们先去抽血检验,再行颅脑磁共振及肌电图检查,等结果出来后再去病房做腰椎穿刺。

患者:好的。

【情景二】

医师:根据目前的颅脑磁共振和肌电图结果来看,基本符合我们的初步诊断。阿姨,现在还应该做腰穿检查的,过3周后还要复查一次。

患者:什么? 还要做两次?

医师:是的。第一次腰穿检查有助于鉴别诊断,而此病的脑脊液变化在3周左右才最具特征性,所以第二次的腰穿检查有助于进一步明确诊断。

患者:腰穿有风险吗?

医师:有一定的风险,但出现风险的概率很小,主要是有这么几种可能:可能会穿刺不成功,可能会出现穿刺部位感染,可能会出现穿刺部位少量出血,也可能会出现低颅内压。从目前的情况看,我们需要做这个检查来指导我们下一步的治疗。

家属:好的,我们同意做腰穿检查。

(医师做好操作前准备,来到床前,准备腰穿)。

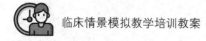

3.鉴别诊断

（1）思维导图：

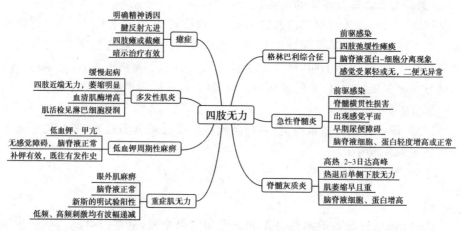

（2）循证实践（5A 循证）：

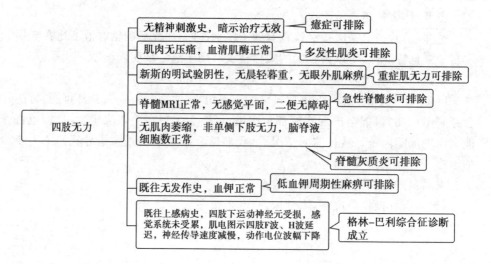

七、知识要点

　　格林-巴利综合征是一种自身免疫性疾病引起的周围神经髓鞘脱失，首发症状为四肢远端对称性无力，很快加重并向近端发展，严重时累及肋间肌和膈肌导致呼吸麻痹。患者的感觉、颅神经、自主神经均可累及，常有前驱感染史。目前治疗以血浆置换、静滴免疫球蛋白为主，预后病情在 2 周达高峰，多数神经功能可基本恢复，少数遗留持久的神经功能障碍。

八、客观结构化考核

神经内科专科查体评分标准

考核项目	评分标准	分值	得分
操作 (80分)	高级神经活动检查:意识、失用、失认、言语、记忆、智能(漏查一项扣1分)	5	
	十二组颅神经检查(少或错一组扣5分)	20	
	运动系统检查:肌容积、肌张力、肌力、共济运动、不自主运动、姿势步态(少或错一项扣5分)	20	
	感觉系统检查:浅感觉、深感觉、复合感觉 (少或错一项扣5分)	20	
	反射检查:深反射、浅反射、病理反射 (少或错一项扣5分)	5	
	脑膜刺激征检查:颈强直、克尼格(Kernig)征、巴宾斯基(Brudzinski)征 (少或错一项扣5分)	5	
	自主神经功能检查:皮肤、毛发、指甲、括约肌功能、卧立位试验(少或错一项扣5分)	5	
熟练度 (20分)	熟练者(20分)、较熟练者(15分)、基本完成(10分)、不熟悉(5分)	20	
总分		100	

第二章

外科专业教案

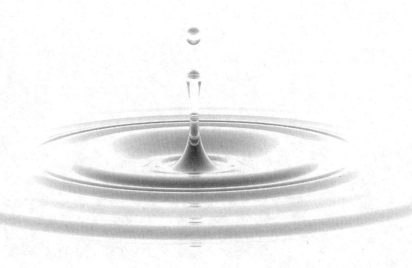

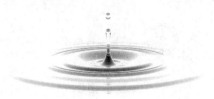

急性阑尾炎情景模拟教学培训教案

一、教学目标

(1)掌握急性阑尾炎的临床表现、诊断要点、鉴别诊断、治疗原则及临床处置方法。

(2)培养学生的观察和分析能力,帮助学生巩固所学理论知识,并与临床实践密切联系,使之具有一定的单独处理临床问题的能力。

(3)熟悉接诊患者的基本流程,增强医患之间沟通的能力。

二、教学对象

(1)低年资医护人员、临床实习/见习生和进修生。

(2)能力尚未达到岗位要求或者具有自主学习意愿的医护人员。

三、教学内容

(1)病种:急性阑尾炎。

(2)重点:学习急性阑尾炎的问诊、查体、诊断及鉴别诊断。

(3)难点:急性阑尾炎的鉴别诊断。

四、教学方法

(1)情景模拟教学和标准化患者。

(2)应用工具:思维导图和循证实践。

五、教学过程

(1)教学安排:情景模拟环节一般不少于 20 分钟,病例讨论及点评环节不少于 20 分钟。

(2)教学步骤:

课前准备 ＞ 案例介绍 ＞ 情景模拟 ＞ 点评反馈 ＞ 知识要点

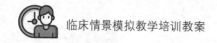

六、教学案例

1.一般资料

姓名:张××	年龄:25 岁	性别:女
身高:170 cm	体重:60 kg	教育程度:大学
职业:教师	婚姻状况:已婚	
主诉:转移性右下腹痛伴恶心、呕吐 12 小时		
现病史:患者 12 小时前就餐后出现上腹部疼痛不适,伴恶心、呕吐 2 次,为少许胃内容物,自服胃药无好转,5 小时前疼痛转移至右下腹,食欲降低;大小便正常,否认外伤史		
月经婚育史:月经规律,最后月经来潮为 10 天前;丈夫体健,育有 1 子,体健		

2.情景模拟

患者:标准化患者。

医师(由受训者扮演):询问病史,进行体格检查,作出初步诊断。

【情景一】问诊

医师:您好,我是×大夫,是普外科的专科医师。首先我想问一下您的姓名?(眼睛关切地注视患者,面带微笑)

患者:我叫×××。(表情有些不自然)

医师:多大年纪了?(微笑)

患者:25 岁。(笑了笑,放松了一些)

医师:不要紧张,放松些,慢慢说,哪里不舒服?

患者:主要是因为肚子痛,昨晚才发生的,不知是什么原因。

医师:请指给我看看具体在哪儿。

患者:(手指右下腹部)

医师:有多久了?

患者:大约 12 小时前。昨晚开始痛的,在这上边,但今天早晨在这儿了,确实很痛。

医师:昨晚痛得厉害吗?

患者:哦,不太严重,腹痛时好时坏,我设法睡了一会儿,但现在真疼死我了。疼痛已固定在这边四五个小时了。

医师:您的食欲怎样?

患者:从昨天下午就没吃过东西,看到食物就恶心。

医师:您解大便了吗?

患者:还好,昨天解了一次。

医师:您有过腹泻吗?

患者:没有。

医师:恶心、呕吐过吗?

患者:昨晚吐了2次。

医师:吐的什么东西?

患者:昨晚吃过的饭都吐出来了。

医师:您发不发烧?

患者:没有量过体温,感觉还好。

医师:请用您的手指指一下,现在您感觉最痛的地方在哪里?

患者:就在这里。

医师:活动时痛吗?

患者:很痛。

医师:如果躺着不动,疼痛能减轻吗?

患者:是的,能减轻。

医师:您最近患过感冒或与患感冒的人接触过吗?

患者:没有。

医师:最近您咳嗽吗?

患者:不咳嗽。

医师:您是否有过气短?

患者:没有。

医师:在饭后一两个小时是否感到烧心?

患者:没有,从来没有感到烧心。

医师:好,您的情况我基本了解了,我还有几个关于您过去身体情况和家人健康的问题,会很快给您做必要的检查。(过渡到既往史、个人史和家族史)

医师:您以前得过什么病没有?

患者:身体有点瘦,在12岁的时候得过肝炎住院1个月,诊断为甲型肝炎。

医师:以后又做过什么检查吗?

患者:化验过血,出院后也查过几次,都正常,没有什么问题,现在就不查了。肝功能也正常。

医师:在哪里住院的?

患者:××医院。

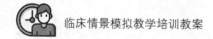

医师:除了肝炎,还有其他的什么病吗?

患者:没有了。

医师:受过什么外伤或做过手术没有?

患者:也没有。

医师:那有没有对什么药物或食物过敏史?

患者:有,对青霉素类药物过敏。

医师:什么时候?

患者:是在小时候,因扁桃体发炎,医师给输了青霉素。

医师:当时有没有什么症状,如不舒服之类的? 您怎么知道过敏了?

患者:左手上臂有很大的一片皮疹,医师说是过敏。

医师:其他的呢? 有没有做过预防接种?

患者:儿童时期打过,2年前我打了乙肝疫苗。

医师:打了几次?

患者:3次。

医师:现在请再好好回想一下,有没有运动时心累、心慌、气粗呀?

患者:没有。

医师:有没有头昏、脚肿呀?

患者:没有。

医师:您有什么特殊的爱好吗?

患者:没有。

医师:那您结婚多久了?

患者:已经1年多了。

医师:您爱人身体好吗?

患者:她身体挺好的。

医师:您父母身体怎么样?

患者:我父母都退休在家,父亲62岁了,身体挺好的。

医师:那您母亲呢?

患者:我母亲身体不太好,有糖尿病。

医师:好的,您配合得很好,我对您的情况已经基本了解了。那么我现在需要给您做个体格检查,尤其是要了解您肚子的情况,相信我们能很好地合作的。

患者:好的。

医师:等我给您做了体格检查后,我们再商量下一步的治疗情况,好吗?

患者:好的。

【情景二】体格检查

医师:现在室温合适,我的手也温暖了,您想小便吗?

患者:我刚才进诊室前才小便了。

医师:那很好,请您放松,别紧张。(用手帮助患者摆好体位,并充分暴露腹部,依步骤做视诊、触诊、叩诊和听诊)

医师做完体格检查后,告知患者结果:没有太多阳性体征,仅右下腹压痛、反跳痛和肌紧张。

【情景三】辅助检查

医师:从刚才的检查和跟您的交谈中,我基本上可以考虑是您的阑尾出了点毛病,但不需要紧张,我们还要进一步靠特殊检查来明确,好吗?

患者:好,要做哪些检查呢?

医师:需要做腹部的 B 超检查,排除一下泌尿系的结石以及胆囊的炎症等问题,您看可以吗?

患者:好的。

(患者去做 B 超检查)

患者:医师,我的 B 超检查结果已经好了,有没有什么问题?(期待的表情)

医师:(仔细看过 B 超检查结果)排除了泌尿系和肝胆问题,但阑尾区显示不清,血象有增高,尿常规正常,那么我们基本上考虑阑尾的问题,需要急诊手术。

患者:手术,我怕……听别人说那很难受,很痛的。(担心、痛苦和不情愿的表情)

医师:别紧张,手术后你的病就会好了。(耐心和安慰,适当的肢体语言)

患者:我的确很怕手术,不做手术不行吗?(还是不情愿的表情)

医师:不手术的话,您现在的阑尾炎症很难控制,一旦穿孔,就会有危险的,手术后您会很快恢复正常的。而且保守治疗后,阑尾炎再次发作的可能性较大。(建议的口吻)

患者:那好,我同意,就做手术吧。(放心了,有微笑)

医师:做手术需要您和家属的同意和签字。

患者:好的。

医师:那我们开始为您做术前准备了,从现在开始不能吃饭,也不能喝水了,能做到吗?

患者:好的,谢谢您,医师。(微笑和感激的表情)

医师:好的,不谢。

3.鉴别诊断

(1)思维导图：

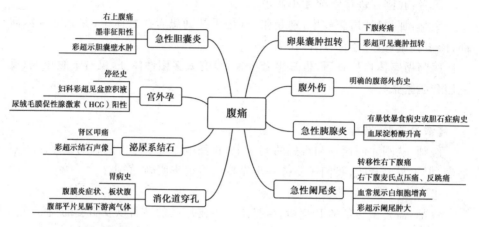

(2)循证实践(5A 循证)：

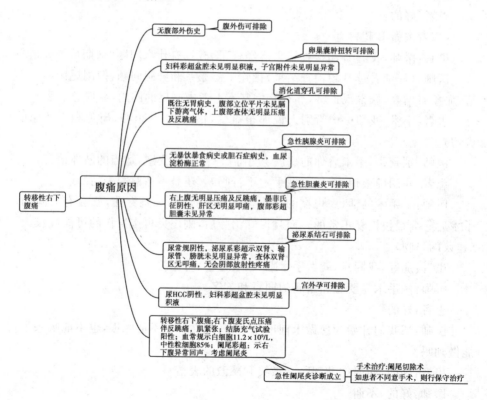

1)收集证据：

①转移性右下腹痛伴恶心、呕吐,否认外伤史。

②查体:右下腹麦氏点压痛伴反跳痛,肌紧张。

③辅助检查:血常规示白细胞 $11.2×10^9/L$,中性粒细胞 85%;尿常规结果阴性。妇科及泌尿系彩超未见明显异常。阑尾彩超示右下腹异常回声,考虑阑尾炎。血淀粉酶、尿淀粉酶正常,血 HCG、尿 HCG 阴性。胸腹部立位平片未见明显异常,未见膈下游离气体。

2)证据评价:问诊诉转移性右下腹痛伴恶心、呕吐,食欲降低,查体见右下腹麦氏点压痛伴反跳痛,有肌紧张。结肠充气试验阳性。辅助检查:血常规示白细胞 $11.2×10^9/L$,中性粒细胞 85%。阑尾彩超示右下腹异常回声,考虑阑尾炎,目前诊断考虑急性阑尾炎。

3)临床决策:非手术治疗与手术治疗。

人体腹部各分区的好发疾病如下图所示:

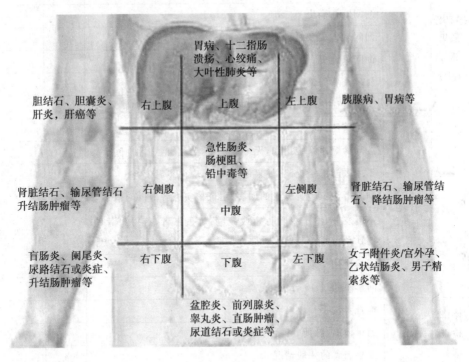

七、知识要点

急性阑尾炎的定义、临床表现、检查问诊、初步诊断、鉴别诊断、治疗处置及健康指导等。

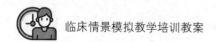

八、客观结构化考核

考核项目		评分标准	分值	得分
病史采集部分（42分）	重点问诊内容（28分）	医生的自我介绍及患者身份情况问诊	2	
		主诉	2	
		起病情况与患病时间	2	
		主要症状的特点	2	
		病因与诱因	2	
		病情的发展与演变	2	
		伴随症状	2	
		诊治经过,包括过程、疗效、有无检查及结果	2	
		一般情况:精神状况、饮食、睡眠、体力、体重、大小便	2	
		询问既往病史	2	
		询问个人史及婚育史	2	
		询问家族史	2	
		要求查看门诊病历或资料	2	
		与患者讨论一下可能的诊断、诊疗计划及注意事项	2	
	问诊技巧（14分）	衣冠整洁、得体	2	
		按问诊顺序系统提问,无重复性、诱导性、诘难性提问	2	
		不用医学术语提问,如果使用术语,应向患者解释	2	
		询问者注意聆听患者的回答,引证核实患者提供的信息	2	
		态度友好,给予患者肯定或鼓励;尊重患者,获得患者的信任;有同情心,使患者感到温暖	2	
		问诊应用结束语	2	
		问诊不超过10分钟	2	
体格检查部分（34分）	重点体格检查内容（24分）	检查者洗手	2	
		测量体温、脉搏、呼吸、血压	4	
		观察患者的一般情况	4	
		进行与病案相关的专科检查	14	

续表

考核项目		评分标准	分值	得分
体格检查部分（34分）	查体技巧（10分）	根据假设的诊断,进行有顺序的重点体格检查	2	
		按视、触、叩、听的顺序,认真仔细地检查患者的腹部情况	2	
		手法正确规范	2	
		检查动作熟练	2	
		检查中注意与患者进行交流	2	
病案分析部分（24分）		诊断	2	
		诊断依据	4	
		鉴别诊断	4	
		进一步检查,如妇科彩超等	2	
		治疗原则	4	
		对被考核者的医患沟通能力进行综合性评价	4	
		培训者根据本病案进行综合性提问	4	
总分			100	

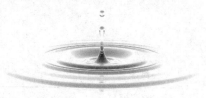

胃癌情景模拟教学培训教案

一、教学目标

(1)掌握胃癌的临床表现、诊断要点、鉴别诊断、治疗原则及临床处置方法。

(2)培养学生观察和分析问题的能力,巩固所学理论知识,并与临床实践密切联系,使之具有一定的单独处理临床问题的能力。

(3)熟悉接诊患者的基本流程及增强医患之间的沟通能力。

二、教学对象

(1)低年资医护人员、临床实习/见习生和进修生。

(2)能力尚未达到岗位要求或者具有自主学习意愿的医护人员。

三、教学内容

(1)病种:胃癌。

(2)重点:学习对胃癌患者的问诊、查体、诊断及鉴别诊断。

(3)难点:胃癌的鉴别诊断。

四、教学方法

(1)情景模拟教学和标准化患者。

(2)应用工具:思维导图和循证实践。

五、教学过程

(1)教学安排:情景模拟环节一般不少于 20 分钟,病例讨论及点评环节不少于 20 分钟。

(2)教学步骤:

课前准备 ＞ 案例介绍 ＞ 情景模拟 ＞ 点评反馈 ＞ 知识要点

六、教学案例

1.一般资料

姓名:王××	年龄:56 岁	性别:男
身高:165 cm	体重:55 kg	职业:司机
主诉:腹痛不适伴呕血 1 周		
现病史:患者 1 周前开始出现上腹部疼痛不适,伴后背部放射性疼痛不适,偶伴呕血,自服胃药后略缓解,食欲缺乏,近期感全身乏力,体重、体力较前略减轻,大便色黑,小便正常		
既往史:3 年前有消化性溃疡病史,吃胃药后缓解,未到医院行正规检查。1 年前体检时 B 超提示有胆石症病史		
婚育史:已婚,配偶身体健康,育有一子,体健		

2.情景模拟

【病例简介】

主述:男性,王××,56 岁,上腹痛伴呕血 1 周。

现病史:患者 1 周前开始出现上腹疼痛不适,伴后背部放射性疼痛不适,偶伴呕血,自服胃药略缓解,食欲缺乏,近期感全身乏力,体重、体力较前略减轻,大便色黑,小便正常。

既往史:3 年前有胃疼病史,吃胃药后缓解,未到医院行正规检查。1 年前体检时 B 超提示有胆石症病史。

个人史:已婚,配偶身体健康,育有一子,体健。

家族史:父亲有高血压病,母亲身体健康。

体格检查:体温 36.9 ℃,心律 86 次/分,呼吸 18 次/分,坐位血压 105/75 mmHg。体型瘦高,轻度贫血貌,浅表淋巴结不大,心肺无异常,腹平坦,肝脾肋下未触及,墨菲征阴性,上腹部剑突下轻度压痛,无反跳痛,腹肌软,肝肾区叩痛阴性,肠鸣音 5~6 次/分,双下肢无水肿。

实验室检查:血常规示血红蛋白 95 g/L,白细胞 $10.2×10^9$/L,中性粒细胞 75%,淋巴细胞 25%,血小板 $200×10^9$/L。

腹部 B 超示肝、胆、脾、胰、肾未见异常,消化道钡餐考虑胃窦占位。

【情景剧本】

医师:我是普外科医师。今天我来了解一下您的病情,希望您能合作。您贵姓? 怎么称呼您?

患者:我姓王,很高兴见到您。

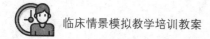

医师:您感觉哪儿不舒服?

患者:我就是心口疼(手按压心窝部),想让您看看究竟是什么病,是不是得癌症了?

医师:您不用着急,放心,我给您好好检查一下,千万别着急。请您用手指一下哪个地方疼。

患者:这个地方疼得比较厉害。(撩起衣服,手指剑突下偏右的位置)

医师:您心口疼多长时间了?

患者:1周以来一直疼,到现在还在疼。

医师:您能讲一讲是怎么个疼法吗? 比如是一阵阵地疼还是一个劲儿地疼? 是针扎样疼还是刀割样疼? 拧劲疼、顶着疼还是丝丝拉拉地疼? 能忍受不?

患者:是一个劲儿地疼,能忍受。

医师:疼时往哪个地方游走吗?

患者:往右后背窜疼。

医师:您能想起来引起心口疼的原因吗?

患者:这次疼是因为我连续两天一宿没休息开车累着了,心口就丝丝拉拉地疼了。

医师:您能讲一讲哪些因素使您心口疼痛加剧吗?

患者:快要饿的时候疼得重,夜间有时疼醒,再有就是吃油茶等油性的东西时疼得重。

医师:哪些因素能使您的心口疼得轻点呢?

患者:吃点饭或吃点饼干疼得就轻点,我兜里总装些饼干,吃点小苏打就轻多了,但还一直疼。

医师:您再讲一下心口疼与吃饭有没有关系,是吃饱了疼还是饿了疼?

患者:快饿的时候疼,吃点东西就减轻了,但吃油大的食物还是不行。

医师:除了心口疼还有哪个地方不舒服吗?

患者:有! 除了心口以外,还经常烧心、打嗝、恶心,吐过一次酸水,还带点饭。

医师:吐的是当顿的饭吗? 有血没有?

患者:是当天吃的饭,就吐了两口,伴有胆汁及血凝块。

医师:您大便好不好?

患者:大便干,色黑,每天一次,量不多,昨天排了一次像柏油那样的黑色便,只有两盅,今天没便。

医师:小便正常不? 尿黄不? 有人发现您眼睛黄不?

患者:尿正常,没人说我眼睛黄。

医师:您觉得发烧不?

患者:不觉得热。

医师:排黑便后您觉得有没有心跳、头晕、眼花、出汗?

患者:没有。心不跳,眼不花,没出汗。

医师:您病后食欲怎么样? 瘦没? 睡眠好吗?

患者:我病后爱吃饭,没见瘦。以前睡觉好,这半个月经常因为心口疼疼醒,吃点饼干照样睡。

医师:得病后影响工作没?

患者:没影响工作,照样开车,但胃疼没好,没办法我就用小苏打顶着,今天才来看大夫。您说我得的是什么病啊?

医师:我做完检查后再跟您讨论您的病,别着急。

(开化验单)

医师:以上我了解了您这次得病的情况,为了确诊,我想了解一下您过去的身体情况,总的来说怎么样? 得过什么大病没有?

患者:3 年前曾有一段时间胃疼,也是这个位置。有 1 个多星期,吃胃药才好,没到医院检查。1 年前体检 B 超发现胆石症,未经特殊治疗。

医师:您抽烟吗?

患者:抽。一天十多支,有 4 年多了。

医师:喝酒不?

患者:有时喝点啤酒,偶尔喝白酒。

医师:开汽车多少年了? 生活规律不?

患者:开汽车已经 10 年了。早出晚归的,吃饭也不应时,生活不规律。

医师:您结婚没有? 配偶身体怎样? 有没有孩子?

患者:结婚 30 年了,我对象身体挺好,有一个男孩,刚刚大学毕业。

医师:您家里人得过什么病没有? 有没有得您这样的病的?

患者:父亲得过高血压病。

医师:有关您的健康,还有别的问题吗?

患者:没有了。您认为我得的是什么病?

医师:您别着急,我要为您进行体格检查,然后再和您讨论一下关于您的病的事。

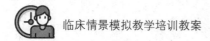

3.鉴别诊断

(1)思维导图：

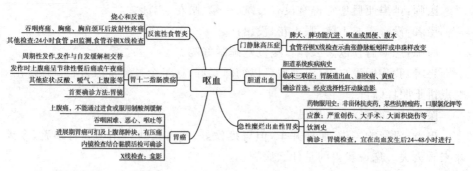

(2)循证实践(5A 循证)：

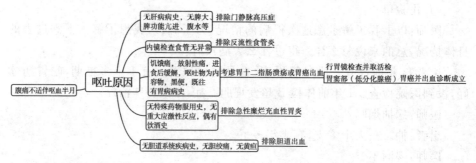

初步诊断：胃癌并出血。

1)收集证据：

①上腹部疼痛不适，伴后背部放射性疼痛不适。

②有引起上消化道出血的原发病，如消化性溃疡等。

③呕血和(或)黑便。

④出血程度不同时可出现相应的表现，上腹部剑突下轻度压痛。

⑤辅助检查示血红蛋白 95 g/L，消化道钡餐考虑胃窦占位。

2)证据评价：

①消化性溃疡急性穿孔：有较典型的溃疡病史，腹痛突然加剧，腹肌紧张，肝浊音消失，X 线片上见膈下有游离气体等，可资鉴别。

②胆石症和急性胆囊炎：常有胆绞痛史，疼痛位于右上腹，常放射到右肩部，墨菲征阳性，血及尿淀粉酶轻度升高，B 超及 X 线胆道造影可明确诊断。

③急性肠梗阻：腹痛为阵发性，腹胀，呕吐，肠鸣音亢进，有气过水声，无排气，可见肠型，腹部 X 线片可见液-气平面。

④心肌梗死：有冠心病史，突然发病，有时疼痛限于上腹部，心电图显示心肌

梗死图像,血清心肌酶升高,血尿淀粉酶正常。

3)临床决策:行进一步检查。

①化验检查:重点化验应包括血常规、血型、出凝血时间、大便或呕吐物的隐血试验、肝功能及血肌酐、尿素氮等。

②特殊检查方法:鼻胃管及三腔管检查;内镜检查(胃镜直接观察即能确诊,并可根据病灶情况行相应的止血治疗);选择性动脉造影;X线钡剂造影;放射性核素扫描。

③治疗原则:a.一般治疗。b.补充血容量。c.止血措施:药物治疗;三腔气囊管压迫止血,适用于食管-胃底静脉曲张破裂导致的出血;内镜直视下止血;血管介入技术。

七、知识要点

可参考教科书上的胃癌部分内容。鉴别诊断:呕血和黑便一般是上消化道出血,便血是下消化道出血。呕血和黑便是上消化道出血的特征性表现,出血部位在幽门以上者常有呕血和黑便,在幽门以下者可仅表现为黑便,但出血量少而速度慢的幽门以上病变可仅见黑便;而出血量大、速度快的幽门以下病变可因血液反流入胃而引起呕血。

八、客观结构化考核

考核项目		评分标准	分值	得分
病史采集部分 (36分)	重点问诊内容 (23分)	医生的自我介绍及患者身份情况问诊	1	
		主诉	2	
		起病情况与患病时间	2	
		主要症状的特点	2	
		病因与诱因	2	
		病情的发展与演变	2	
		伴随症状	2	
		诊治经过,包括过程、疗效、有无检查及结果	2	
		一般情况:精神状况、饮食、睡眠、体力、体重、大小便	1	
		询问既往病史	1	
		询问个人史及婚育史	1	
		询问家族史	1	
		要求查看门诊病历或资料	2	
		与患者讨论一下可能的诊断、诊疗计划及注意事项	2	

续表

考核项目		评分标准	分值	得分
病史采集部分（36分）	问诊技巧（13分）	衣冠整洁、得体	1	
		按问诊的顺序系统提问，无重复性、诱导性、诘难性提问	2	
		不用医学术语提问，如果使用术语，应向患者解释	2	
		询问者注意聆听，不轻易打断患者的回答；引证核实患者提供的信息	2	
		态度友好，给予患者肯定或鼓励；尊重患者，获得患者的信任；有同情心，使患者感到温暖	2	
		问诊应用结束语	2	
		问诊不超过10分钟	2	
体格检查部分（39分）	重点体格检查内容（25分）	检查者洗手	1	
		测量体温、脉搏、呼吸、血压	1	
		观察皮肤、巩膜有无黄染	1	
		触诊浅表淋巴结	2	
		触诊气管位置、甲状腺	1	
		叩诊肺部及肺下界，听诊呼吸音	3	
		心脏视诊、触诊、叩诊、听诊	2	
		视诊腹部，听肠鸣音，触诊腹部、肝脏、胆囊、脾脏	6	
		腹部压痛、反跳痛	4	
		检查双下肢有无水肿	2	
		神经系统体检	2	
	查体技巧（14分）	根据假设的诊断，进行有顺序的重点体格检查	2	
		按视、触、叩、听的顺序，认真仔细地检查腹部情况	4	
		手法正确规范	4	
		检查动作熟练	2	
		检查中注意与患者进行交流	2	
医患沟通（4分）		对被考核者的医患沟通能力进行综合性评价	4	

续表

考核项目	评分标准	分值	得分
病案 分析 部分 （21分）	诊断	2	
	诊断依据	4	
	鉴别诊断	4	
	进一步检查,如胃镜病理、腹部强化 CT 等	2	
	治疗原则	4	
	培训者根据本病案进行综合性提问	5	
总分		100	

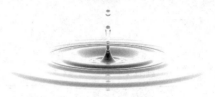

直肠癌情景模拟教学培训教案

一、教学目标

(1)掌握直肠癌的临床表现、诊断要点、鉴别诊断、治疗原则及临床处置方法。

(2)培养学生观察和分析问题的能力,巩固所学理论知识,并与临床实践密切联系,使之具有一定的单独处理临床问题的能力。

(3)熟悉接诊患者的基本流程及增强医患之间的沟通能力。

二、教学对象

(1)低年资医护人员、临床实习/见习生和进修生。

(2)能力尚未达到岗位要求或者具有自主学习意愿的医护人员。

三、教学内容

(1)病种:直肠癌。

(2)重点:学习对直肠癌患者的问诊、查体、诊断及鉴别诊断。

(3)难点:直肠癌的鉴别诊断。

四、教学方法

(1)情景模拟教学和标准化患者。

(2)应用工具:思维导图和循证实践。

五、教学过程

(1)教学安排:情景模拟环节一般不少于 20 分钟,病例讨论及点评环节不少于 20 分钟。

(2)教学步骤:

课前准备	案例介绍	情景模拟	点评反馈	知识要点

六、教学案例

1.一般资料

姓名:李××	年龄:68 岁	性别:男
身高:170 cm	体重:55 kg	职业:农民

主诉:大便次数增多并便血半年

现病史:患者半年前开始出现大便次数增多并伴有间断脓便血,大便形状较前变细,无发热,无恶心、呕吐,无胸闷及呼吸困难,睡眠较好,食欲较前降低,小便正常。近半年来体力下降,体重较前下降约 5 kg

既往史:既往有痔疮病史多年

2.情景模拟

【情景一】患者李××,男,68 岁,农民,新农合患者,因大便次数增多并便血来院就诊

(旁白:一位老农民从 30 多里的乡下来到我院就诊,到医院时已经是上午11 点 40 分了,由于对医院新门诊楼不熟悉,故患者在门诊大厅来回走动,东张西望,不知到哪里去看病。这时门诊导诊看到了,急忙迎上去)

门诊导诊:老大爷,您好！ 您是来看病的吗?

患者:我当然是来看病的了,不看病来这儿干啥呀?

导诊:您哪里不舒服啊?

患者:你又不是医生,我跟你说,你能给我看病啊?

导诊(耐心地询问):因为我们马上要下班了,您说一下哪里不舒服,我可以先给您联系一下医生,免得他下班走了。

患者:哦,是这样啊,那谢谢你了,我是最近拉肚子,大便有脓血,来看是不是痔疮犯了。

导诊:哦,那您应该看胃肠外科,我马上给您联系我们的×医生,他是我们医院的胃肠外科专家,他今天坐诊。

导诊打电话给×医生:×医生,您下班了吗?

医师:马上下班,有事吗?

导诊:门诊有一位乡下来的老人,要看痔疮,您能给他看看吗?

医师:可以,患者在哪里啊?

导诊:患者在门诊大厅,我把他给您领过去。

(导诊把患者带到了普外科门诊)

导诊：×医生，您好！我把患者给您带过来了。

医师：哦，大爷，您先坐下歇歇。（连忙起身，给老人让座）

导诊：这就是我们的胃肠外科的×医生，让他给您好好看看吧，我走了。

患者：真是多谢你了，要不是你呀，我还真找不着地方，今天上午还真看不了病了，你真是个好闺女。

医师：您好！大爷，您是一个人来的呀？哪里不舒服啊？

患者：真是不好意思，耽误你下班了。我儿子跟我一块来的，我是最近拉肚子，大便还有脓血，来看看是不是痔疮犯了，不是啥大病，他到县里办事去了。

医师：拉肚子有多长时间了？出的血是什么颜色啊？是不是鲜血啊？

患者：拉肚子断断续续差不多有半年了，一天最多拉五六次，有黏条子，有时还有脓血，都是些暗血，不是鲜血。

医师：排大便时有没有肚子疼、下坠的感觉啊？平常吃辣的东西多吗？喝酒吗？

患者：肚子也不疼，有点下坠的感觉。我喜欢吃辣的，喝酒不是很多。

医师：最近一两个月比原来瘦了吗？

患者：比原来是有点瘦了。

医师：那我先给您做个检查吧。

（通过肛门指诊检查，发现直肠有一肿物，考虑恶性的可能）

患者：是不是痔疮啊？

医师：可能是内痔或者是息肉，但还有炎症、出血，需要进一步做结肠镜检查来明确一下。

【情景二】患者同意并做了结肠镜检查

检查发现距肛门约 5 cm 处有一肿物，随后患者住院。两天后活检病理报告结果为直肠中分化腺癌。完善术前各项检查，经全科病例讨论，手术指征明确，无手术禁忌证，决定限期行直肠癌根治术。术前医师与家属进行了谈话。

患者儿子：请问一下×大夫在吗？

医师：您好，我就是。

患者儿子：我是李××的家属。

医师：请坐，我是您父亲的主管医师×大夫。

患者儿子：大夫，俺爹他咋了？

医师：您先别紧张，先坐下。是这样，您父亲的病经过这些天的检查，确诊为低位直肠癌。简单点说，就是一个长在离肛门比较近的直肠腔内的恶性肿瘤。

患者儿子：大夫，大夫，你查清楚没有啊？我爹平时身子可硬朗了，他一顿还能吃两三个馍呢!

医师:您先坐下,别激动。其实您父亲虽然得的是癌症,但并不是没法治疗,这次找你,就是要跟你谈谈下一步治疗的问题。您父亲得的肿瘤恶性程度中等,全身其他脏器还没有发现转移,还有手术治疗的机会,经我们全科讨论,决定给你父亲做直肠癌根治手术。手术的目的第一是要切除肿瘤,恶性肿瘤生长很快,如不及时切除会发生全身转移,患者将会死亡;第二,你父亲的肿瘤是长在距离肛门很近的直肠里,如不手术,肿瘤会很快堵死肠腔,患者将不能排便,所以必须手术。根据你父亲的情况,目前采取手术治疗效果应该还是很好的,也就是说,手术是目前最有效的治疗方法。

患者儿子:那做手术有没有风险啊?

医师:其实任何手术都是有风险的,当然,我们会尽全力较少或避免风险。目前,直肠癌的根治手术有两种,一种是传统手术,就是把直肠、肿瘤、肛门一起切除,在左下腹做一个人工肛门,终身携带粪袋;还有一种手术方法是行低位直肠癌保肛手术,这种手术需要应用一种吻合器,这种器械另外需要五六千块钱。

患者儿子:啥,五六千块? 我家一年收入也不过一万多块钱啊! 你看还有别的办法没有啊? 刚才你说的那个吻合器是啥东西啊?

医师:吻合器是一个自动的缝合仪器,可以在直肠腔内进行切割和吻合。你父亲这种类型的直肠癌长在骶尾骨前面,位置较深,手术空间非常狭小,手法切除吻合无法操作。

患者儿子:现在医学都这么发达了,能不能不用吻合器给我父亲保肛啊?

医师:以前低位直肠癌挖肛门是经典手术方式,低位直肠癌是无法保肛的。正是因为现在医学发展了,出现了吻合器,才使得低位直肠癌的患者有了保肛的机会。不过你放心,为了让你们少花钱,我们现在给你父亲按大病救助来治疗,你们只拿30%就可以了,并且包括吻合器的费用。

患者儿子:这是真的吗?

医师:是真的。

患者儿子:那真是太谢谢您了。

医师:不用谢,这都是国家的政策好啊。

患者儿子:医师,就给我多用那个吻合器手术吧,可一定要保住肛门啊!

医师:我们会尽最大努力的,但要看术中的具体情况。如果术中发现肿瘤过大,距肛门太近不能完全游离的话,是不能勉强保肛的,如果勉强保肛会导致肿瘤不能完全切除,术后会很快复发,甚至转移的,很有可能不能再做手术了。

患者儿子:哦,我理解了,您就放心给我父亲做手术吧,我相信您。

3.鉴别诊断

(1)思维导图:

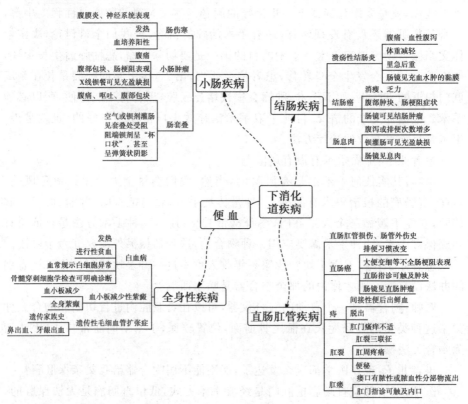

(2)循证实践(5A循证):

初步诊断:直肠癌。

1)收集证据:

①大便次数增多并便血半年。

②直肠肛诊:环肛门一周可见陈旧性痔核,进指通畅,于直肠前壁距肛门约5 cm 处可触及一肿物,大小约2 cm×3 cm,质硬,活动度差,退指指套有黏液便及染血。

③辅助检查:血红蛋白105 g/L。

2)证据评价:

①与痔的鉴别诊断:痔为常见的肛肠良性疾病,其临床表现为肛门出血,血色鲜红,一般量不多,为手纸染血、便后滴血、粪池染血等,大便本身不带血,或仅有少许血迹。出血一般为间歇性,多为大便干结时或进食辛辣刺激性食物后出现,不伴腹痛、腹胀,无大便变细或大便性状改变(如大便带沟槽)。直肠指诊无明显肿块,指套一般不染血。

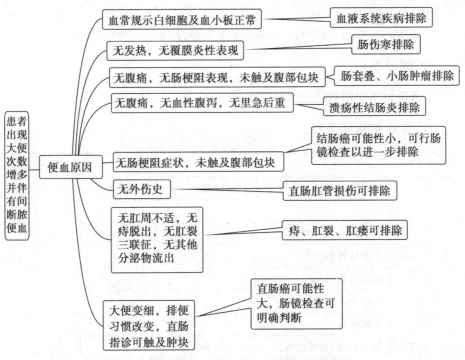

②与直肠息肉的鉴别诊断：直肠息肉也可出现大便带血，但一般不会引起腹痛、腹胀等，也一般不会引起全身症状（如乏力、体重下降），直肠指诊可触及质软的肿块，指套可染血。而直肠癌可引起肠梗阻症状，出现乏力、体重下降等全身症状，直肠指诊可触及质硬的肿块，指套可染血。

③与肛裂的鉴别诊断：肛裂为肛门出血，血色鲜红，一般量不多，其特点是伴排便时及排便后肛门剧痛。肛门视诊可见肛门皮肤裂口，有时可见前哨痔。指诊有时可触及肥大肛乳头，一般指套无染血。

④结肠癌的鉴别诊断主要是结肠炎性疾病，如肠结核、血吸虫病、肉芽肿、阿米巴肉芽肿、溃疡性结肠炎及结肠息肉病等。临床鉴别要点是病期的长短，粪便检查寄生虫，钡灌肠检查所见病变形态和范围等。阑尾周围脓肿可被误诊为盲肠癌（结肠癌），但本例患者血象中白细胞及中性粒细胞升高，无贫血、消瘦等恶病质，做钡灌肠检查可明确诊断。

3）临床决策：直肠癌的治疗需要以外科手术为主，辅以化疗、放疗。

①手术治疗分根治性手术和姑息性手术两种：a.根治性手术：经腹-会阴联合切除术（Miles手术）、经腹低位切除和腹膜外一期吻合术、保留肛门括约肌的直肠癌切除术；b.姑息性手术。

②放射治疗。

③化学治疗。

④转移和复发患者的治疗：a.局部复发的治疗；b.肝转移的治疗。

七、知识要点

参考教科书中的直肠癌部分内容。

八、客观结构化考核

考核项目		评分标准	分值	得分
病史采集部分 （36分）	重点问诊内容 （23分）	医师的自我介绍及患者身份情况问诊	1	
		主诉	2	
		起病情况与患病时间	2	
		主要症状的特点	2	
		病因与诱因	2	
		病情的发展与演变	2	
		伴随症状	2	
		诊治经过，包括过程、疗效，有无检查及结果	2	
		一般情况：精神状况、饮食、睡眠、体力、体重、大小便	1	
		询问既往病史	1	
		询问个人史及婚育史	1	
		询问家族史	1	
		要求查看门诊病历或资料	2	
		与患者讨论一下可能的诊断、诊疗计划及注意事项	2	
	问诊技巧 （13分）	衣冠整洁、得体	1	
		按问诊顺序系统提问，无重复性、诱导性、诘难性提问	2	
		不用医学术语提问，如果使用术语，应向患者解释	2	
		询问者注意聆听，不轻易打断患者谈话；引证核实患者提供的信息	2	
		态度友好，给予患者肯定或鼓励；尊重患者，获得患者的信任，有同情心，使患者感到温暖	2	
		问诊应用结束语	2	
		问诊不超过10分钟	2	

续表

考核项目		评分标准	分值	得分
体格 检查 部分 （39分）	重点 体格 检查 内容 （25分）	检查者洗手	1	
		测量体温、脉搏、呼吸、血压	1	
		观察皮肤、巩膜有无黄染	1	
		触诊浅表淋巴结	2	
		触诊气管位置、甲状腺	1	
		叩诊肺部及肺下界，听诊呼吸音	3	
		心脏视诊、触诊、叩诊、听诊	2	
		视诊腹部，听肠鸣音，触诊腹部、肝脏、胆囊、脾脏	4	
		腹部压痛、反跳痛	4	
		检查双下肢有无水肿	2	
		神经系统体检	2	
		肛诊	2	
	查体 技巧 （14分）	根据假设的诊断，进行有顺序的重点体格检查	2	
		按视、触、叩、听的顺序，认真仔细地检查患者腹部的情况	4	
		手法正确规范	4	
		检查动作熟练	2	
		检查中注意与患者进行交流	2	
医患沟通 （4分）		对被考核者的医患沟通能力进行综合性评价	4	
病案 分析 部分 （21分）		诊断	2	
		诊断依据	4	
		鉴别诊断	4	
		进一步检查，如胃镜病理、腹部强化CT等	2	
		治疗原则	4	
		培训者根据本病案进行综合性提问	5	
总分			100	

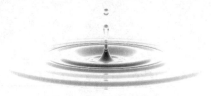

壶腹周围癌情景模拟教学培训教案

一、教学目标

（1）通过本次情景模拟教学，学生应能够掌握壶腹周围癌的临床表现、诊断要点、鉴别诊断、治疗原则及临床处置方法。

（2）培养学生观察和分析问题的能力，巩固所学理论知识，并与临床实践密切联系，使之具有一定的单独处理临床问题的能力。

（3）能够熟悉接诊患者的基本流程及增强医患之间的沟通能力。

二、教学对象

（1）低年资医护人员、临床实习/见习生和进修生。

（2）能力尚未达到岗位要求或具有自主学习意愿的医护人员。

三、教学内容

（1）病种：壶腹周围癌。

（2）重点：壶腹周围癌患者的查体、诊断及鉴别诊断。

（3）难点：壶腹周围癌的鉴别诊断。

四、教学方法

（1）情景模拟教学和标准化患者。

（2）应用工具：思维导图和循证实践。

五、教学过程

（1）教学安排：情景模拟环节一般不少于 20 分钟，病例讨论及点评环节不少于 20 分钟。

（2）教学步骤：

| 课前准备 | 案例介绍 | 情景模拟 | 点评反馈 | 知识要点 |

六、教学案例

1.一般资料

姓名:王××	年龄:60 岁	性别:女
身高:162 cm	体重:60 kg	婚姻状况:已婚
职业:农民	既往病史:无	
主诉:发现皮肤巩膜黄染 3 天		
现病史:患者 3 天前无意中发现全身皮肤黄染,伴皮肤瘙痒,无腹痛腹胀,无寒战发热,无恶心呕吐,食欲缺乏,大便陶土色,小便茶黄色,体重体力未见明显变化		

2.情景模拟

患者:标准化患者。

医师(由受训者扮演):询问病史,进行体格检查,作出初步诊断。

【情景一】一名女性患者由儿子陪同进入普外科诊室

医师:您好,我是×大夫,是普外科的专科医生。首先我想知道一下您的姓名?

患者:大夫,您好,我叫王××。

医师:您多大岁数了?

患者:60 岁。

医师:您是从事什么职业的?

患者:没什么职业,农民,在家种地的。

医师:不要紧张,放松些,慢慢说,哪里不舒服?

患者:这次来主要是因为身上发黄,眼睛也黄,小便像茶水一样,不知是怎么了。

医师:有多长时间了?

患者:大约有 3 天了。

医师:去医院看过吗?

患者:没有。

医师:感觉有什么原因引起的吗?

患者:不知道。

医师:还有其他症状吗?

患者:没有。

医师:肚子疼吗?

患者:不疼。

医师:您的食欲怎样?

患者:哦,哎呀,没什么食欲,看到食物就难受。

医师:您这几天大便怎么样呀?

患者:还好吧,每天一次。

医师:大便什么颜色的呀?

患者:白色的。

医师:恶心、呕吐过吗?

患者:稍有点恶心,没有呕吐。

医师:您发不发烧?

患者:没有量过体温,感觉还好。

医师:最近体重有没有减轻或增加得较快?

患者:没有。

医师:体力怎么样呀?

患者:体力还好吧,还可以干农活。

医师:最近吃过什么药吗?

患者:没有,我平时身体很好,基本不吃药。

医师:睡眠怎么样呀?

患者:还行吧。

医师:好,您的情况我基本了解了,我还有几个关于您过去的身体情况和家人健康的问题,会很快给您做必要的检查。(过渡到既往史、个人史和家族史)

医师:您以前得过什么病没有?

患者:我平时身体很好,没什么病。

医师:以前有过肝炎等传染病史吗?

患者:没有,很长时间没查了。

医师:受过什么外伤或做过手术没有?

患者:也没有。

医师:那有没有对什么药物或食物过敏?

患者:没有。

医师:有没有做过预防接种?

患者:不清楚了。

医师:平时抽烟喝酒吗?

患者:不抽烟,也不喝酒。

医师:您几岁开始来月经的呀? 月经怎样? 多大岁数绝经的呀?

患者:我是 14 岁开始来的月经,比较规律,50 岁绝的经。

医师:您有什么特殊的爱好吗?

患者:没有。

医师:那您结婚多久了?

患者:已经 40 年了。

医师:生有几个孩子呀? 身体怎么样?

患者:我有 2 个儿子 1 个女儿,身体都很好。

医师:您爱人身体好吗?

患者:他身体挺好的。

医师:您父母身体怎么样?

患者:我父亲身体挺好的。

医师:那您母亲呢?

患者:我母亲身体不太好,有冠心病,长期吃药。

医师:您的家里其他人有过这种情况吗?

患者:没有。

医师:好的,您配合得很好,我对您的情况已经基本了解了。那么我现在需要给您做个体格检查,尤其是要了解您肚子的情况,相信我们能很好地合作的。

患者:好的。

医师:等我给您做了体格检查后,我们再商量下一步的检查和治疗情况,好吗?

患者:好的。

【情景二】体格检查

医师:现在室温合适了吗,我的手也温暖了,您想小便吗?

患者:我刚才进诊室前才小便了。

医师:那很好,请您放松,别紧张。

体格检查结果:患者无贫血貌,全身皮肤、巩膜黄染,腹平坦,未见胃肠型及蠕动波,未见腹壁静脉曲张及手术瘢痕;腹软,上腹部轻压痛,无反跳痛和肌紧张,墨菲征阴性,肝脾肋下未触及,移动性浊音阴性,肠鸣音正常。

医师:我看一下您的门诊病历吧。

【情景三】辅助检查

医师:从我们的检查和跟您母亲的交谈中,我基本上可以考虑是您母亲的腹部出了点毛病,但不需要紧张,我们还要进一步靠特殊检查来明确,好吗?

患者家属:好,要做哪些检查呢?

医师:需要做血常规、肝功、肿瘤指标、传染病指标、腹部的彩超检查以明确黄疸的原因,您看可以吗?

患者家属:好的。

(检查结果回报后)

患者家属:医生,我母亲的各项检查结果已经好了,有没有什么问题?

医师:仔细看过检查结果,排除了溶血性贫血、病毒性肝炎、肝脓肿、肝癌的问题,但腹部彩超提示胆总管扩张,约 1.2 cm,胆总管末端显示不清。肝、胆、脾、胰、肾未见异常,血象正常。传染病指标正常,CA19-9 超过 1200。肝功示总胆红素 235 U/L,直接胆红素 153 U/L。那么我们基本上考虑胆汁淤积性黄疸,肿瘤引起的可能性大。

患者家属:那需要怎么确诊呢?

医师:还需要做个上腹部的强化 CT 检查。

患者家属:好吧。

CT 检查结果回报:胆总管扩张,约 1.2 cm,壶腹部见一大小约 2 cm×3 cm 的低回声肿块,增强后明显强化,考虑壶腹周围癌。

患者家属:怎么样?

医师:您母亲得的可能是壶腹部的恶性肿瘤。

患者:大夫,那需要怎么治疗呐?

医师:要想彻底治疗的话,需要做一个大手术,不做手术的话还可以微创治疗,两者各有利弊,我给您简单介绍一下吧。

患者家属:好的。

医师:手术的名称叫"胰十二指肠切除术",这是这种病的首选治疗,优势是能够彻底切除肿瘤,达到根治的目的,劣势是手术大,手术风险较高,患者创伤大,术后出现并发症的概率较大,花费的费用也较高。微创手术叫"内镜下胆道支架植入术",优势是手术小,风险较小,患者创伤小,费用低,劣势是不能切除肿瘤,只是解除胆道梗阻,解决黄疸的问题。您母亲还比较年轻,我建议手术治疗。你们家属可以商量一下。

患者家属:好的,谢谢大夫,那我们商量一下。

(商量后)

患者家属:我们商量了一下,决定采取手术治疗。

医师：好的。那就办理住院，我们再行全面的检查，尽快安排手术。

患者及家属：好的，谢谢。

医师：不谢，一会见。

3.鉴别诊断

(1)思维导图：

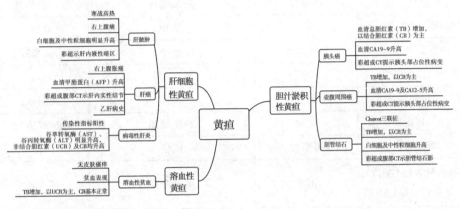

(2)循证实践(5A循证)：

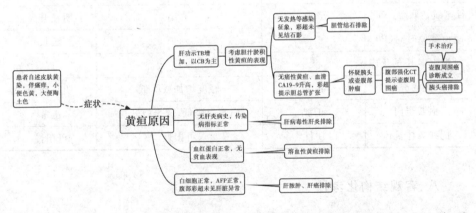

(3)循证依据：患者老年女性，既往体健，查体见精神状态良好，无贫血貌，浅表淋巴结无肿大，心肺无异常，全身皮肤巩膜黄染，腹平坦，腹软，上腹部轻压痛，无反跳痛，肝脾肋下未触及，墨菲征阴性，肝肾区叩痛阴性，肠鸣音 4 次/分，双下肢无水肿。血常规示血红蛋白 135 g/L，白细胞 7.2×10⁹/L，中性粒细胞 65%，淋巴细胞 35%，血小板 200×10⁹/L。传染病指标正常，CA19-9 超过 1200。肝功示总胆红素 235 U/L，直接胆红素 153 U/L。腹部彩超提示胆总管扩张，约 1.2 cm，胆总管末端显示不清。肝、胆、脾、胰、肾未见异常。CT 检查示胆总管扩张,约 1.2 cm,壶腹部见一大小约 2 cm×3 cm 的低回声肿块,增强后明显强化,考虑壶腹周围癌。最终,患者壶腹周围癌诊断成立,建议住院行手术治疗。

七、知识要点

三种黄疸的实验室鉴别如下表所示:

检查项目	溶血性	肝细胞性	胆汁淤积性
血清总胆红素(TB)	增加	增加	增加
结合胆红素(CB)	轻度增加	中度增加	明显增加
CB/TB	<0.2	0.2~0.5	>0.5
尿胆红素	阴性	阳性	强阳性
尿胆原	增加	轻度增加	减少或消失
血红蛋白尿	可阳性	阴性	阴性
谷丙转氨酶(ALT)、谷草转氨酶(AST)	正常	明显升高	可升高
碱性磷酸酶(ALP)	正常	升高	明显升高
谷氨酰转肽酶(rGT)	正常	升高	明显升高
凝血酶原时间(PT)	正常	延长	延长
对维生素 K 的反应	无	差	好
胆固醇	正常	轻度增加或降低	明显增加
血浆蛋白	正常	白蛋白降低,球蛋白升高	正常
抗线粒体抗体	阴性	可阳性	可阳性

八、客观结构化考核

壶腹周围癌客观结构化考核表

考核项目		评分标准	分值	得分
病史采集部分(42分)	重点问诊内容(28分)	医师的自我介绍及患者身份情况问诊,包括年龄、职业等	2	
		主诉	2	
		起病情况与患病时间	2	
		主要症状的特点	2	

续表

考核项目		评分标准	分值	得分
病史采集部分 (42分)	重点问诊内容 (28分)	病因与诱因,如饮食、药物等	2	
		病情的发展与演变	2	
		伴随症状,如有无腹痛腹胀、恶心呕吐、呕血黑便等情况	2	
		诊治经过,包括过程、用药情况、疗效,有无检查及结果	2	
		一般情况:精神状况、饮食、睡眠、体力、体重、大小便	2	
		询问既往病史	2	
		询问个人史及婚育史	2	
		询问家族史	2	
		查看门诊病历或资料	2	
		与患者讨论一下可能的诊断、诊疗计划及注意事项	2	
	问诊技巧 (14分)	衣冠整洁、得体	2	
		按问诊顺序系统提问,无重复性、诱导性、诘难性提问	2	
		不用医学术语提问,如果使用术语,应向患者解释	2	
		询问时注意聆听患者谈话,引证核实患者提供的信息	2	
		态度友好,给予患者肯定或鼓励;尊重患者,获得患者的信任,有同情心,使患者感到温暖	2	
		问诊应用结束语	2	
		问诊不超过 10 分钟	2	
体格检查部分 (34分)	重点体格检查内容 (24分)	检查者洗手	2	
		测量体温、脉搏、呼吸、血压	4	
		观察患者的一般情况	4	
		与病案相关的专科检查	14	
	查体技巧 (10分)	根据假设的诊断,进行有顺序的重点体格检查	2	
		按视、触、叩、听的顺序,认真仔细地检查患者腹部的情况	2	
		手法正确规范	2	
		检查动作熟练	2	
		检查中注意与患者进行交流	2	

续表

考核项目	评分标准	分值	得分
病案 分析 部分 （24分）	疾病的初步诊断	2	
	诊断依据，包括病史、体征及辅助检查等	4	
	鉴别诊断	4	
	需进一步完善的检查，如磁共振胰胆管成像（MRCP）等	2	
	治疗方案	4	
	对被考核者的医患沟通能力进行综合性评价	4	
	培训者根据本病案进行综合性提问	4	
总分		100	

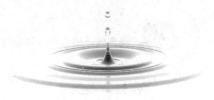

膀胱肿瘤情景模拟教学培训教案

一、教学目标

(1)掌握血尿的鉴别诊断及膀胱肿瘤的临床处置方法。

(2)培养学生观察和分析问题的能力,巩固所学理论知识,并与临床实践密切联系,使之具有一定的单独处理临床问题的能力。

二、教学对象

(1)低年资医护人员、临床实习/见习生和进修生。

(2)能力尚未达到岗位要求或具有自主学习意愿的医护人员。

三、教学内容

(1)病种:膀胱肿瘤。

(2)重点:学习血尿的问诊、鉴别诊断及膀胱癌的治疗原则。

(3)难点:血尿的问诊和鉴别。

四、教学方法

(1)情景模拟教学和标准化患者。

(2)应用工具:思维导图和循证实践。

五、教学过程

(1)教学安排:情景模拟环节一般不少于 20 分钟,病例讨论及点评环节不少于 20 分钟。

(2)教学步骤:

课前准备 ＞ 案例介绍 ＞ 情景模拟 ＞ 点评反馈 ＞ 知识要点

六、教学案例

1.一般资料

姓名:张××	年龄:48 岁	性别:男
身高:173 cm	体重:70 kg	职业:干部

主诉:无痛性肉眼血尿 4 天

现病史:患者 4 天前突发全程肉眼血尿,尿液颜色呈洗肉水样,夹带少许薄片状不规则血块。无明显尿频、尿急、尿痛及尿不尽感,无排尿中断,无腰痛不适。在当地医院行尿常规检查提示可见白细胞、红细胞超提示膀胱占位、前列腺增生。患者平素无畏寒、发热,无恶心、呕吐,无腹痛、便秘。否认近期外伤史

既往史:既往体健,无高血压、冠心病、糖尿病等慢性病史

个人史:无疫区生活史,吸烟 20 余年,每日 30~40 支

2.情景模拟

患者:标准化患者。

医师(由受训者扮演):询问病史,进行体格检查,作出初步诊断。

一名男性患者由妻子陪同进入泌尿外科诊室。

医师:您好,请坐! 我是泌尿外科的××医生,说说看是什么情况,我能帮您做些什么呢?

患者:×医生,您好! 我最近这 4 天突然出现了尿血,自己也没觉出哪儿不舒服,但是看着尿里这红隐隐的颜色搞得我挺紧张的,我这是怎么了?

旁白:引起血尿的原因很多,包括泌尿系统的感染、结石、肿瘤、外伤、先天畸形等疾病,以及全身性疾病(如血液病、出血热、丝虫病等)。临床上见到尿色发红的患者时,应详细询问病史,在排除假性血尿的同时,还应综合患者的年龄、性别、全身情况、家族史、用药史、毒物接触史及血尿的特征、伴随症状等查找病因及出血部位。儿童血尿多见于肾盂肾炎和结石,任何年龄的女性血尿均以尿路感染最为常见,男性(尤其是老年人)与前列腺增生(炎症)伴尿路梗阻有关,中老年无痛性血尿多见于膀胱和尿路肿瘤。

×主任:是吗? 尿里有红色不一定是出血,先别紧张,您看见的血尿都是什么颜色的?

患者:是红隐隐的,像洗肉水似的。

×主任:一直都有吗?

患者:就这几天,每次尿都能看见,以前没注意。

×主任:那这些尿中的红色是新鲜的还是发暗的?

患者:是比较鲜亮的红色。

×主任:每次尿的颜色都一个样吗? 有区别吗?

患者:一开始我以为是喝水少造成的,我就多喝水,喝水多了颜色要淡一些,但还是能看见,今天要比前几天的淡一些。

×主任:有没有注意这几天的尿液颜色均匀吗? 还是浑浊的?

患者:不太均匀,像是水夹杂着些丝丝,有几次尿到小便器后都有小碎片样血块。

×主任:那您说说小便一次的过程中是哪一段有血尿呢?

患者:整次尿都是。

×主任:平常排尿有不舒服的感觉吗?

患者:没有。

×主任:有了血尿后和以前感觉一样吗?

患者:我没有觉出明显的区别。

×主任:我是指有没有尿频、尿急、尿痛,以及尿不尽的感觉?

患者:没有这些情况。

×主任:这几天体温怎么样?

患者:体温正常。

×主任:身上其他部位有没有容易出现出血呢?

患者:没有。

×主任:最近腰部、腹部有没有磕到、碰到?

患者:没有。

×主任:最近的饮食和从前相比有什么不同吗?

患者张某:没有啊,这几天都是在单位食堂吃的饭,饭菜和以前相比没什么变化。

×主任:平时吃过什么药物吗?

患者:我挺注意身体的,不吃什么药物。

×主任:抽烟、喝酒吗?

患者:酒不喝,抽烟有 20 年了,没事的时候每天也得一两包,有事还多。

×主任:抽烟可影响身体健康,需要戒掉。有没有高血压、肾炎这些病史?家族中有这些病史吗?

患者:没有。

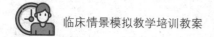

×主任:出现血尿后做过检查吗?

患者:这几天上班挺忙的,我就在单位旁边的卫生院做了个B超,验了个尿,这是那天的检查结果,大夫也没给开什么药,只是建议我进一步检查。

医师查阅病历,见尿常规示白细胞(+)、红细胞(+++);泌尿系B超提示膀胱占位、前列腺增生。

×主任:嗯,好,您的情况我基本了解了,这些检查结果和我的判断相符,我还有几个关于您过去的身体情况和家人健康的问题,会很快给您做必要的检查。

(询问患者既往史、个人史及家族史,有没有得过肝炎、结核等)

×主任:好,到检查床上先给您做个体检,我们再商量下一步的检查和治疗情况,好吗?

患者:好的。

旁白:体格检查应注意有无水肿、扁桃体肿大、皮肤紫癜、腹部包块(如多囊肾、游走肾、肾盂积液等)、前列腺肥大、痔疮等,有无肾区叩痛及输尿管压痛。

医师做完体格检查后,告知患者此次检查未发现明显阳性体征。

×主任:今天的查体没有明显的异常体征,从我们的交谈和检查中,我基本上可以考虑是膀胱这个部位出了点毛病,但不需要紧张,我们还要进一步做一些特殊检查来明确,好吗?

患者:好,要做哪些检查呢?

×主任:接下来的检查需要做膀胱镜或者CT等,以明确出血的原因以及后续治疗,您看住院可以吗?

患者:好的。

(住院后进一步的检查结果回报后)

患者:医生,您找过我,我的各项检查结果已经出来了,有没有什么问题?

×主任:您的检查结果我已经仔细看过了,腹部CT提示膀胱右侧后壁局限性增厚,还没有向外侵及肌层的表现,是表浅性占位。我们临床诊断考虑膀胱肿瘤。

患者:膀胱肿瘤? 您说的是"癌"吗? 这可怎么治?

×主任:您先别紧张,听我慢慢跟您说。

旁白:膀胱癌是泌尿系统最常见的恶性肿瘤之一,男性发病率是女性的3~4倍。膀胱癌病因复杂,较为明确的致病危险因素是吸烟和职业接触芳香胺类化学物质。血尿是膀胱癌最常见的症状,尤其是间歇性、无痛性全程肉眼血尿;肿瘤坏死、溃疡、合并炎症以及形成感染时,患者可出现尿频、尿急、尿痛等膀胱刺激症状,此为膀胱癌的另一常见症状;贫血、水肿、下腹部包块、腰骶部疼痛多是肿瘤晚期的表现。膀胱癌最常见的病理类型是膀胱尿路上皮癌,约占

90％,其他的包括鳞状细胞癌、腺癌、小细胞癌及类癌等。手术是膀胱肿瘤最主要的治疗方法。

×主任:您这病发现得比较早,您看这张图(见下图),您的肿瘤发展现在属于 Tis～T1 期(见下图)这一类,这样的肿瘤我们可以做经尿道膀胱肿瘤电切术(TUR-BT),术后膀胱灌注化疗或免疫治疗药物。肿瘤再进展浸润侵及肌层就要做根治性膀胱切除手术。您的妻子,我们单位的×护士咨询过我膀胱镜检查,手术前先做膀胱镜检查可以明确病理诊断,但有一定的痛苦。您对病情还有什么疑虑吗? 如果没有请考虑一下治疗方案,有结果了告诉我,我们及时给您安排治疗。

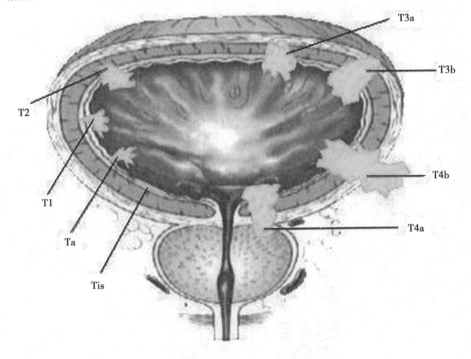

患者:好吧,我们考虑一下给您答复。

(患者及家属决定行诊断性经尿道电切术,术后病理提示非肌层浸润性膀胱尿路上皮癌)

×主任:手术后恢复很好,术后病理结果为非肌层浸润性膀胱尿路上皮癌,今天就可以出院了。出院后有几个注意事项您要记清楚:

一是膀胱癌有明显的易复发倾向,要定期复查,一般术后每 3 个月做膀胱镜检查一次,同时也要视情况行 B 超、CT、排泄性尿路造影(IVP)等影像学检查以及血尿常规、肝肾功等化验检查,至少坚持 2 年以上。

二是膀胱灌注化疗,这是通过导尿管向膀胱注入化疗药物的治疗方法,灌注之前不要大量饮水,并排尿使膀胱空虚,使药液能保持较高浓度,充分浸泡膀胱黏膜;药物注入后可以多饮水,促进排尿。

三是适当多饮水,以达到自洁和稀释致癌物质的目的,还要避免吸烟、饮酒等不良习惯。

四是如果出现尿频、尿急、尿痛、血尿、尿流变细等症状,应随时就诊,注意有无尿道狭窄,必要时定期扩张。

患者:谢谢您治好了我的病!

3.鉴别诊断

(1)思维导图:

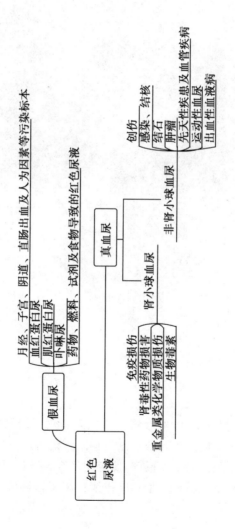

（2）循证实践（5A 循证）：

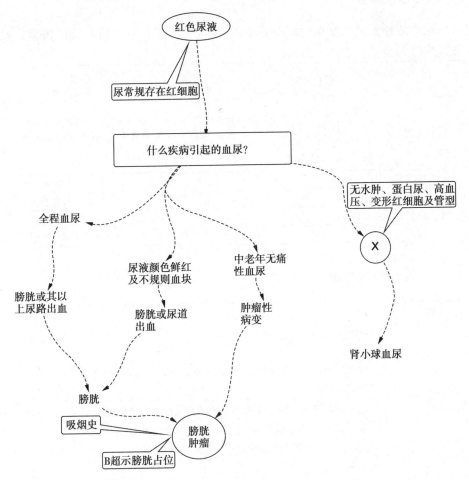

1）收集证据：患者为中年男性，无痛性肉眼血尿 4 天，有吸烟史。查体未见明显异常体征。尿常规见白细胞（＋），红细胞（＋＋＋），无管型、蛋白尿。泌尿系 B 超提示膀胱占位、前列腺增生。

2）证据评价：膀胱肿瘤是泌尿外科临床上最常见的肿瘤之一，其病因复杂，既有内在的遗传因素，又有外在的环境因素。较为明显的两大致病危险因素是吸烟和长期接触工业化学产品。血尿是膀胱癌最常见的症状，尤其是间歇性全程无痛血尿。

3）临床决策：手术治疗是目前膀胱癌最主要的治疗方式，化疗和放疗可作为辅助性治疗。膀胱癌患者应接受密切随访。

七、知识要点

尿常规检查是诊断血尿的重要手段,也可为血尿的鉴别诊断提供依据。血尿尿常规的检查特点如下表所示:

项目	假性血尿	真性血尿	
		肾小球血尿	非肾小球血尿
尿常规	尿色透明,呈红色、橘红色、粉红色、棕色、紫色等;离心后上清液不变色;镜检无红细胞	尿色略浑浊,呈洗肉水样或云雾样;离心后上清液变为无色或者淡黄色;镜检红细胞不少于3个/高倍视野	
尿三杯实验	—	全程血尿	初始、终末或全程
血丝、血块	—	一般没有	较为常见
红细胞管型	—	有	无
红细胞形态	—	变形红细胞	正常形态红细胞

八、客观结构化考核

考核项目		评分标准	分值	得分
病史采集部分(62分)	重点问诊内容(50分)	医师的自我介绍及患者身份情况问诊	2	
		主诉	2	
		主要症状的特点:尿液颜色的改变,血尿出现的时段,血块的形状(缺一项扣2分)	8	
		病因与诱因:是否进食引起红色尿的药物或食物,女性患者是否处在月经期,有无新近腹部外伤或泌尿道器械检查史,有无高血压、肾炎病史,家族中有无耳聋和肾炎史(缺一项扣2分)	10	
		病情的发展与演变	2	
		伴随症状:肾绞痛,尿流中断,尿流细和排尿困难,尿频、尿急、尿痛,腰痛发热,水肿,高血压,蛋白尿,腹部肿块,皮肤黏膜及出血点,乳糜尿等(缺一项扣2分)	14	
		诊治经过,包括过程、疗效,有无检查及结果	2	
		一般情况:精神状况、饮食、睡眠、体重、大小便	2	
		询问既往史、个人史、婚育史及家族史	2	
		要求查看门诊病历或资料	2	
		与患者讨论一下可能的诊断、诊疗计划及注意事项	2	
		衣冠整洁、得体	2	

续表

考核项目		评分标准	分值	得分
病史采集部分（62分）	问诊技巧（12分）	按问诊顺序系统提问，无重复性、诱导性、诘难性提问	2	
		不用医学术语提问，如果使用术语，应向患者解释	2	
		询问者注意聆听，引证核实患者提供的信息	2	
		态度友好，尊重患者，使患者感到温暖	2	
		问诊应用结束语	2	
		问诊不超过10分钟	2	
体格检查部分（24分）	重点体格检查内容（24分）	检查者洗手	2	
		与病案相关的专科检查：有无水肿、扁桃体肿大、皮肤紫癜、腹部包块、前列腺肥大、尿道损伤等，有无肾区叩痛及输尿管压痛（缺一项扣2分）	16	
		按视、触、叩、听的原则，认真仔细地检查患者的腹部情况	2	
		手法正确、规范、熟练	2	
		检查中注意与患者进行交流	2	
医患沟通（2分）		对受训者的医患沟通能力进行综合性评价	2	
病案分析部分（12分）		诊断	2	
		诊断依据	2	
		鉴别诊断	2	
		治疗原则	2	
		培训者根据本病案进行综合性提问	4	
总分			100	

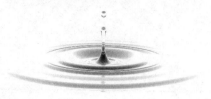

肺癌情景模拟教学培训教案

一、教学目标

(1)通过本次情景模拟教学,使学生能够掌握肺癌的主要原因、临床表现、诊断要点、鉴别诊断、治疗原则及临床处置方法。

(2)培养学生观察和分析问题的能力,巩固所学理论知识,并与临床实践密切联系,使之具有一定的单独处理临床问题的能力。

(3)使学生能够熟悉接诊患者的基本流程及增强医患之间的沟通能力。

二、教学对象

(1)低年资医护人员、临床实习/见习生和进修生。

(2)能力尚未达到岗位要求或者具有自主学习意愿的医护人员。

三、教学内容

(1)病种:肺癌。

(2)重点:肺癌的问诊、查体、诊断及鉴别诊断。

(3)难点:肺癌的诊断及鉴别诊断。

四、教学方法

(1)情景模拟教学和标准化患者。

(2)应用工具:思维导图和循证实践。

五、教学过程

(1)教学安排:情景模拟环节一般不少于 20 分钟,病例讨论及点评环节不少于 20 分钟。

(2)教学步骤:

课前准备	案例介绍	情景模拟	点评反馈	知识要点

六、教学案例

1.一般资料

姓名:宋××	年龄:60 岁	性别:男
身高:175 cm	体重:55 kg	教育程度:初中
语言:汉语	婚姻状况:已婚	社会生活背景:农村务农
职业:农民	生活习惯:长期吸烟	家族史:无
主诉:咳嗽半年,痰中带血 1 天		
现病史:患者半年前无明显原因及诱因出现咳嗽,无咳痰,自服止咳药物,效果欠佳。1 天前出现痰中带血。自发病以来,体重减轻 5 kg,否认外伤史		

2.情景模拟

患者:标准化患者。

医师(由受训者扮演):询问病史,进行体格检查,作出初步诊断。

【情景一】病史采集

医师:您好,我是×大夫,是胸外科的专科医生,请问您的姓名?(眼睛关切地注视患者,微笑着与患者握手)

患者:我叫宋××。(有些不自然地和医生握手)

医师:多大年纪了?(微笑)

患者:60 岁了。(笑了笑,放松了一些)

医师:不要紧张,放松些,慢慢说,哪里不舒服?(关切的表情,适当的肢体语言)

患者:这次来主要是咳嗽,痰中带血,不知是什么原因。(又有些紧张的表情,身体前倾,很关注医生的表情和语言)

医师:有多久了?

患者:咳嗽有半年了,昨天出现痰中带血的。

医师:当时什么原因引起的咳嗽啊?

患者:也没什么原因。

医师:血多吗?什么颜色?(做一些安慰的手势和表情,可以有语言上的安慰)

患者:不是很多,就是痰中带点血丝,颜色比较红。

医师:痰发黄吗?有气味吗?

患者:没有。

医师:胸腔疼吗?

患者:不疼。

医师:最近发烧没?

患者:没有。

医师:夜间出虚汗吗?

患者:不出虚汗。

医师:最近胸部受过外伤吗?

患者:没有。

医师:自出现咳嗽以来,怎么治疗的啊?

患者:就是拿了点止咳嗽的药吃,也不是很管用。

医师:具体什么药还记得吗?

患者:早忘了。

医师:饮食怎么样?

患者:食欲不好。

医生:以前就这么瘦吗?

患者:没有,最近轻了 10 斤了。

医师:好,您目前的情况我基本了解了,我还有几个关于您过去的身体情况和家人健康的问题需要了解一下,会很快给您做必要的检查。(过渡到询问既往史、个人史和家族史)

医师:您以前得过什么病没有?

患者:没有。

医师:其他的呢? 有没有做过预防接种?

患者:都忘记了。

医师:平常有吸烟、喝酒吗?

患者:就是吸烟多点。

医师:吸了有多长时间了?

患者:从 25 岁开始吸。

医师:平均一天吸多少?

患者:1 盒。

医师:您父母身体怎么样?

患者:父母身体挺好的。

医师:好的,您配合得很好,我对您的情况已经基本了解了。我现在需要给您做个体格检查,相信我们能很好地合作的。

患者:好的。

【情景二】体格检查

医师:现在室温合适了,我的手也温暖了,您想小便吗?

患者:我刚才进诊室前才小便了。

医师:那很好,请放松,别紧张。(用手帮助患者摆好体位,并充分暴露胸部,依步骤做视诊、触诊、扣诊和听诊,做完体格检查后,告知患者没有阳性体征)

【情景三】辅助检查

医师:从跟您的交谈和我们的检查中看,问题不大,但还需要做一些检查来明确,好吗?(轻描淡写,减轻患者的惶恐心理)

患者:好,要做哪些检查呢?

医师:需要抽血化验以及做个胸部CT。

患者:好的。

(检查结束后,嘱患者回病床休息。患者儿子带相关检查结果来到医生办公室)

患者儿子:医生,我爸爸的所有检查结果已经好了,有没有什么问题?

医师:(仔细看过胸部CT后)右肺上叶发现肿块。

患者儿子:是恶性的吗?

医师:肿块周围有毛刺,并且不规则、有分叶,有肺癌的可能,但是需要进一步检查确定。(耐心地安慰,适当的肢体语言)

患者儿子:还需要做什么检查? 如果确定肺癌的话怎么治疗?

医师:需要做肺穿刺活检,就是用针抽出一小块肿块组织来检查。

患者儿子:好的,谢谢大夫。

医师:不用谢。

(肺穿刺活检示右肺上叶腺癌)

医师:您好,您父亲的穿刺活检结果出来了,是肺癌。(轻描淡写,减轻患者家属的心理压力)

患者儿子:那怎么办啊?

医师:还要继续完善检查,明确有没有远处转移,若无禁忌,首选手术治疗,其余治疗方法有化学药物治疗、放射治疗、分子靶向药物治疗、免疫治疗、介入治疗等。

患者:好的。

(相关检查未见肿瘤侵及周围组织、器官及远处转移)

医师:通过目前的检查,考虑还是比较早期的肺癌,能够手术。

患者儿子:不手术可以吗?

医师:手术是首要选择,手术能够彻底切除肿瘤,并清扫周围淋巴结,减少转移的概率,延长寿命。

患者儿子:好的,谢谢,我们再商议商议!

医师:好的,不客气。

3.鉴别诊断

(1)思维导图:

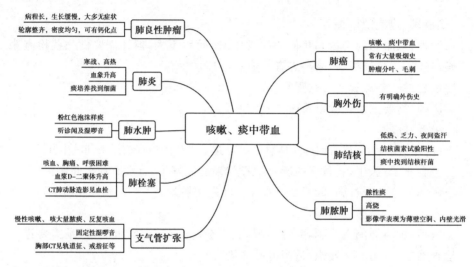

(2)循证实践(5A 循证实践):

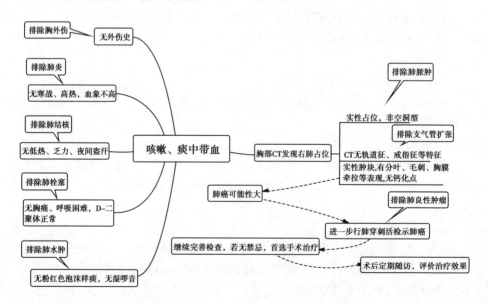

1)收集证据:患者的临床症状为咳嗽、痰中带血,个人史:60 岁,吸烟 35 年,平均 20 支/天,吸烟指数 700(年龄在 45 岁以上、有吸烟史且吸烟指数大于 400 是肺癌的高危因素)。辅助检查:胸部 CT 示右肺上叶肿块影,肿块可见分叶、细短毛刺、胸膜牵拉。肺穿刺活检示右肺鳞癌。

2)证据评价:患者症状仅为咳嗽、痰中带血,无发烧、胸痛、呼吸困难等症状,且体格检查未闻及肺部干湿性啰音,且无外伤史,可排除胸外伤、肺炎、肺结核、肺栓塞及肺水肿等疾病。胸部 CT 检查示右肺上叶实性肿块,有分叶、毛刺、胸膜牵拉等特点,排除支气管扩张、肺脓肿,结合患者年龄 60 岁、吸烟指数 700、体重减轻等特点,考虑肺癌的可能性大,进一步行肺穿刺活检,检查示右肺癌。

3)临床决策:向患者家属详细交代病情及肺癌治疗方法,继续完善检查,排除远处转移及心肺功能障碍,首选手术治疗。

七、知识要点

肺癌诊断与治疗的一般流程如下图所示:

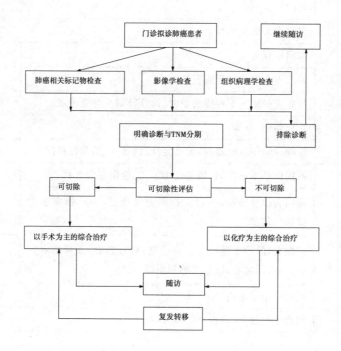

八、客观结构化考核

考核项目		评分标准	分值	得分
病史采集部分（42分）	重点问诊内容（32分）	医生的自我介绍及患者身份情况问诊	2	
		主诉	2	
		起病情况与患病时间	2	
		主要症状的特点	2	
		病因与诱因	2	
		病情的发展与演变	2	
		伴随症状	2	
		诊治经过，包括过程、疗效、有无检查及结果	2	
		一般情况：精神状况、饮食、睡眠、体力、体重、大小便	2	
		询问既往病史	2	
		询问个人史及婚育史	2	
		询问家族史	2	
		要求查看门诊病历或资料	2	
		与患者讨论一下可能的诊断、诊疗计划及注意事项	2	
		衣冠整洁、得体	2	
		按问诊顺序系统提问，无重复性、诱导性、诘难性提问	2	
	问诊技巧（10分）	不用医学术语提问，如果使用术语，应向患者解释	2	
		询问者注意聆听，不轻易打断患者谈话；引证核实患者提供的信息	2	
		态度友好，给予患者肯定或鼓励；尊重患者，获得患者的信任，有同情心，使患者感到温暖	2	
		问诊应用结束语	2	
		问诊不超过10分钟	2	

续表

考核项目		评分标准	分值	得分
体格检查部分（26分）	重点体格检查内容（16分）	检查者洗手	2	
		测量体温、脉搏、呼吸、血压	4	
		观察患者的一般情况	4	
		与病案相关的专科检查	6	
	查体技巧（10分）	根据假设的诊断,进行有顺序的重点体格检查	2	
		按视、触、叩、听的顺序,认真仔细地检查患者的胸部情况	2	
		手法正确规范	2	
		检查动作熟练	2	
		检查中注意与患者进行交流	2	
医患沟通（6分）		对被考核者的医患沟通能力进行综合性评价	4	
		注意保护患者的隐私	2	
影像学诊断（6分）		肺癌的影像学表现	6	
病案分析部分（20分）		诊断	2	
		诊断依据	4	
		鉴别诊断	4	
		进一步检查,如穿刺活检	2	
		治疗原则	4	
		培训者根据本病案进行综合性提问	4	
总分			100	

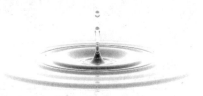

急性下肢动脉栓塞情景模拟教学培训教案

一、教学目标

(1)掌握急性下肢动脉栓塞的临床表现、诊断要点、鉴别诊断、治疗原则及临床处置方法。

(2)培养学生观察和分析问题的能力,巩固所学理论知识,并与临床实践密切联系,使之具有一定的单独处理临床问题的能力。

二、教学对象

(1)低年资医护人员、临床实习/见习生和进修生。

(2)能力尚未达到岗位要求或具有自主学习意愿的医护人员。

三、教学内容

(1)病种:急性下肢动脉栓塞。

(2)重点:急性下肢动脉栓塞的问诊、查体、诊断及鉴别诊断。

(3)难点:急性下肢动脉栓塞的鉴别诊断。

四、教学方法

(1)情景模拟教学和标准化患者。

(2)应用工具:思维导图和循证实践。

五、教学过程

(1)教学安排:情景模拟环节一般不少于 20 分钟,病例讨论及点评环节不少于 20 分钟。

(2)教学步骤:

课前准备	案例介绍	情景模拟	点评反馈	知识要点

六、教学案例

1.一般资料

姓名:张××	年龄:50 岁	性别:男
身高:170 cm	体重:60 kg	职业:农民
主诉:左下肢发凉、疼痛 1 天		
现病史:患者 1 天前无明显原因及诱因出现左下肢发凉、疼痛,行走后加重,休息后略有缓解,夜间疼痛加重,无胸闷、胸痛,饮食可,睡眠差,大小便正常,否认外伤史		
既往史:既往有房颤病史,无高血压、糖尿病史		

2.情景模拟

患者:标准化患者。

医师(由受训者扮演):询问病史,进行体格检查,作出初步诊断。

【情景一】问诊

医师:您好,我是×大夫,是外科的医生。首先我想知道一下您的姓名。

患者:我叫张××。

医师:多大年纪了?

患者:50 岁。

医师:不要紧张,放松些,慢慢说,哪里不舒服?(关切的表情,适当的肢体语言)

患者:这次来主要是因为小腿发凉,昨天发生的,不知是什么原因。

医师:请指给我看看具体在哪里。

患者:(手指左小腿)

医师:有多久了?

患者:1 天前,昨天开始痛的。

医师:昨晚疼痛得怎样?

患者:晚上比白天疼痛得厉害。

医师:活动后疼痛得怎么样?

患者:活动后厉害,休息后缓解。

医师:休息后疼痛得怎么样?

患者:休息后好点。

医师:受过外伤吗?

患者:没有。

医师:有没有其他地方的疼痛,比如说胸部或背部?

患者:没有。

医师:平时血压高吗?

患者:没有量过。

医师:那好,我给您量量血压。

(测量血压)

医师:血压 125/75 mmHg,很正常。晚上睡觉怎么样?

患者:不怎么好。

医师:吃饭呢?

患者:还可以。

医师:大小便怎么样?

患者:还可以,大便每天 1 次。

医师:好,您的情况我基本了解了,我还有几个关于您过去的身体情况和家人健康的问题,会很快给您做必要的检查。(过渡到询问既往史、个人史和家族史)

医师:以前做过手术没有?

患者:没有。

医师:那有没有对什么药物或食物过敏?

患者:没有。

医师:以前有什么病吗?

患者:有房颤病史。

医师:怎么治疗的?

患者:没有治疗。

医师:现在再好好回想一下,有没有运动时心累、心慌、气粗?

患者:没有。

医师:有没有头昏、脚肿?

患者:没有。

医师:您有什么特殊的爱好吗?

患者:没有。

医师:那您结婚多久了?

患者:已经 27 年了。

医师:您爱人身体好吗?

患者:她身体挺好的。

医师:您父母身体怎么样?

患者:父母都不在了。

医师:好的,您配合得很好,我对您的情况已经基本了解了。现在我需要给您做个体格检查,尤其是要了解您肚子的情况,相信我们能很好地合作的。

患者:好的。

医师:等我给您做了体格检查后,我们再商量下一步的治疗情况,好吗?

患者:好的。

【情景二】体格检查

医师:现在室温合适了吗?

患者:合适。

医师:那很好,请您放松,别紧张,平躺在检查床上。

(用手帮助患者摆好体位,并充分暴露下肢,进行双侧下肢对比检查)

【情景三】辅助检查

医师:从我们的检查和跟您的交谈中,我基本上可以考虑是您的下肢动脉堵了,需要对下肢的动脉和心脏行 B 超检查,查看下肢动脉情况及心脏有无血栓。

患者:好的。

(去做检查)

患者:医生,我的 B 超检查结果已经好了,有没有什么问题?

医师:(仔细看过 B 超检查结果)是下肢动脉栓塞,栓子来源于心脏。

患者:怎么治疗?（担心、痛苦和不情愿的表情）

医师:先打打针,不见效的话需要手术。

患者:好的。您真好,谢谢您,医生。

医师:好的,不谢,先去打针吧。

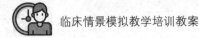

3.鉴别诊断

(1)思维导图:

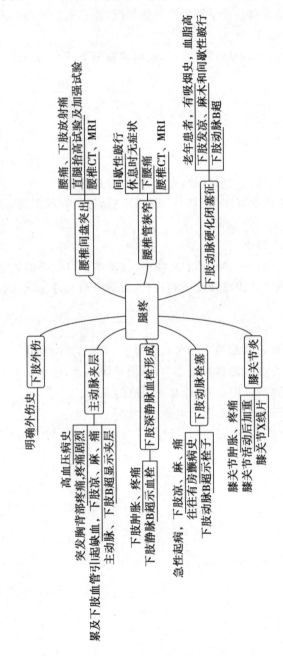

(2)循证实践(5A 循证)：

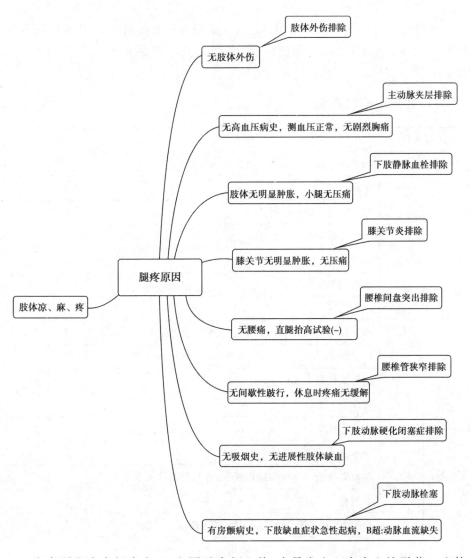

肢体凉、麻、疼 —— 腿疼原因

- 无肢体外伤 —— 肢体外伤排除
- 无高血压病史，测血压正常，无剧烈胸痛 —— 主动脉夹层排除
- 肢体无明显肿胀，小腿无压痛 —— 下肢静脉血栓排除
- 膝关节无明显肿胀，无压痛 —— 膝关节炎排除
- 无腰痛，直腿抬高试验(–) —— 腰椎间盘突出排除
- 无间歇性跛行，休息时疼痛无缓解 —— 腰椎管狭窄排除
- 无吸烟史，无进展性肢体缺血 —— 下肢动脉硬化闭塞症排除
- 有房颤病史，下肢缺血症状急性起病，B超:动脉血流缺失 —— 下肢动脉栓塞

患者既往有房颤病史，心电图示房颤心律，容易发生心房内血栓脱落。查体见左下肢自膝关节以远皮温低，足背动脉、胫后动脉搏动未触及，足趾末梢血运差，证实下肢动脉堵塞。左下肢动脉 B 超示膝关节腘动脉以远未见血流，明确动脉栓塞。诊断为下肢动脉栓塞，给予抗凝、溶栓、扩血管治疗，检查可行下肢螺旋CT 以明确动脉栓塞的部位、长度，确定能否行手术治疗。

七、知识要点

动脉栓塞约 90%的栓子来源于心脏。房颤与栓塞关系密切,房颤造成栓塞的栓子大部分来源于左心房附壁血栓。但要警惕心房黏液瘤(最常见的原发性心脏肿瘤)。

八、客观结构化考核

考核项目		评分标准	分值	得分
病史采集部分(42分)	重点问诊内容(28分)	医生的自我介绍及患者身份情况问诊	2	
		主诉	2	
		起病情况与患病时间	2	
		主要症状的特点	2	
		病因与诱因	2	
		病情的发展与演变	2	
		伴随症状	2	
		诊治经过,包括过程、疗效、有无检查及结果	2	
		一般情况:精神状况、饮食、睡眠、体力、体重、大小便	2	
		询问既往病史	2	
		询问个人史及婚育史	2	
		询问家族史	2	
		要求查看门诊病历或资料	2	
		与患者讨论一下可能的诊断、诊疗计划及注意事项	2	
	问诊技巧(14分)	衣冠整洁、得体	2	
		按问诊顺序系统提问,无重复性、诱导性、诘难性提问	2	
		不用医学术语提问,如果使用术语,应向患者解释	2	
		询问者注意聆听,不轻易打断患者谈话;引证核实患者提供的信息	2	
		态度友好,给予患者肯定或鼓励;尊重患者,获得患者的信任;有同情心,使患者感到温暖	2	
		问诊应用结束语	2	
		问诊不超过10分钟	2	

续表

考核项目		评分标准	分值	得分
体格检查部分（36分）	重点体格检查内容（28分）	检查者洗手	2	
		测量体温、脉搏、呼吸、血压	4	
		检查疼痛的部位、提示病变的部位，询问有无放射痛	4	
		病理征检查，直腿抬高试验检查，双侧下肢对比观察，长度、粗细、下肢皮温、感觉检查	16	
		根据假设的诊断，进行有顺序的重点体格检查	2	
	查体技巧（8分）	按视、触、叩、听的顺序，认真仔细地检查肢体情况	2	
		手法正确规范	2	
		检查动作熟练	2	
		检查中注意与患者进行交流	2	
医患沟通（2分）		对被考核者的医患沟通能力进行综合性评价	2	
病案分析部分（20分）		诊断	2	
		诊断依据	4	
		鉴别诊断	4	
		进一步检查，如妇科彩超等	2	
		治疗原则	4	
		培训者根据本病案进行综合性提问	4	
总分			100	

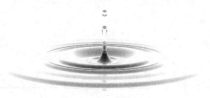

股骨头坏死情景模拟教学培训教案

一、教学目标

(1)掌握股骨头坏死的临床表现、诊断要点、鉴别诊断、治疗原则及临床处置方法。

(2)培养学生观察和分析问题的能力，巩固所学理论知识，并与临床实践密切联系，使之具有一定的单独处理临床问题的能力。

(3)使学生熟悉接诊患者的基本流程及增强医患之间的沟通能力。

二、教学对象

(1)低年资医护人员、临床实习/见习生和进修生。

(2)能力尚未达到岗位要求或具有自主学习意愿的医护人员。

三、教学内容

(1)病种:股骨头坏死。

(2)重点:股骨头坏死的问诊、查体、诊断及鉴别诊断。

(3)难点:股骨头缺血性坏死的鉴别诊断。

四、教学方法

(1)情景模拟教学和标准化患者。

(2)应用工具:思维导图和循证实践。

五、教学过程

(1)教学安排:情景模拟环节一般不少于20分钟,病例讨论及点评环节不少于20分钟。

(2)教学步骤:

课前准备 > 案例介绍 > 情景模拟 > 点评反馈 > 知识要点

六、教学案例

1.一般资料

姓名:张××	年龄:62 岁	性别:男
身高:175 cm	体重:80 kg	婚姻状况:已婚
职业:农民		
主诉:左髋关节间断性疼痛约 1 年,加重伴行走异常约 3 个月		
现病史:患者 1 年前无明显原因及诱因出现左髋关节疼痛,呈间断性,无下肢麻木感,无关节活动受限,曾在外院行拍片检查,结果示无异常,自行口服止痛药物可缓解。3 个月前出现疼痛加重,行走时因疼痛出现异常而需扶拐行走。大小便正常,否认外伤史		
既往史:既往体健,无大外伤、手术史		
个人史:生于本地,无长期异地久居史,有饮酒史 20 年,每日约 400 mL		

2.情景模拟

患者:拄拐行走。

医师(由受训者扮演):询问病史,进行体格检查,作出初步诊断。

医师:您好,您主要感觉哪里不舒服?

患者:左侧胯子疼痛。

医师:有外伤吗?

患者:没有。

医师:具体哪里疼? 请给我指指好吗?

患者:(手指左髋关节)

医师:是突然疼的还是慢慢开始的?

患者:慢慢开始的。

医师:是一直疼还是间断疼痛? 什么时候厉害? 什么时候会差点?

患者:间断疼,走路的时候厉害,休息的时候差点。

医师:会刺激别的地方疼吗? 比如腰、臀、腿。

患者:有臀部和大腿疼。

医师:多久了?

患者:1 年左右了,本来不这么疼,这 3 个月来疼得厉害了。

医师:因为疼而拄拐的吗?

患者:是的。

医师:到医院去看过没? 以前做过检查没?

患者:一开始疼,去卫生院看了,拍了个片子说没有问题。

医师:治疗了没? 怎么治疗的?

患者:也没怎么治疗,就是吃了点止痛药,双氯芬酸钠缓释片。

医师:效果如何?

患者:疼得会轻点,但是走路还是疼。

医师:别的药物吃过没? 吃激素类药了没?

患者:没有。

医师:这 3 个月您觉得和以前疼得有区别吗? 有的话是什么区别?

患者:疼得厉害了,再就是瘸了。

医师:您喝酒吗?

患者:喝啊,每天都喝。

医师:一天喝多少? 喝了多少年了?

患者:30 年了吧,每天 1 斤。

医师:我先给您查查体,您去检查床上平躺下。

患者:好的。

(体格检查结果:局部无红、肿,皮温正常。压痛点位于腹股沟中点,压痛并放射至臀部和下肢。"4"字试验阳性,髋关节活动度减小,肌力正常,皮肤感觉及血运正常)

医师:我建议您再去拍个片子。

患者:医生,我这是什么情况?

医师:我考虑是股骨头坏死,先去拍个片子吧。

患者:好的。

(X 线平片示:股骨头负重区的软骨下骨呈不同程度的扁平和塌陷,股骨头失去了圆而光滑的外形,软骨下骨的骨密度增高,关节间隙正常)

医师:通过拍片检查,我们可以确定您是股骨头坏死,属于股骨头塌陷期。

患者:什么原因啊?

医师:您没有外伤史,考虑与您酗酒有关,但还需进一步检查以排除其他疾病。

患者:那怎么治疗啊?

医师:您现在疼痛明显,塌陷期保守治疗效果差,根据您的年龄、身体状况等原因,我们决定采用人工全髋关节置换术。

患者:那我需要住院是吧?

医师:对,我现在给您开住院卡片,您去住院治疗吧。

患者:谢谢。

医师:不客气。

3.鉴别诊断

(1)思维导图:

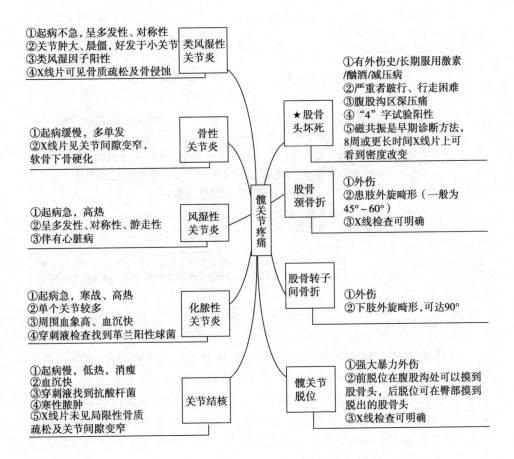

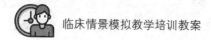
（2）循证实践（5A 循证）：

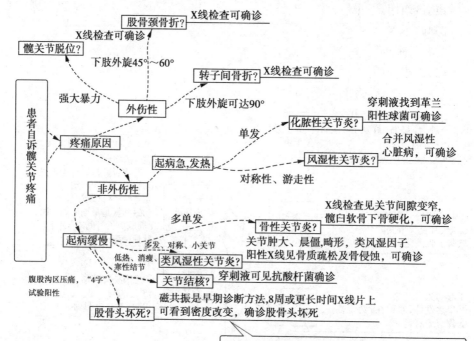

七、知识要点

（1）股骨头表面置换术：股骨头表面置换术是通过特殊的假体，置换股骨头颈近端一少部分，仅去除坏死的软骨，保留大部分股骨头和股骨颈骨质。该手术具有技术操作简单、股骨头骨质切除少、不需要截骨、软组织损伤小和术后可早期活动等优点。即使手术效果欠佳，日后行人工关节置换仍和初次手术一样简单，一旦失败也不会影响以后的全髋关节置换手术。股骨头表面置换术适用于年纪轻、病史较短、髋臼软骨尚好的患者。

（2）人工全髋关节置换术：保留股骨头是治疗早期股骨头坏死的主要目标，但是各种治疗股骨头坏死的方法仍有争议。一旦到晚期发生股骨头塌陷而引起骨性关节炎，人工全髋关节置换术就成了缓解疼痛、重建关节功能的唯一且最佳的治疗方法，但是以牺牲自体骨为代价，而且置换术后的治疗选择更少。

八、客观结构化考核

考核项目		评分标准	分值	得分
病史采集部分（42分）	重点问诊内容（32分）	医生的自我介绍及患者身份情况问诊	3	
		主诉	2	
		病因与诱因（详细询问外伤史）	2	
		主要症状的特点（疼痛的性质、部位，发作诱发因素、缓解因素，持续时间，有无放射痛）	2	
		病情的发展与演变	2	
		伴随症状	2	
		既往治疗的医嘱遵从情况及疗效	2	
		有无辅助检查及结果	2	
		询问既往病史	2	
		询问用药史，是否长期口服激素类药物	2	
		询问个人史（详细询问生活习惯，如是否酗酒）	2	
		询问家族史	2	
		要求查看门诊病历或资料	2	
		与患者讨论一下可能的诊断、诊疗计划及注意事项	3	
		衣冠整洁、得体	2	
	问诊技巧（10分）	按问诊顺序系统提问，无重复性、诱导性、诘难性提问	2	
		不用医学术语提问，如果使用术语，应向患者解释	2	
		询问者注意聆听，不轻易打断患者谈话；引证核实患者提供的信息	2	
		态度友好，给予患者肯定或鼓励；尊重患者，获得患者的信任；有同情心，使患者感到温暖	1	
		问诊应用结束语	1	
		问诊不超过10分钟	2	

续表

考核项目		评分标准	分值	得分
体格检查部分（25分）	重点检查内容（25分）	检查者洗手	3	
		观察患者的一般情况（观察步态，局部有无红、肿，皮温情况）	3	
		压痛点的按压，提示病变的部位，询问有无放射痛	3	
		"4"字试验	2	
		测试髋关节活动度	2	
		肌力的测试	2	
		皮肤感觉及血运的检查	2	
		与病案相关的专科检查	4	
		根据假设的诊断，进行有顺序的重点体格检查	4	
医患沟通（8分）		对受训者的医患沟通能力进行综合性评价	8	
病案分析（25分）		初步诊断	4	
		诊断依据	4	
		鉴别诊断	4	
		进一步检查，如 X 线、CT、磁共振	4	
		治疗方案	4	
		培训者根据本病案进行综合性提问	5	
总分			100	

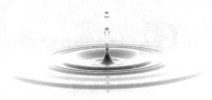

腰椎间盘突出症情景模拟教学培训教案

一、教学目标

（1）掌握腰椎间盘突出症的临床表现、诊断要点、鉴别诊断、治疗原则。

（2）培养学生观察和分析问题的能力，巩固所学理论知识，并与临床实践密切联系，使之具有一定的单独处理临床问题的能力。

（3）熟悉接诊患者的基本流程及增强医患之间的沟通能力。

二、教学对象

（1）低年资医护人员、临床实习/见习生和进修生。

（2）能力尚未达到岗位要求或者具有自主学习意愿的医护人员。

三、教学内容

（1）病种：腰椎间盘突出症。

（2）重点：腰椎间盘突出症的问诊、查体、诊断及鉴别诊断。

（3）难点：腰椎间盘突出症的诊断及鉴别诊断。

四、教学方法

（1）情景模拟教学和标准化患者。

（2）应用工具：思维导图和循证实践。

五、教学过程

（1）教学安排：情景模拟环节一般不少于 20 分钟，病例讨论及点评环节不少于 20 分钟。

（2）教学步骤：

课前准备 ＞ 案例介绍 ＞ 情景模拟 ＞ 点评反馈 ＞ 知识要点

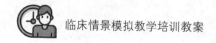

六、教学案例

1.一般资料

姓名:李××	年龄:35 岁	性别:男
身高:175 cm	体重:70 kg	职业:农民工
主诉:腰痛 3 个月,加重伴左下肢疼痛、麻木 1 个月		

现病史:患者于 3 个月前无明显诱因出现腰痛,无下肢疼痛、麻木,无低热、盗汗,无静息痛,无夜间疼痛加重,休息可缓解,劳累后加重;在外自服消炎止痛等药物治疗,症状部分缓解并反复发作;于 1 个月前出现腰痛加重并伴有左下肢疼痛、麻木,休息可轻度缓解,活动后加重,无低热、盗汗,无夜间疼痛加重;在当地乡镇医院就诊,拍腰椎正侧位片未见明显异常,给予消炎止痛、牵引、理疗等治疗,效果欠佳,近来出现小腿、足部无力。患者自发病以来,神志清,精神可,饮食、睡眠可,二便无异常,体重无明显增减

既往史:既往体健,无药物过敏史,否认冠心病、高血压、糖尿病等病史

个人史及家族史:久居本地,无传染病接触史,平时少量吸烟饮酒,否认家族中有遗传病

2.情景模拟

患者:标准化患者。

医师(由受训者扮演):询问病史,进行体格检查,作出初步诊断。

医师:您好! 我是脊柱骨科的×医生,现在来了解一下您的病情,希望您能配合一下。

患者:好的。

医师:请问您的姓名、年龄?

患者:我叫李××,今年 35 岁。

医师:您是从事什么职业的?

患者:农民工。

医师:您觉得哪里不舒服?

患者:我开始是腰痛,后来逐渐出现左腿痛。

医师:能告诉我具体部位吗?

患者:腰部,尤以下腰部明显,后来出现在左大腿后面,到小腿前外侧及足背部。

医师:这个病从什么时间开始的?

患者:3个月前吧,但开始没有这么疼,疼痛越来越明显,尤其近1个月来疼得很,并且出现了左腿疼。

医师:能说一下因为什么原因出现的这个病吗?

患者:当时没有什么特别的原因就出现了腰痛,两腿都没有什么感觉,我没有在意,以为累了,休息休息就好了,自己就去卫生室拿了点消炎止痛药。

医师:那出现腿痛时有没有什么原因呢?

患者:没有,当时也是没在意。

医师:您能详细形容一下是怎么疼的吗?

患者:开始疼痛是间断的,后来呈持续的疼痛,酸酸胀胀的。

医师:这段时间发烧吗?

患者:只是2个月前感冒过一次,发过一天烧,吃药后就好了。

医师:有没有夜间疼痛加重或早晨起来后加重?

患者:没有。

医师:有尿频、尿急、尿痛、尿费力吗?

患者:没有。

医师:有胸闷、心慌吗?

患者:没有。

医师:您有没有找医生看过或到医院检查过?

患者:开始没有,只是自己在家休息,后来在我们当地医院看过,还拍了个片子,医生说是腰椎间盘突出症,做过牵引、针灸、理疗,还吃了药。

医师:效果怎么样?后来又发生过这种情况吗?

患者:经过治疗后好转,但后来经常发生。

医师:一般在什么时间发生?

患者:主要是活动或劳累之后,最近这段时间经常发生,最近几天一直疼痛。

医师:除了腰腿痛,还有其他不舒服吗?

患者:就是最近这段时间觉得脚踝和脚趾的力量不如以前,小腿和足背稍微有点麻。

医师:平时身体好吗?

患者:一直很好,几乎没什么病。

医师:这些天精神怎么样?

患者:还可以。

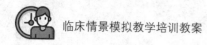

医师:吃饭睡觉怎么样?

患者:还可以。

医师:大小便跟以前一样吧?

患者:正常。

医师:体力、体重有没有改变?

患者:没什么变化。

医师:过去身体怎么样?

患者:还可以。

医师:您有高血压吗?

患者:没有。

医师:您有心脏病吗?

患者:不知道,没检查过。

医师:您有没有受过伤或者做过手术?

患者:没有。

医师:您对什么药物过敏吗?

患者:没有。

医师:您有没有去过外地,比如说血吸虫疫区或其他什么疫区?

患者:没有,我主要是在本地这边打工干活。

医师:您多大年龄结婚的? 有几个孩子? 家里其他人身体好吗?

患者:25 岁结婚,有 1 个男孩,1 个女孩。家里人很好,没有什么病。

医师:您还有其他什么不舒服吗?

患者:没有了。

医师:请您把门诊病历给我看看。

患者:好的。

医师:现在,我要给您做个体格检查,请配合一下。

患者:行。

医师:(行体格检查后)好的,您的表现很像是腰椎间盘突出症,但需要进一步检查(腰椎 CT、腰椎 MRI),同时予以对症治疗,改善疼痛,待明确诊断后进一步治疗。您的这个情况有很大的可能需要尽快手术。

患者:好的。

医师:我会尽快安排,谢谢您的合作。

3.鉴别诊断

(1)思维导图：

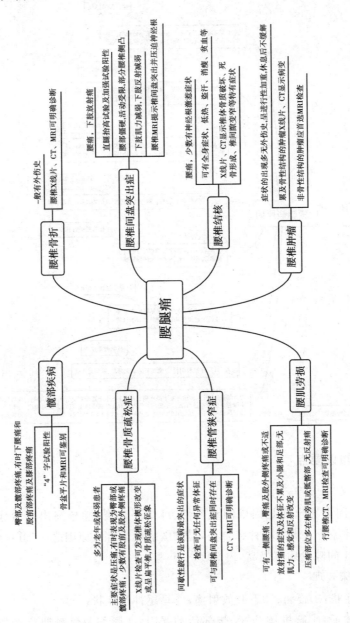

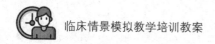
（2）循证实践（5A 循证）：

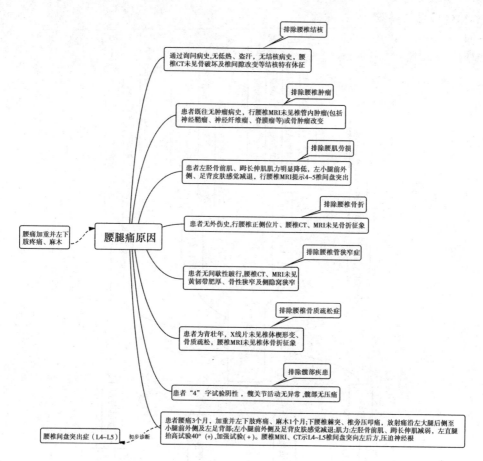

七、知识要点

1.定义

腰椎间盘突出症是因椎间盘变性、纤维环破裂，髓核突出刺激或压迫神经根、马尾神经所表现的一种综合征，是腰腿痛的最常见原因之一，其中以 L4～L5 和 L5～S1 间隙发病率最高，占 90％～96％。

2.临床表现

（1）症状：①腰痛；②下肢放射痛；③马尾神经症状。

（2）体征：①腰椎侧凸；②腰部活动受限；③腰部及骶棘肌痉挛压痛、叩痛；④直腿抬高试验及加强试验阳性；⑤股神经牵拉试验阳性。

（3）神经系统表现：①感觉障碍；②肌力下降；③腱反射改变。

3.检查问诊

详细询问病史,仔细查体,完善病例资料。

4.初步诊断

初步诊断为腰椎间盘突出症。

5.鉴别诊断

腰椎结核、腰椎肿瘤、腰肌劳损、腰椎管狭窄症、腰椎骨折、腰椎骨质疏松症、髋部疾病等。

6.治疗处置

(1)非手术疗法:大多数腰椎间盘突出症患者可以经非手术治疗缓解或治愈,主要方法有绝对卧床休息、牵引治疗、理疗和推拿、硬膜外注射药物等。

(2)手术治疗:经后路腰背部切口,切除部分椎板和关节突,或经椎板间隙行椎间盘切除;合并腰椎不稳、腰椎管狭窄者需要同时行脊柱融合术。显微内镜下椎间盘摘除、经皮椎间孔镜下椎间盘摘除等微创外科技术可使手术损伤更小,取得了良好的效果。

7.健康指导

腰椎间盘突出症是在退行性变基础上的积累伤所致,积累伤又会加重椎间盘的退行性变,因此预防的重点在于减少积累伤。对此,平时要有良好的坐姿,睡眠时的床不宜太软;长期伏案工作者需要注意桌、椅高度,定期改变姿势;工作中需要常弯腰者应定时伸腰、挺胸,并使用宽的腰带;应加强腰背肌锻炼,增加脊柱的内在稳定性;长期静坐者尤其需要注意腰背肌锻炼,防止失用性肌肉萎缩带来不良后果;如需弯腰取物,最好采用屈髋、屈膝下蹲的方式,以减少对腰椎间盘后方的压力。

八、客观结构化考核

考核项目		评分标准	分值	得分
病史采集部分 (42分)	重点问诊内容 (30分)	医生的自我介绍及患者身份情况问诊	2	
		主诉	2	
		起病情况与患病时间	2	
		主要症状的特点	2	
		病因与诱因	2	
		病情的发展与演变	2	
		伴随症状	2	

续表

考核项目		评分标准	分值	得分
病史采集部分（42分）	重点问诊内容（30分）	诊治经过，包括过程、疗效及有无检查及结果	2	
		一般情况：精神状况、饮食、睡眠、体力、体重、大小便	2	
		询问既往病史	2	
		询问个人史及婚育史	2	
		询问家族史	2	
		要求查看门诊病历或资料	2	
		与患者讨论一下可能的诊断、诊疗计划及注意事项	2	
		衣冠整洁、得体	2	
	问诊技巧（12分）	按问诊顺序系统提问，无重复性、诱导性、诘难性提问	2	
		不用医学术语提问，如果使用术语，应向患者解释	2	
		询问时注意聆听，不轻易打断患者谈话；引证核实患者提供的信息	2	
		态度友好，给予患者肯定或鼓励；尊重患者，获得患者的信任；有同情心，使患者感到温暖	2	
		问诊应用结束语	2	
		问诊不超过10分钟	2	
体格检查部分（34分）	重点体格检查内容（24分）	检查者洗手	2	
		测量体温、脉搏、呼吸、血压	4	
		观察患者的一般情况	4	
		与病案相关的专科检查	14	
	查体技巧（10分）	根据假设的诊断，进行有顺序的重点体格检查	2	
		按视、触、叩、听的顺序，认真仔细地检查患者腹部的情况	2	
		手法正确规范	2	
		检查动作熟练	2	
		检查中注意与患者进行交流	2	
医患沟通（4分）		对被考核者的医患沟通能力进行综合性评价	4	

续表

考核项目	评分标准	分值	得分
病案 分析 部分 （20分）	诊断	2	
	诊断依据	4	
	鉴别诊断	4	
	进一步检查,如彩超等	2	
	治疗原则	4	
	培训者根据本病案进行综合性提问	4	
总分		100	

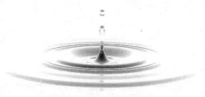

骨筋膜室综合征情景模拟教学培训教案

一、教学目标

(1)认识肢体骨筋膜室综合征的严重性。
(2)掌握肢体骨筋膜室综合征的临床表现、诊断、治疗原则及处理方法。
(3)熟悉接诊流程及医患沟通技巧,体现人文关怀。

二、教学对象

(1)低年资医护人员、临床实习/见习生和进修生。
(2)能力尚未达到岗位要求或具有自主学习意愿的医护人员。

三、教学内容

(1)病种:骨筋膜室综合征。
(2)重点:肢体骨筋膜室综合征的病因及病理改变。
(3)难点:骨筋膜室综合征的早发现、早诊断、早治疗。

四、教学方法

(1)情景模拟教学和标准化患者。
(2)应用工具:思维导图和循证实践。

五、教学过程

(1)教学安排:情景模拟环节一般不少于 20 分钟,病例讨论及点评环节不少于 20 分钟。
(2)教学步骤:

课前准备　　案例介绍　　情景模拟　　点评反馈　　知识要点

六、教学案例

1.一般资料

姓名:王××	年龄:30 岁	性别:男
身高:170 cm	体重:80 kg	教育程度:高中
语言:汉语	婚姻状况:已婚	社会经济情况:中等
职业:工人	生活习惯:无不良嗜好	家族史:无

主诉:左小腿外伤后疼痛、畸形 2 小时

现病史:患者 2 小时前工作时被重物砸伤左小腿,当即剧烈疼痛、活动受限,急来我院就诊,门诊 X 线片提示左胫骨近端骨折。患者自受伤以来无胸痛、腹痛、恶心及呕吐,大小便未失禁

2.情景模拟

【情景一】白夜床旁交班

交班医师:该患者为青年男性,今天下午拆房时被坍塌的墙体砸伤左小腿导致左胫骨近端粉碎性骨折,皮肤完整,肿胀明显,踝关节及各足趾活动轻度受限;感觉正常,末梢血运良好,足背动脉搏动可触及。现在给予患肢抬高,支具外固定,局部冷敷处理,完善检查,等待时机行手术治疗。(检查过程中,医患互动,配合检查)

【情景二】凌晨 1 点

患者家属:护士! 护士! 3 床小腿疼得厉害,睡不着觉,坚持不了了。

护士:您先回去,我跟值班医生汇报一下,看如何处理。

(值班室,医生正在写病历)

护士:×医生,3 床疼得厉害。

医师:好的,我过去看一下。

【情景三】床前

医师:您感觉哪里疼? 刚才活动腿了没?

患者:没有活动,就是小腿胀得疼。

医师:(边检查支具包扎的松紧度,便询问)您感觉固定得紧不紧?

患者:有点紧。

医师:(检查足趾及踝关节活动)活动下足趾(能动),末梢血运良好,足背动

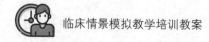

脉搏动弱,似有似无。(被动活动足趾)疼不疼?

患者:还行。

医师:(与患者家属沟通伤情)如果肿胀继续可能会出现骨筋膜室综合征,那时候需要紧急切开行减压手术,目前来看可以先对症处理,给予消肿药物治疗。

医师:王护士:给 3 床哌替啶 75 mg,肌内注射;甘露醇 250 mL,静脉滴注;同时放低患肢。

【情景四】凌晨 2 点

患者家属:护士!护士!怎么止疼针不太管用啊?

护士:好的,您先回去,我跟值班医生汇报一下,看如何处理。

(值班室,医生正在休息)

护士:×医生,3 床又疼得厉害。

医师:好的,我过去看一下。(床前查体,见肿胀明显,皮肤张力高)皮肤感觉怎么样?

患者:有点麻。

医师:活动下足趾(轻微能动),毛细血管反应慢,足背动脉搏动弱,似有似无。

患者:(被动活动足趾)疼。

医师:考虑骨筋膜室综合征,向上级医师汇报病情,同时联系床旁 B 超。

(嘱托护士行手术准备)

B 超医师:腘动脉连续性存在,可见舒张期血流反流信号。

主任医师:(查看患者)考虑小腿骨筋膜室综合征,急行切开减压手术

(术中)

主任医师:(切开后)肌肉组织活性良好,用外固定架临时固定。(表扬×医生发现及时)

3.鉴别诊断

(1)思维导图:

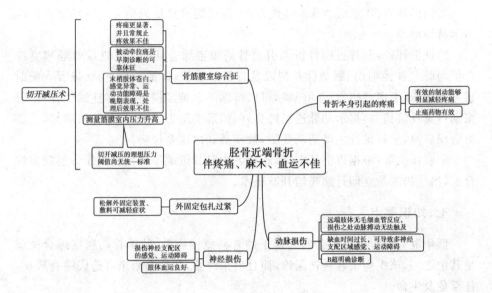

(2)循证实践(5A 循证):

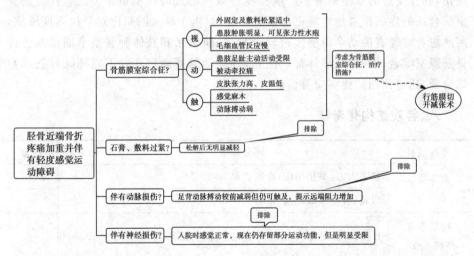

1)收集证据:

①问诊:外伤后有效外固定,处理后疼痛逐渐加重,松解石膏、绷带及常规止痛药物效果不佳。

②查体:a.视:外固定及敷料松紧适中;患肢肿胀明显,可见张力性水疱;毛

细血管反应慢。b.触:患肢皮肤张力高,皮温低,感觉麻木,动脉搏动弱。c.动:患肢足趾主动活动受限,被动活动出现牵拉痛。

③辅助检查:B超示动脉连续性存在,舒张期可见反流信号。测筋膜室内压力示持续增高。

2)证据评价:胫骨近端骨折易引起骨筋膜室综合征。胫骨近端骨筋膜室综合征与腓总神经损伤、腘动脉断裂以及骨折的症状、体征部分重叠,患者入院时感觉正常,逐渐出现感觉运动障碍,可以排除腓总神经损伤;动脉连续性存在,舒张期可见反流信号,提示动脉连续性良好,但远端阻力增加;患肢肿胀明显,毛细血管反应慢,患肢足趾主动活动受限,被动活动出现牵拉痛。

3)临床决策:根据以上证据,诊断患者为胫骨近端粉碎性骨折伴骨筋膜室综合征,治疗措施是立即行筋膜切开减压术。

七、知识要点

低年资骨科医生很少会遇到真正的骨科急诊病例,肢体骨筋膜室综合征就是其中之一,该疾病很容易被漏诊,而且后果严重,往往会给患者造成终身残疾,甚至危及生命。

急性骨筋膜室综合征需要骨科医生急诊行筋膜切开减压,以避免引起继发损伤,其并发症的发生概率和严重程度与减压的及时性呈负相关。急性骨筋膜室综合征的疼痛比常规疼痛更加显著。此时,由于缺血的肌肉对牵拉高度敏感,因此患者常伴有被动牵拉痛。被动牵拉痛、肌紧张和肢体肿胀是早期诊断急性骨筋膜室综合征的最可靠体征。注意,外周动脉搏动存在并不能排除骨筋膜室综合征,超过预期的疼痛应警惕。

八、客观结构化考核

考核项目	评分标准	分值	得分
素质要求 (10分)	仪表大方,举止端庄,态度和蔼	5	
	服装、鞋帽穿戴规范、整洁	5	
物品准备 (5分)	B超、石膏支具、下肢抬高垫、必要的药品等	5	

续表

考核项目	评分标准	分值	得分
专科 评价 (40分)	床头交接班内容规范	5	
	交接班后与患者及其家属沟通注意事项内容的有效性、准确性	6	
	问诊言简意赅、通俗易懂,体现人文关怀	6	
	触诊熟练、轻柔,手法正确	6	
	交代病情及时、有效	6	
	诊疗思路清晰	6	
	向上级医师汇报病情的内容的全面性、准确性	5	
骨筋膜室 综合征的 相关提问 (45分)	骨筋膜室综合征的定义	12	
	骨筋膜室综合征的病理生理	12	
	骨筋膜室综合征的好发部位	9	
	骨筋膜室综合征的症状体征	12	
总分		100	

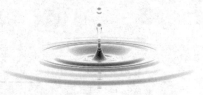

肛周脓肿情景模拟教学培训教案

一、教学目标

(1)掌握肛周脓肿的临床表现、诊断要点、鉴别诊断、治疗原则及临床处置方法。

(2)培养学生观察和分析问题的能力,巩固所学理论知识,并与临床实践密切联系,使之具有一定的单独处理临床问题的能力。

二、教学对象

(1)低年资医护人员、临床实习/见习生和进修生。

(2)能力尚未达到岗位要求或具有自主学习意愿的医护人员。

三、教学内容

(1)病种:肛周脓肿。

(2)重点:肛周脓肿患者的问诊、查体、诊断及鉴别诊断。

(3)难点:肛周脓肿的鉴别诊断。

四、教学方法

(1)情景模拟教学和标准化患者。

(2)应用工具:思维导图和循证实践。

五、教学过程

(1)教学安排:情景模拟环节一般不少于 20 分钟,病例讨论及点评环节不少于 20 分钟。

(2)教学步骤:

课前准备　＞　案例介绍　＞　情景模拟　＞　点评反馈　＞　知识要点

六、教学案例

1.一般资料

姓名:刘××	年龄:60 岁	性别:男
身高:175 cm	体重:70 kg	婚姻状况:已婚
职业:农民(新农合患者)		
主诉:肛周肿胀伴发热、疼痛 7 天		
现病史:患者自诉于入院前 7 天无明显原因及诱因发现肛门周围肿胀,疼痛拒按,伴发热,最高体温达 39 ℃,无破溃流脓,无皮肤瘙痒,无便血,无排便困难,无恶心呕吐,无腹痛腹泻,无尿频、尿急、尿痛及排尿困难等,在院外未行诊疗,于今日就诊本院,经门诊检查初拟诊为"肛周脓肿"收住我科。患者自发病以来,精神、饮食、睡眠、大小便尚可,体重无明显改变		
既往史:既往体健		

2.情景模拟

患者:标准化患者。

医师(由受训者扮演):询问病史,进行体格检查,作出初步诊断。

【情景一】

旁白:一位老农民从 30 多里外的乡下来到医院就诊,到医院时已经是上午 11 点 40 分了。由于对医院新门诊楼不熟悉,在门诊大厅里来回走动,东张西望,不知到哪里去看病。这时门诊导诊看到了,急忙迎上去。

导诊:老大爷,您好! 您是来看病的吗?

患者:我当然是来看病的了,不看病来这儿干啥呀?

导诊:您哪里不舒服啊?

患者:你又不是医生,我跟你说,你能给我看病啊?

导诊(耐心地询问):因为我们马上要下班了,您说一下哪里不舒服,我可以先给您联系一下医生,免得他下班走了。

患者:哦,是这样啊,那谢谢你了,我是最近肛门周围疼并有发热来看病。

导诊:哦,那您应该看肛肠科,我马上给您联系我们的×医生,他是我们医院的肛肠科专家,正好他今天坐诊。

导诊:(电话打给了×医生)×医生,您下班了吗?

医师:马上下班,有事吗?

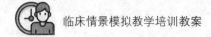

导诊：门诊有一位乡下来的老人，最近肛门周围疼痛合并发热，您能给他看看吗？

医师：当然可以，患者在哪里啊？

导诊：患者在门诊大厅，我把他给您领过去。

（导诊把患者带到了肛肠科门诊）

导诊：×医生，您好，我把患者给您带过来了。

医师：哦，大爷，您先坐下歇歇。（连忙起身，给老人让座）

导诊：这就是我们的肛肠科×医生，让他给您好好看看吧，我走了。

患者：真是多谢你了，要不是你呀，我还真找不着地方，今天上午也看不了病了，你真是个好闺女。

导诊：不用客气，这是我应该做的。

医师：您好！大爷，您是一个人来的呀？哪里不舒服啊？

患者：真是不好意思，耽误你下班了。我儿子跟我一块儿来的，我是最近肛门周围疼还有发热，不是啥大病，我儿子到县里办事去了。

医师：出现这种症状多长时间了？

患者：1 个星期了，村卫生室给开了点外用的药物，用了 4 天了，也没见好转。

医师：用的什么药物？

患者：药名没记住。

医师：发热最高多少度啊？

患者：最高体温到了 39 ℃，吃点退烧药就往下降，但是过段时间后体温又往上升。

医师：平时大便怎么样啊？排大便时有没有肚子疼、下坠的感觉啊？平常吃辣的东西多吗？喝酒吗？

患者：有时候大便很干，排便很费劲，肚子不疼，有点肛门坠胀的感觉。我喜欢吃辣的，喝酒不是很多。

医师：这两天屁股还敢坐凳子吗？

患者：前两天没影响，最近两天不敢了，一坐下就疼，现在睡觉都得侧着身子。

医师：那我先给您做个检查吧。

（通过肛门视诊、触诊、指诊检查，发现肛门旁一肿物，表面皮肤温度升高，肛管内肛窦深大、凹陷，考虑肛周脓肿）

患者：是不是痔疮啊？

医师：考虑是肛周脓肿，需要进一步做检查来明确一下。为了减少您的经济负担和方便后续的治疗，您需要住院进一步检查、治疗。

【情景二】

患者同意住院,并完善了 X 线、肛肠腔内超声等检查,发现肛门左侧有一约 5 cm×7 cm 的液性暗区,5 点处肛窦深大、凹陷,考虑为内口位置。经病例讨论,患者手术指征明确,无手术禁忌证,决定急症行肛周脓肿根治术。术前医生与患者家属谈话。

患者儿子:请问一下×医生在吗?

医师:您好,我就是。

患者儿子:我是刘××的家属。

医师:请坐,我是您父亲的主管医生。

患者儿子:大夫,俺爹他咋了?

医师:您先别紧张,先坐下。是这样,您父亲的病经过检查,确诊为肛周脓肿,简单点说就是一个长得离肛门比较近的脓包。

患者儿子:大夫,那打打消炎针不就好了吗?

医师:一般脓肿范围很小的时候打抗生素有可能让脓肿消散,但也不确定;在细菌感染性强时脓肿可能会进一步扩大,严重的会出现坏死性筋膜炎、脓毒血症、感染性休克等情况,危及患者生命。

患者儿子:大夫,你可别吓我,不就是一个简单的脓包吗,怎么还能出现感染性休克危及生命呢?

医师:我先跟您说说肛周脓肿这种疾病吧!一块儿看看这个解剖图谱,肛周脓肿是指发生在肛门、肛管和直肠周围的急性化脓感染性疾病,属于细菌感染,95%的患者是由于肛管内肛腺的感染直接向外或经外括约肌皮下部向外扩散而成。从解剖学上来讲,肛门腺开口于肛管直肠交界处的肛窦内,肛窦呈漏斗状向上开口,易受损伤,导致细菌的侵入而引发感染,因病变组织坏死,液化而出现局限性脓液积聚,少数的肛周脓肿用抗生素、热水坐浴及局部理疗可以消散,有的也会自行破溃或进行脓肿切开引流后进入疾病的慢性阶段,即形成肛瘘,典型的肛瘘就是一根通畅的、完整的管道,另一头在肛窦,一头在肛缘外,主要表现为反复发作的流脓、瘙痒等症状,一般不疼,当脓液积存于管腔内引流不畅时会局部胀痛,当脓液流出后疼痛马上减轻。还有的脓肿会进一步进展,出现我跟你说的危及生命的情况。

患者儿子:那这种疾病有哪些治疗方法呢?

医师:这种病的治疗没有太多选择,治愈的方法只有手术,且越早越好,手术方式也有好几种,有脓肿局麻下穿刺抽脓、脓肿切开引流和脓肿的一次性根治术等。在无条件或身体条件不允许手术的情况下可以选择药物治疗。

患者儿子:我父亲平日的身体很健康,很多年轻人都比不过他,他肯定能耐受手术。那手术怎么做？有没有风险啊？

医师：其实任何手术都是有风险的，当然，我们会尽全力降低风险。目前，根据我们的查体和肛肠腔内超声结果，您父亲的手术方案可以选择局麻下的肛周脓肿切开引流术和腰麻下的肛周脓肿一次性根治术。前一种手术方式是目前肛周脓肿的制式手术方式，痛苦小，花费少，不破坏肛门部括约肌，恢复快，但大约80％的患者后期会形成肛瘘，需二次手术；后一种手术方式花费多一些，会破坏一部分肛门部括约肌，恢复慢一些，但是脓肿会得到根治。

患者儿子：如果选择第二种手术方式会花多少钱？

医师：大约2000元。

患者儿子：大夫，您看我们就是普通的农民，一年收入也就一万多点，2000元也不是小数目，让我考虑一下吧。

医师：可以，需要跟您说一下，肛周脓肿是居民医保内可报销的病种，报销完你们自费大约2000元左右，而且医院为了让肛肠手术患者少花钱，可以给您父亲申领1000元的救助来治疗，也就是你们只需要花费1000元左右。

患者儿子：这是真的吗？

医师：是真的。

患者儿子：那真是太谢谢您了！

医师：不用谢，这都是国家的政策好啊！

患者儿子：医生，就给我父亲做肛周脓肿的一次性根治术吧。

医师：我们会尽最大努力的，但要结合术中的具体情况。如果术中发现内口位置很高，有可能会采用挂线治疗，避免破坏括约肌造成肛门失禁。

患者儿子：哦，我理解了，您就放心地给我父亲做手术吧，我相信您。

3.鉴别诊断

（1）思维导图：

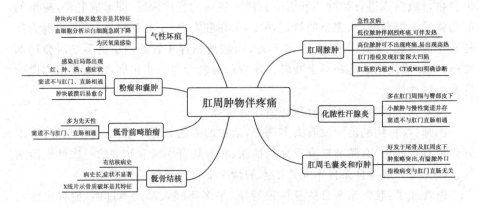

（3）循证实践（5A 循证）：

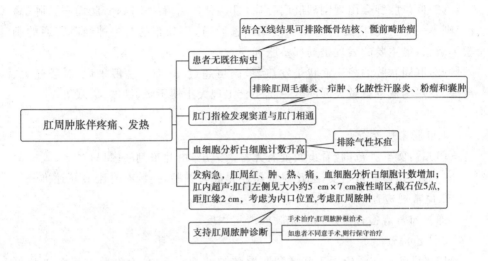

1）收集证据：患者肛周肿胀伴发热、疼痛，无既往病史，肛门左侧见一局部肿胀区，大小约 5 cm×7 cm，质软，局部有波动感，表面光滑，界限清楚，触痛明显，拒按，肛门指检进指顺利，5 点处肛窦深大、凹陷，余指所达范围未见明显异常，退指无血染指套。实验室检查：血常规检查示血红蛋白 145 g/L，白细胞 13.4×10^9/L，中性粒细胞 85％，淋巴细胞 12％，血小板 200×10^9/L；肛肠腔内超声示肛门左侧大小约 5 cm×7 cm 液性暗区，截石位 5 点距肛缘 2 cm 考虑为内口位置。X 线、电子结肠镜检查无阳性发现。

2）证据评价：患者无既往病史，发病急，肛周红、肿、热、痛，中心波动感明显，未触及捻发音，肛门指检见窦道与肛内相通。血细胞分析示白细胞升高，中性粒细胞比率增加。肛肠腔内超声示肛门左侧大小约 5 cm×7 cm 液性暗区，截石位 5 点距肛缘 2 cm 考虑为内口位置。X 线、电子结肠镜检查无阳性发现。可排除骶骨结核、骶骨前畸胎瘤、粉瘤和囊肿、肛周毛囊炎和疖肿、肛周化脓性汗腺炎、气性坏疽，肛周脓肿诊断明确。

3）临床决策：肛周脓肿通常起病急骤，疼痛剧烈，治愈的方法只有手术，且越早越好，进一步诊疗需完善手术前检查，拟急症行手术治疗。在无条件或患者身体条件不允许手术的情况下可以进行保守治疗。

七、知识要点

（1）肛周脓肿最主要的症状是疼痛，这种疼痛会非常剧烈，且逐渐加重，很多

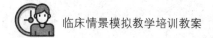

患者说会吃不下、睡不着。脓肿自行破溃后疼痛会暂时有所缓解。

（2）低位脓肿会出现剧烈肛门疼痛，且这种疼痛持续不减；直肠周围脓肿（高位）则不一定会疼痛，因为直肠周围属于盆腔，这里分布的自主神经对普通的刺激不敏感，最主要的表现是局部坠胀和便意感。

（3）肛周脓肿的另一症状是发热，最高可超过 40 ℃。一般来说，脓腔越大、越深，发热的概率就越大。部分患者还会出现大小便不畅、纳差、失眠等。

1.肛肠常规检查

（1）看：看红肿范围，看齿线处有无黏液流出，由此来判断内口位置。

（2）摸：指诊非常重要，无论是低位还是高位脓肿，指诊有时比 B 超还准确。

2.血常规检查

通过血常规检查可以判断脓肿的严重程度。

3.B 超检查

B 超目前已广泛应用于肛瘘和肛周脓肿的诊断，一位有经验的检查医师可以很准确地描述脓腔和瘘管的走向、与括约肌的关系及内口的位置。

4.CT 及 MRI

CT 及 MRI 主要用于检查看不见、摸不着的高位脓肿。

化脓性汗腺炎、肛周毛囊炎和疖肿、气性坏疽、粉瘤和囊肿、骶骨结核、骶骨前畸胎瘤等。

八、客观结构化考核

考核项目		评分标准	分值	得分
病史采集部分（36 分）	重点问诊内容（24 分）	医生的自我介绍及患者身份情况问诊	1	
		主诉	2	
		起病情况与患病时间	2	
		主要症状的特点	2	
		病因与诱因	2	
		病情的发展与演变	2	
		伴随症状	2	
		诊治经过，包括过程、疗效、有无检查及结果	2	

续表

考核项目		评分标准	分值	得分
病史采集部分（36分）	重点问诊内容（24分）	一般情况：精神状况、饮食、睡眠、体力、体重、大小便	1	
		询问既往病史	1	
		询问个人史及婚育史	1	
		询问家族史	1	
		要求查看门诊病历或资料	2	
		与患者讨论一下可能的诊断、诊疗计划及注意事项	2	
		衣冠整洁、得体	1	
	问诊技巧（12分）	按问诊顺序系统提问，无重复性、诱导性、诘难性提问	2	
		不用医学术语提问，如果使用术语，应向患者解释	2	
		询问时注意聆听，不轻易打断患者谈话；引证核实患者提供的信息	2	
		态度友好，给予患者肯定或鼓励；尊重患者，获得患者的信任，有同情心，使患者感到温暖	2	
		问诊应用结束语	2	
		问诊不超过 10 分钟	2	
体格检查部分（40分）	重点体格检查内容（28分）	检查者进行手卫生	2	
		测量体温、脉搏、呼吸、血压	1	
		观察皮肤、黏膜有无黄染	1	
		触诊全身浅表淋巴结情况	2	
		颈部器官（气管、甲状腺）触诊	2	
		肺部视诊、触诊，肺界叩诊，双肺呼吸音听诊	3	
		心脏视诊、触诊，心界叩诊，心脏听诊（杂音及心包摩擦音）	3	
		腹部视诊、触诊，肝界叩诊，肠鸣音听诊	3	
		脊柱、四肢关节活动情况，双下肢有无水肿	3	
		神经系统查体（锥体束征、脑膜刺激征）	3	
		肛门、外生殖器视诊，肛周触诊，肛门指检及肛门镜检查	5	

续表

考核项目		评分标准	分值	得分
体格 检查 部分 (40分)	查体 技巧 (12分)	根据假设的诊断,进行有顺序的重点体格检查	2	
		按视、触、叩、听的顺序,认真仔细地检查专科情况	4	
		手法正确规范,操作轻柔	2	
		注意保护患者隐私	2	
		检查中注意与患者进行交流,消除患者的紧张情绪	2	
医患沟通 (4分)		对被考核者的医患沟通能力进行综合性评价	4	
病案 分析 部分 (20分)		诊断	2	
		诊断依据	4	
		鉴别诊断	4	
		进一步检查,如电子结肠镜、腔内超声、X线、盆腔 MRI 等	2	
		治疗原则	4	
		培训者根据本病案进行综合性提问	4	
总分			100	

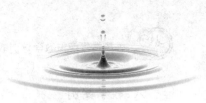

混合痔情景模拟教学培训教案

一、教学目标

（1）掌握混合痔的临床表现、诊断要点、鉴别诊断、治疗原则及临床处置方法。

（2）培养学生观察和分析问题的能力，巩固所学理论知识，并与临床实践密切联系，使之具有一定的单独处理临床问题的能力。

二、教学对象

（1）低年资医护人员、临床实习/见习生和进修生。

（2）能力尚未达到岗位要求或者具有自主学习意愿的医护人员。

三、教学内容

（1）病种：混合痔。

（2）重点：便血-混合痔患者的问诊、查体、诊断及鉴别诊断。

（3）难点：便血-混合痔的鉴别诊断。

四、教学方法

（1）情景模拟教学和标准化患者。

（2）应用工具：思维导图和循证实践。

五、教学过程

（1）教学安排：情景模拟环节一般不少于20分钟，病例讨论及点评环节不少于20分钟。

（2）教学步骤：

```
课前准备 > 案例介绍 > 情景模拟 > 点评反馈 > 知识要点
```

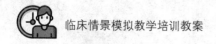

六、教学案例

1.一般资料

姓名:冯××	年龄:68 岁	性别:男
身高:175 cm	体重:70 kg	婚姻状况:已婚
职业:农民(新农合患者)		
主诉:排便时肛内脱出肿物,伴间断便血 1 年,加重 6 天		
现病史:患者 1 年前无明显原因及诱因出现排便时肛内脱出肿物,伴间断便血,无发热、咳嗽,无恶心、呕吐,无胸闷及呼吸困难,无腹痛、腹胀,无脓血便,饮食、睡眠好,小便正常,近 6 天来上述症状加重,遂来院就诊,门诊以"混合痔"收入病房。患者自发病以来,体力、体重较前无明显变化		
既往史:既往体健		

2.情景模拟

患者:标准化患者。

医师(由受训者扮演):询问病史,进行体格检查,作出初步诊断。

【情景一】

旁白:一位老农民从 30 多里外的乡下来到医院就诊,到医院时已经是上午 11 点 40 分了。由于对医院新门诊楼不熟悉,在门诊大厅里来回走动,东张西望,不知到哪里去看病。这时门诊导诊看到了,急忙迎上去。

导诊:老大爷,您好! 您是来看病的吗?

患者:我当然是来看病的了,不看病来这儿干啥呀?

导诊:您哪里不舒服啊?

患者:你又不是医生,我跟你说,你能给我看病啊?

导诊(耐心地询问):因为我们马上要下班了,您说一下哪里不舒服,我可以先给您联系一下医生,免得他下班走了。

患者:哦,是这样啊,那谢谢你了,我是最近大便有肿物脱出来,有时还有血,来看是不是痔疮犯了。

导诊:哦,那您应该看肛肠外科,我马上给您联系我们的肛肠外科大夫。

导诊:(电话打给了×医师)×医生,您下班了吗?

医师:马上下班,有事吗?

导诊:门诊有一位乡下来的老人,要看痔疮,您能给他看看吗?

医师:当然可以,患者在哪里啊?

导诊:患者在门诊大厅,我把他给您领过去。

(导诊把患者带到了肛肠科病房)

导诊:×医生,您好,我把患者给您带过来了。

医师:哦,大爷,您先坐下歇歇。(连忙起身,给老人让座)

导诊:这就是我们肛肠外科的×医生,让他给您好好看看吧,我走了。

患者:真是多谢你了,要不是你呀,我还真找不着地方,今天上午还真看不了病了,你真是个好闺女。

医师:您好! 大爷,您是一个人来的呀? 哪里不舒服啊?

患者:真是不好意思,耽误你下班了。我儿子跟我一块儿来的,我是最近大便有肿物拉出来,有时候带血,来看看是不是痔疮犯了,不是啥大病,我儿子到县里办事去了。

医师:有多长时间了? 出的血是什么颜色啊? 是不是鲜血啊?

患者:差不多有 1 年了,有时还有鲜血,最近 6 天加重了。

医师:排大便时有没有肚子疼、下坠的感觉啊? 平常吃辣的东西多吗? 喝酒吗?

患者:肚子不疼,有点下坠感。我喜欢吃辣的,喝酒不是很多。

医师:最近一两个月比原来瘦了吗?

患者:没有。

医师:那我先给您做个检查吧。

(通过肛门指诊、肛门镜检查,考虑混合痔)

患者:是不是痔疮啊?

医师:可能是混合痔出血,需要进一步做结肠镜检查来排除其他疾病(结肠直肠肿瘤、息肉、溃疡等)。

【情景二】

患者同意并做了结肠镜检查,全结肠未见新生物及异常,初步诊断为混合痔,随后医生把患者收住院,完善术前各项检查。患者手术指征明确,无手术禁忌证,决定行混合痔外剥内扎术。术前医生与患者家属进行了谈话。

患者儿子:请问一下×大夫在吗?

医师:您好,我就是。

患者儿子:我是冯××的家属。

医师:请坐,我是您父亲的主管医生。

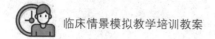

患者儿子：大夫，俺爹他咋了？

医师：您先别紧张，先坐下。是这样，您父亲的病经过这些检查，确诊为混合痔，需要手术治疗。

患者儿子：做手术还会复发吗？病情严重吗？

医师：手术切除痔疮当然会更彻底，不易复发，但不敢保证百分之百不会复发，至于病情不算太严重。

患者儿子：那做手术有没有风险啊？

医师：其实任何手术都是有风险的，比如麻醉意外、术中风险、术后风险等，混合痔手术的主要风险是术中、术后出血。假设风险概率是万分之一，被你碰上就是百分之百的概率，这个谁也没法估计。当然，我们会尽全力减少或避免风险，请您相信和理解我们。

（医生向患者及其家属介绍手术方法、手术风险和并发症，选择最合适的手术方式，并和患者及其家属签署了手术知情同意书）

患者儿子：那麻烦医生了。

医师：不用客气，这是我们应该做的。我们会尽最大努力的，但是不管什么手术都会有风险的。

患者儿子：哦，我理解了，您就放心地给我父亲做手术吧，我相信您。

3.鉴别诊断

（1）思维导图：

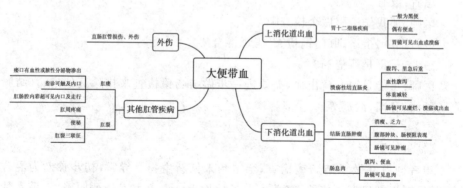

（2）循证实践（5A 循证）：

1）收集证据：①临床症状：患者排便时肛内脱出肿物，伴间断便血，无既往病史及外伤史。②外科情况：a.视诊：患者肛门居中，发育正常，患者肛门一周见多个突起，以 1、5、7、11 点处为著。b.触诊：肛缘突起质软，表面光滑，活动度良好。c.患者肛门指诊进指顺利，肛门松紧度适中，1、5、7、11 点齿状线处有指下饱满感,似黏膜突起,质软,表面光滑,活动度良好,并跨越齿线与肛缘突起相连接,余指所达范围未触及异常,退指有血染指套。③实验室检查:血常规示血红蛋白105 g/L,白细胞 9.2×10^9/L,中性粒细胞 65%,淋巴细胞 35%,血小板 200×10^9/L。

2)证据评价:患者无既往病史,间断便血 1 年,肛门一周见多个突起,以 1、5、7、11 点处为著。触诊肛缘突起,质软,表面光滑,活动度良好。肛门指诊进指顺利,肛门松紧度适中,1、5、7、11 点齿状线处有指下饱满感,似黏膜突起,质软,表面光滑,活动度良好,并跨越齿状线与肛缘突起相连接,余指所达范围未触及异常,退指有血染指套。电子结肠镜未见明显异常。混合痔诊断明确。

3)临床决策:混合痔的治疗方法一是非手术治疗,即用一些药物或擦剂治疗,也称为"保守治疗",治疗方法同内外痔一样。二是手术治疗,包括:①内痔注射、外痔切除术,适用于外痔为结缔组织的混合痔。②外剥内扎术治疗,适用于外痔为静脉曲张的混合痔。混合痔治疗方法中的外科手术疗法是切除痔核,仍是目前最常用的治疗方法,其特点是随着手术方法的改进,手术中及手术后痛苦较轻,创面愈合快,疗效肯定,但要求手术条件较高,是目前治疗痔疮最可靠的方法。保守治疗为抗感染、止血、内服药物、外部中药熏洗等。如果是混合痔(内痔一至二期),外痔部分不大可以不必处理,内痔一至二期可以考虑保守治疗。

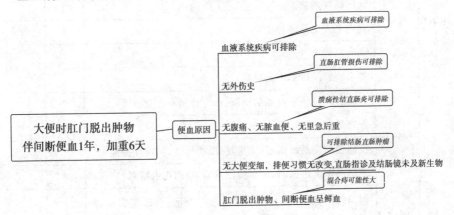

七、知识要点

鉴别诊断:

(1)与直肠息肉的鉴别诊断:直肠息肉也可出现大便带血,直肠指诊可触及质软肿块,指套可染血。

(2)与肛裂的鉴别诊断:肛裂为肛门出血,血色鲜红,一般量不多,其特点是伴排便时及排便后肛门剧痛,肛门视诊可见肛门皮肤裂口,有时可见前哨痔。指诊有时可触及肥大的肛乳头,一般指套无染血。

（3）结直肠癌主要症状为大便习惯改变,可有直肠刺激症状,解脓血便,指诊可触及菜花样肿物,结肠镜及活检病理可定性。

八、客观结构化考核

考核项目		评分标准	分值	得分
病史采集部分（36分）	重点问诊内容（24分）	医生的自我介绍及患者身份情况问诊	1	
		主诉	2	
		起病情况与患病时间	2	
		主要症状的特点	2	
		病因与诱因	2	
		病情的发展与演变	2	
		伴随症状	2	
		诊治经过,包括过程、疗效、有无检查及结果	2	
		一般情况:精神状况、饮食、睡眠、体力、体重、大小便	1	
		询问既往病史	1	
		询问个人史及婚育史	1	
		询问家族史	1	
		要求查看门诊病历或资料	2	
		与患者讨论一下可能的诊断、诊疗计划及注意事项	2	
		衣冠整洁、得体	1	
	问诊技巧（12分）	按问诊顺序系统提问,无重复性、诱导性、诘难性提问	2	
		不用医学术语提问,如果使用术语,应向患者解释	2	
		询问时注意聆听,不轻易打断患者谈话;引证核实患者提供的信息	2	
		态度友好,给予患者肯定或鼓励;尊重患者,获得患者的信任,有同情心,使患者感到温暖	2	
		问诊应用结束语	2	
		问诊不超过10分钟	2	

续表

考核项目		评分标准	分值	得分
体格检查部分（40分）	重点体格检查内容（28分）	检查者进行手卫生	2	
		测量体温、脉搏、呼吸、血压	1	
		观察皮肤、黏膜有无黄染	1	
		触诊全身浅表淋巴结情况	2	
		颈部器官（气管、甲状腺）触诊	2	
		肺部视诊、触诊，肺界叩诊，双肺呼吸音听诊	3	
		心脏视诊、触诊，心界叩诊，心脏听诊（杂音及心包摩擦音）	3	
		腹部视诊、触诊，肝界叩诊，肠鸣音听诊	3	
		脊柱、四肢关节活动情况，双下肢有无水肿	3	
		神经系统查体（锥体束征、脑膜刺激征）	3	
		肛门、外生殖器视诊，肛周触诊，肛门指检及肛门镜检查	5	
	查体技巧（12分）	根据假设的诊断，进行有顺序的重点体格检查	2	
		按视、触、叩、听的顺序，认真仔细地检查专科情况	4	
		手法正确规范，操作轻柔	2	
		注意保护患者隐私	2	
		检查中注意与患者进行交流，消除其紧张情绪	2	
医患沟通（4分）		对被考核者的医患沟通能力进行综合性评价	4	
病案分析部分（20分）		诊断	2	
		诊断依据	4	
		鉴别诊断	4	
		进一步检查，如电子结肠镜、X线等	2	
		治疗原则	4	
		培训者根据本病案进行综合性提问	4	
总分			100	

第三章

妇产科专业教案

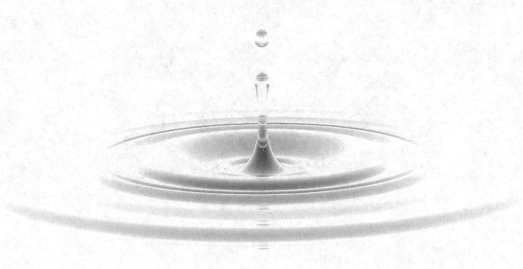

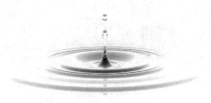

产后出血情景模拟教学培训教案

一、教学目标

(1)认识产后出血的严重性及复杂性。

(2)掌握胎盘残留导致产后出血的临床表现、诊断及处理。

二、教学对象

(1)低年资医护人员、临床实习生/见习生和进修生。

(2)能力尚未达到岗位要求或者具有自主学习意愿的医护人员。

三、教学内容

(1)病种:产后出血。

(2)难点:产后出血原因的判断。

(3)重点:正确有效的产后出血处理步骤。

四、教学方法

(1)情景模拟教学和标准化患者。

(2)应用工具:思维导图和循证实践。

五、教学过程

(1)教学安排:情景模拟环节一般不少于 20 分钟,病例讨论及点评环节不少于 20 分钟。

(2)教学步骤:

课前准备 〉 案例介绍 〉 情景模拟 〉 点评反馈 〉 知识要点

六、教学案例

1.一般资料

姓名:何××	年龄:28 岁	性别:女
身高:162 cm	体重:70 kg	教育程度:高中
语言:汉语	婚姻状况:已婚	社会经济背景:务农
职业:农民	生活习惯:良好	家族史:无
既往史:既往体健,无糖尿病、高血压病史,无不良孕产史		

经产妇,$G_3P_1A_1L_1$,39^{+2} 周妊娠,阵发性下腹痛 2 小时入院,查体无试产禁忌,经阴试产,于 14:10 经阴分娩,胎儿体重 3700 g,胎儿分娩后 25 分钟胎盘经按压宫底及牵拉脐带娩出,胎盘娩出完整,胎盘娩出后子宫收缩乏力,阴道流血约 580 mL

2.情景模拟

参与者:受训者、标准化患者、护士、助产士各 1 人。

教具准备:血压计、氧气瓶、静脉输血器、静脉输液器、棉被、治疗盘、无菌手套、手术衣、吸氧管、林格氏液、采血针、采血真空管、彩超、病历、产包。

【情景一】患者经阴分娩后阴道流血多,医生及护士携带抢救物品赶往产房

医师:什么情况?

助产士:2 床何××,于 14:10 经阴分娩,于 14:30 胎盘经按压宫底及牵拉脐带娩出,胎盘娩出后出血有点多,已给予卡孕栓 1 枚塞肛,看刻度弯盘的血估计出血量 580 mL。

医师:先给患者吸氧,测血压,应用输血器开通两条静脉通道。(同时查阅病历并问产妇)有什么不舒服吗?

患者:有点累,大夫我的腿可以放下了吗?

医师:坚持一下,腿暂时不能放下,别紧张。

(查体:患者血压 100/70 mmHg,心率 90 次/分,面色苍白,诉口渴,子宫脐上 2 指,轮廓不清,质软;按压宫底,阴道有新鲜血液流出,有凝血块)

医师:子宫收缩乏力引发了出血,给予经腹壁按摩子宫至少 15 分钟,给予林格氏液 500 mL+缩宫素 20 U 静滴,另一条通道给予生理盐水 500 mL 静滴补液。

(5 分钟后观察到患者阴道流血减少了)

医师:宫体逐渐收缩了,出血少了,我经腹按摩子宫,开始缝合会阴吧。

【情景二】20分钟后发现患者宫缩再次欠佳,阴道流血增多

医师:(对护士)查体发现患者子宫收缩差,轮廓再次不清,按压宫底,阴道流血约100 mL,含凝血块,此时患者面色苍白,给患者拿床被子盖上,注意保暖,测一下血压,汇报上级医师。

医师:(对患者)感觉怎么样?

患者:口渴,有点晕。

医师:(对护士)给予卡前列丁三醇250 μg深部肌内注射,交叉配血,查血常规、凝血五项,给予补液补充血容量治疗。

【情景三】10分钟后上级医师到场

上级医师:用了什药物?患者现在情况怎么样?

医师:患者足月经阴分娩后子宫收缩乏力,按摩子宫,缩宫素静滴后短暂起效。

上级医师:什么原因导致反复子宫收缩乏力呢?巨大儿还是高张力子宫?产后宫缩乏力不易纠正,胎盘检查过了吗?

(医师戴手套,取出胎盘检查,发现胎盘胎儿侧存在断裂血管)

上级医师:会不会有胎盘残留?来彩超经腹看一下。

医师:好。

彩超室工作床旁彩超提示:患者左侧宫角有残留组织(提示胎盘残留)。

上级医师:无菌条件下清理宫腔,看看能不能清理出来。

(常规消毒,戴手无菌手套,穿手术衣,上台清理宫腔,在左侧宫底处触及一胎盘组织,取出后发现一大小约7.0 cm×5.0 cm的副胎盘)

上级医师:清理出副胎盘后,宫缩改善,给予输血、输液治疗,病情好转。

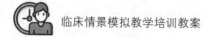
3.鉴别诊断

(1)思维导图:

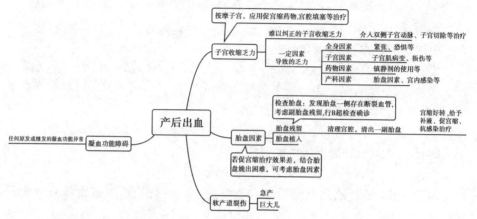

(2)循证实践(5A 循证):

1)收集证据:①患者既往体健。②查体:面色苍白,血压 100/50 mmHg,心率 108 次/分,宫底脐上 2 指,轮廓不清,会阴一度裂伤,伤口出血不多。③病因查找:考虑收缩乏力性出血,给予静滴缩宫素 20 U,卡前列氨丁三醇 250 μg,按摩子宫等一系列促宫缩治疗,效果欠佳,再次检查胎盘发现一侧存在断裂血管。

2)证据评价:血常规示血红蛋白 80 g/L,血小板 185×10^9/L;凝血功能指标正常;B超提示子宫左侧角部有胎盘回声,与子宫肌层分界清。

3)临床决策:给予患者输血、输液补充血容量的前提下,行清宫术,术后继续促宫缩治疗。

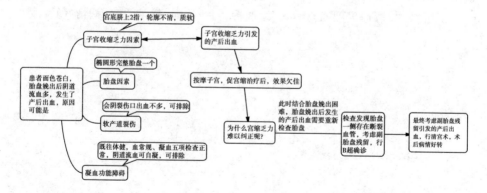

七、知识要点

(1)产后出血的原因。

(2)副胎盘的形态,胎盘因素引发产后出血的原因及处理。

八、客观结构化考核

考核项目	评分标准	分值	得分
仪表 (2分)	仪表端庄,服装整洁,态度严肃	2	
准备 (2分)	教具及抢救所需物品准备	2	
出血量的 评估方法 (8分)	称重法:分娩后敷料(湿重)—分娩前敷料(干重)＝失血量(血液比重为 1.05 g/mL)	2	
	面积法:血湿面积按 10 cm×10 cm＝10 mL,即 1 cm^2＝1 mL计算失血量	2	
	容积法:使用专用容器收集血液后,用量杯测定失血量	2	
	根据失血性休克的程度粗略估计失血量:休克指数＝脉率÷收缩压	2	
产后出血的原因及对应处理 (36分)	子宫收缩乏力:按摩子宫,应用宫缩药物,压迫法、手术止血	9	
	胎盘已剥离者应取出胎盘,胎盘粘连可行徒手剥离取出,胎盘植入侧停止剥离	9	
	软产道裂伤应彻底止血,并按解剖层次缝合撕裂伤	9	
	凝血功能障碍应首先排除以上三方面引起的出血,尽快输新鲜全血,补充血小板、凝血因子、纤维蛋白原等	9	
产后出血的 有效处理步骤 (15分)	(1)针对出血原因,迅速止血	5	
	(2)建立静脉通道,补充血容量,纠正失血性休克(5分)	5	
	(3)防止感染	5	
相关诊疗操作 (12分)	(1)按摩子宫的操作方法	6	
	(2)无菌条件下清理宫腔的操作	6	

续表

考核项目	评分标准	分值	得分
第三产程正确协助胎盘娩出（25分）	(1)接产者切忌在胎盘尚未完全剥离时用手按揉、下压子宫底或牵拉脐带，以免引起胎盘部分剥离而出血	8	
	(2)胎盘娩出后应仔细检查胎盘、胎膜以及胎盘周围有无断裂的血管，及时发现残留	8	
	(3)掌握副胎盘的形态,当发现胎盘边缘存在断裂血管时,怀疑副胎盘残留的可能,给予相应处理	9	
总分		100	

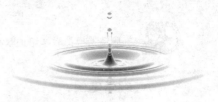

胎盘早剥情景模拟教学培训教案

一、教学目标

(1)认识胎盘早剥的严重性及复杂性。

(2)掌握胎盘早剥的临床表现、诊断及处理。

二、教学对象

(1)低年资医护人员、临床实习/见习生和进修生。

(2)能力尚未达到岗位要求或者具有自主学习意愿的医护人员。

三、教学内容

(1)病种:胎盘早剥。

(2)难点:胎盘早剥的早期诊断。

(3)重点:正确有效的胎盘早剥处理步骤。

四、教学方法

(1)情景模拟教学和标准化患者。

(2)应用工具:思维导图和循证实践。

五、教学过程

(1)教学安排:情景模拟环节一般不少于 20 分钟,病例讨论及点评环节不少于 20 分钟。

(2)教学步骤:

课前准备 〉 案例介绍 〉 情景模拟 〉 点评反馈 〉 知识要点

六、教学案例

1.一般资料

姓名:李××	年龄:36 岁	性别:女
身高:163 cm	体重:78 kg	教育程度:高中
语言:汉语	婚姻状况:已婚	社会经济背景:务农
职业:农民	生活习惯:良好	家族史:高血压

生命体征:体温 36.5 ℃,呼吸 20 次/分,心律 102 次/分,坐位血压 170/115 mmHg

主诉:停经 36^{+3} 周,阵发性下腹痛伴阴道流血 2 小时

现病史:患者 2 周前产前检查发现血压高达 142/95 mmHg,尿蛋白阴性,嘱其低盐饮食,监测血压,自数胎动,定期产前检查。2 天前出现头痛,休息后减轻,未就诊。2 小时前出现阵发性腹痛不适,并有阴道流血,量似平时月经量,伴有血块,急来我院就诊

2.情景模拟

【情景一】

产科病房接门诊电话通知,一位阴道流血的孕妇马上要到病房,医务人员做好准备接收患者。孕妇由家属推轮椅入病房,家属神情紧张:"医生、护士,快点!"孕妇用手捂住腹部,面色苍白,面容痛苦,呼吸急促。

医师:刚从门诊来的吗?

家属:是的。(手里拿着住院证)

医师:来,我们这边走。(手指向检查室,推着孕妇向检查室走去,边走边查看门诊病例)

医师:发现血压高多长时间了?

孕妇:2 周了,一开始是 142/95 mmHg,查尿没问题,一直在家测着血压。

医师:有什么不舒服吗?

孕妇:肚子痛了 2 个多小时了,还有流血很多。

医师:腹痛是一阵阵的,还是一直痛?

孕妇:有时是一阵阵的,有时连起来痛。

医师:流血量有多少? 比月经量多吗? 有血块吗?

孕妇:比月经量多点,有血块。

医师:还有其他不舒服吗?

孕妇:头痛有 2 天了,不过休息一会儿就好了。

医师:产前检查做 B 超时胎盘有事吗?

孕妇:没有,都很正常。

医师:你家中父母有血压高的吗?

孕妇:我父亲血压高。

【情景二】

检查室内,帮患者躺于检查床上,行常规全身体格检查后做产科检查,听胎心 140 次/分,宫缩规律,胎位左枕前,骨盆外测量大致正常,外阴有血迹,阴道内可触及少量血块,先露头,位置-1 cm,宫颈容受 80%,宫口容指,胎膜未破。检查后帮孕妇回病房。

【情景三】医生办公室

医师:孕妇血压高,先兆早产不能排除,给予吸氧,硫酸镁 5 g 溶于 10%的葡萄糖 20 mL 静推(15～20 分钟),继而硫酸镁 10 g 溶于 10%的葡萄糖 500 mL 静滴(1～2 g/h)解痉及口服硝苯地平缓释片 20 mg 降压治疗,同时给予持续胎心监护。15 分钟后胎心监护提示频发晚期减速。

医师:胎心率时有变慢,且阴道流血量较多,不像早产,请上级医师看过产妇。

主任:孕妇血压高,血、尿常规及凝血功能检查结果出来了吗?

医师:血常规示白细胞 $15.5 \times 10^9/L$,血红蛋白 90 g/L,血小板 $185 \times 10^9/L$;尿常规示隐血(+++),尿蛋白(+++);凝血功能正常。

主任:孕妇血压高,且尿蛋白(++),考虑重度子痫前期,此病易发胎盘早剥,目前宫缩频繁,宫缩间歇期宫压仍高,产前检查 B 超提示胎盘位置正常,考虑胎盘早剥的可能性大,(行床旁 B 超检查)胎盘后方可见范围约 5 cm×6 cm 不均匀回声,边界不清,未见血流信号,考虑胎盘早剥,立刻急症行剖宫产术。

医师:(向家属交代病情)孕妇病情很重,需开展急症手术,否则容易出现大出血、子痫等情况,且胎儿也很危险,出生后有可能需要抢救。

家属:(非常紧张)怎么会这样,医生,你一定要救救我媳妇跟孩子呀!

医师:不要紧张,我们主任技术很好,而且我们这里是急危重症孕产妇抢救中心,请相信我们,配合我们治疗,而且孕妇需要你的鼓励与支持。

家属:(渐渐情绪稳定并签署手术同意书):好的,请你们多费心了。

医生随即对孕妇实施急症剖宫产术,术中见胎盘剥离面占胎盘的 1/3,无子宫胎盘卒中,新生儿阿氏评分 1 分钟 8 分,5 分钟 10 分,转新生儿科治疗,孕妇手术顺利,返回病房,给予解痉、降压、心电监护及对症支持治疗,注意宫缩、血压、阴道流血量及凝血功能。

3.鉴别诊断

(1)思维导图:

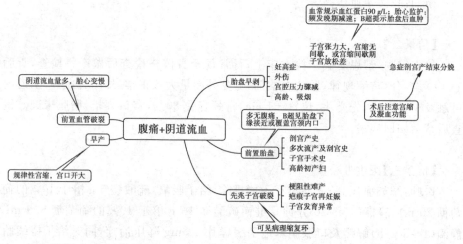

(2)循证实践(5A 循证):

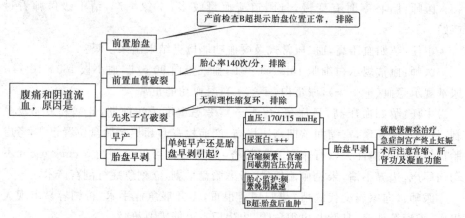

1)收集证据:胎盘早剥主要表现为腹痛、阴道流血,其贫血程度要重于阴道流血量,常有不明原因的早产及胎心变化;查体可见血性羊水、子宫敏感或高张力状态。B 超可见胎盘后血肿。

2)证据评价:本孕妇有高血压家族史,2 周前产前检查发现血压升高,B 超提示胎盘位置正常,考虑有妊娠期高血压疾病,并排除前置胎盘;近期出现头痛不适,因腹痛 2 小时伴阴道流血入院,查体见血压 170/115 mmHg,血红蛋白

90 g/L,尿蛋白(＋＋＋),考虑为重度子痫前期。胎心监护提示频发晚期减速,且宫缩频繁,宫缩间歇期宫压仍高,床旁 B 超提示胎盘后方可见约 5 cm×6 cm 血肿,提示胎盘早剥。

　　3)临床决策:硫酸镁解痉,备血,急症剖宫产终止妊娠。

七、知识要点

　　(1)胎盘早剥的定义:妊娠 20 周后或分娩期,正常位置的胎盘在胎儿娩出前,部分或全部从子宫壁剥离。

　　(2)轻、重型胎盘早剥的区别如下表所示。

轻、重型胎盘早剥的区别

	轻型胎盘早剥	重型胎盘早剥
阴道流血	量较多,以外出血为主	无或量较少,以内出血为主
腹痛	轻度腹痛或无明显腹痛	突发持续性腹痛,较剧烈
多见于	分娩期	重度子痫前期
贫血体征	不明显	严重,与外出血量不符
胎盘剥离面	不超过胎盘的 1/3	超过胎盘的 1/3
胎心率	多无变化	变慢甚至消失

八、客观结构化考核

考核项目	评分标准	分值	得分
素质要求 (5分)	举止端庄、态度和蔼,语言通俗易懂	3	
	仪表大方,服装、鞋帽整洁	2	
准备 (5分)	根据病情特点,对患者正确、全面地评估	3	
	医生的自我介绍及了解患者身份情况	2	

续表

考核项目		评分细则	分值	得分
病史采集 (20分)	内容 (16分)	现病史:发病时间、经过、诊疗经过,目前状况、有无诱因,近期有无服药史	4	
		产前检查是否正常,孕期有无高血压、阴道流血、腹部外伤史,B超检查是否正常	2	
		月经婚育史:注意月经周期及末次月经时间	2	
		既往有无不良孕产史、流产史、子宫手术史,有无其他全身性疾病	2	
		家族有无高血压、糖尿病史	2	
		按顺序系统提问,无重复性、诱导性、诘难性提问	2	
		注意聆听及核实患者所提供信息	2	
	问诊技巧 (4分)	尊重患者,给患者充分的肯定、信任及鼓励	2	
		问诊时间不宜过长	2	
体格检查 (22分)		检查前注意手卫生、戴手套	4	
		全身体格检查,生命体征采集、注意心、肺、眼底检查,有无水肿	5	
		专科查体:四部触诊法,胎心监测,骨盆外测量,阴道内诊	10	
		操作熟练、轻柔、手法正确	3	
辅助检查 (7分)		血常规、尿常规、凝血功能、肝肾功能、胎心监护、心电图、B超检查	7	
诊断与处理 (37分)		诊断正确	5	
		吸氧、降压治疗	4	
		解痉治疗:硫酸镁 5 g 溶于 10% 的葡萄糖 20 mL 静推(15～20分钟),继而硫酸镁 10 g 溶于 10% 的葡萄糖 500 mL 静滴(1～2 g/h)	8	
		备血	5	
		一旦确诊,及时终止妊娠,分娩方式选择(轻度胎盘早剥估计短时间内可结束分娩,可经阴道分娩,其余情况均考虑急症剖宫产终止妊娠)	10	
		产后注意观察血压、宫缩、阴道流血、出入量,复查肝肾功及凝血功能	5	
沟通交流 (4分)		言简意赅、通俗易懂	4	
总分			100	

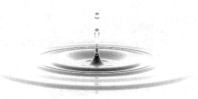

妊娠合并阑尾炎情景模拟教学培训教案

一、教学目标

(1)认识妊娠合并阑尾炎的严重性和复杂性。
(2)掌握妊娠合并阑尾炎的临床表现、诊断及处理。

二、教学对象

(1)低年资医护人员、临床实习/见习生和进修生。
(2)能力尚未达到岗位要求或具有自主学习意愿的医护人员。

三、教学内容

(1)病种:妊娠合并阑尾炎。
(2)重点:妊娠合并阑尾炎正确有效的处理步骤。
(3)难点:妊娠合并阑尾炎的诊断。

四、教学方法

(1)情景模拟教学和标准化患者。
(2)应用工具:思维导图和循证实践。

五、教学过程

(1)教学安排:情景模拟环节一般不少于 20 分钟,病例讨论及点评环节不少于 20 分钟。
(2)教学步骤:

课前准备 ▷ 案例介绍 ▷ 情景模拟 ▷ 点评反馈 ▷ 知识要点

六、教学案例

1.一般资料

姓名:李××	年龄:32 岁	性别:女
身高:160 cm	体重:70 kg	教育程度:高中
语言:汉语	婚姻状况:已婚	社会经济背景:务农
职业:农民	生活习惯:良好	家族史:无

患者,$G_3P_1A_1L_1$,34^{+2} 周妊娠,腹痛半天入院。查体腹软,无明显压痛,无反跳痛。腹部膨隆,宫高 26 cm,腹围 87 cm,宫缩 $10''\sim20''/5'\sim10'$,胎儿左枕前,胎心 140 次/分,宫颈容受 70%,宫口开大容指,胎膜存。骨盆测量大致正常。

既往史:既往体健,无糖尿病、高血压病史,无不良孕产史

2.情景模拟

【情景一】护士带领患者到医生办公室

护士:医生,来了一位怀孕 8 个多月腹痛的患者。

医师:您好,我是您的主管医生,您有什么不舒服?

患者:我还有 1 个月到预产期,肚子痛。

医师:肚子哪个部位痛? 怎么个痛法,是一阵一阵地还是持续不断地痛? 从什么时候开始,多长时间了?

患者:我也说不清楚,就是肚子痛,一阵一阵的,已经半天了。

医师:吃饭好吗? 有没有吃坏肚子? 有没有恶心、呕吐?

患者:吃饭挺好的,没有恶心、呕吐。

医师:看过医生吗? 治疗了吗?

患者:疼得不厉害,所以没到医院看过,现在疼的时间长了,才到医院看看。

医师:您平时身体好吗? 有没有胃肠不好、高血压、心脏病、糖尿病? 打针吃药有过敏的吗? 做过手术吗?

患者:平时身体挺好,没得过其他的病。

医师:咱们到检查室,查查体。

【情景二】

医生和患者到检查室,查体见体温 37.5 ℃,呼吸 20 次/分,心律 88 次/分,坐位血压 110/70 mmHg。腹软,未触及明显压痛、反跳痛。腹部膨隆,宫高 26 cm,腹围 87 cm,宫缩 $10''\sim20''/5'\sim10'$,胎儿左枕前,胎心 140 次/分,宫颈容

受 70%,宫口开大容指,胎膜存。骨盆测量大致正常。

医师:您目前有明显宫缩,但孕周较小,需要住院保胎治疗。

患者:我要住多长时间? 能保住吗?

医师:住院保胎观察,积极保胎治疗,如果效果不好,早产不可避免的话,早产儿要住新生儿科观察。

患者:好的,那就先保着吧。

医师:您现在可以回病房休息,自己感觉胎动,有什么不舒服的及时告诉我们。

(积极给予患者间断吸氧、静滴利托君抑制宫缩等保胎治疗)

【情景三】6 小时后

患者:医生,我怎么还是肚子痛呢? 一阵一阵的,还腰疼,并觉得有点冷,是不是保不住了?

医师:您以前得过阑尾炎、结石或者卵巢囊肿吗?

患者:都没有。

医师:护士给患者测个体温、血压、心率。

医生报告上级医师,患者腹痛半天入院,可触及宫缩,考虑先兆早产,已给予利托君保胎治疗 6 小时,仍觉腹痛,入院时体温 37.5 ℃,现在体温 37.9 ℃,仍可触及宫缩。

上级医师查体:可触及宫缩,宫缩弱,腹软,右腹部压痛,无反跳痛,肾区无叩击痛,胎心 155 次/分。

上级医师:患者利托君保胎治疗效果不佳,不排除其他原因诱发早产的可能,联系 B 超室,行阑尾、双肾、输尿管、子宫及双侧附件彩超检查。复查血常规、尿常规、血生化、淀粉酶等,排除其他疾病。

上级医师:血常规示白细胞 $16 \times 10^9/L$,中性粒细胞 89%,血红蛋白 110 g/L。血淀粉酶结果未见异常。B 超示阑尾水肿,双肾、输尿管未见异常,子宫双附件未见异常,未见子宫肌瘤。结合病史及查体,现在阑尾炎的可能性大。

患者:阑尾炎? 那怎么治疗啊? 要做手术吗?

上级医师:妊娠合并阑尾炎的治疗可以分为保守治疗和手术治疗,保守治疗可以选择静滴抗生素甲硝唑+头孢类抗生素,地塞米松促胎肺成熟,严密观察体温、宫缩、胎心变化,及时复查血常规。手术治疗是阑尾切除+术后抗感染+保胎治疗。征求患者意见,患者及家属要求保守治疗,积极行抗生素治疗,对症处理。严密观察病情变化,3 天后患者病情明显好转。

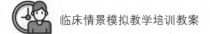

3.鉴别诊断

(1)思维导图：

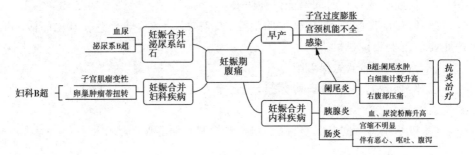

(2)循证实践(5A 循证)：

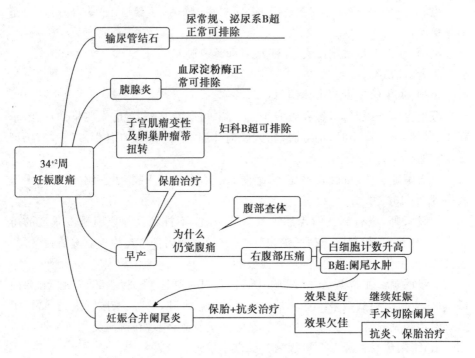

1)收集证据：患者孕 34^{+2} 周，阵发性腹痛半天。入院后查体见腹软，无明显压痛，无反跳痛。腹部膨隆，宫高 26 cm，腹围 87 cm，宫缩 $10''\sim20''/5'\sim10'$，胎儿左枕前，胎心 140 次/分，宫颈容受 70％，宫口开大容指，胎膜存。骨盆测量大致正常。积极保胎治疗 6 小时，仍觉腹痛，查体见体温 37.9 ℃，可触及宫缩，宫缩弱，右腹部压痛，无反跳痛，腹肌软，肾区无叩击痛，胎心 155 次/分。血常规提示白细胞 16×10^9/L，中性粒细胞 89％。尿常规正常。血清淀粉酶正常。B 超示单活胎、头位、晚妊,未见子宫肌瘤,阑尾水肿,双附件未见异常,双肾及输尿管未见异常。

2)证据评价:患者孕晚期,临床表现不典型,常无明显转移性右下腹痛。约80%的孕妇压痛点在右下腹,但压痛点位置常偏高。增大的子宫将腹膜向前顶起,故压痛、反跳痛和腹肌紧张常不明显。妊娠期白细胞计数超过 $15×10^9$/L 及阑尾 B 超有助于阑尾炎的诊断。

3)临床决策:初步诊断为妊娠合并阑尾炎,积极行保胎、抗生素抗感染治疗,必要时手术切除阑尾＋抗感染＋保胎治疗。

七、知识要点

妊娠晚期子宫增大,盲肠位置上升,阑尾随之向上、向外、向后移位,妊娠合并阑尾炎时,临床表现不典型,常无转移性右下腹痛,压痛点位置较高,腹肌紧张、压痛、反跳痛常不明显。炎症波及子宫浆膜层可诱发子宫收缩,宫缩时增大的子宫挤压阑尾,可导致腹痛加重,易误诊为早产。查血白细胞计数超过 $15×10^9$/L 及阑尾彩超可帮助诊断。

八、客观结构化考核

考核项目		评分标准	分值	得分
病史采集 (34分)	问诊内容 (24分)	医生自我介绍及了解患者身份情况	3	
		腹痛性质、程度及持续时间,发生缓急、部位,诱发、加剧或缓解疼痛的因素,伴随症状	8	
		发病前有无诱因(不良饮食习惯、暴饮暴食)	5	
		产前检查有无异常	4	
		既往史(有无不良孕产史,有无阑尾炎、泌尿系结石、子宫肌瘤)	4	
	问诊技巧 (10分)	按顺序问诊,无重复性、诱导性、诘难性提问	5	
		不用医学术语提问,如应用医学术语,需详细解释	2	
		尊重患者,给予患者充分的肯定、信任及鼓励,问诊时间不宜过长	3	

续表

考核项目	评分标准	分值	得分
体格检查（19分）	检查前准备（评估患者病情，准备消毒物品、无菌手套）	3	
	全身体格检查，生命体征采集，注意心、肺、腹部检查，有无水肿	5	
	专科检查：四步触诊，胎心检测，骨盆测量，阴道检查及宫缩情况	8	
	操作熟练、轻柔，手法正确	3	
辅助检查（13分）	血常规、尿常规、凝血功能、血生化、血淀粉酶等	5	
	胎心监护、B超（双肾、输尿管、子宫及双附件、阑尾）、心电图	8	
诊断与处理（30分）	鉴别诊断	10	
	诊断正确（妊娠合并阑尾炎）	10	
	治疗正确（抗炎＋保胎治疗）	10	
沟通交流（2分）	言简意赅，通俗易懂	2	
素质要求（2分）	仪表大方，举止端庄，态度和蔼，服装鞋帽整洁	2	
总分		100	

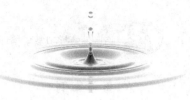

羊水栓塞情景模拟教学培训教案

一、教学目标

(1)认识羊水栓塞的严重性及复杂性。
(2)掌握羊水栓塞的临床表现、诊断及处理。

二、教学对象

(1)低年资医护人员、临床实习生/见习生和进修生。
(2)能力尚未达到岗位要求或具有自主学习意愿的医护人员。

三、教学内容

(1)病种:羊水栓塞。
(2)重点:羊水栓塞的诊断。
(3)难点:羊水栓塞的诊断及处理流程。

四、教学方法

(1)情景模拟教学和标准化患者。
(2)应用工具:思维导图和循证实践。

五、教学过程

(1)教学安排:情景模拟环节一般不少于 20 分钟,病例讨论及点评环节不少于 20 分钟。
(2)教学步骤:

课前准备 ▷ 案例介绍 ▷ 情景模拟 ▷ 点评反馈 ▷ 知识要点

六、教学案例

1.案例资料

姓名:张××	年龄:23 岁	性别:女
身高:160 cm	体重:60 kg	教育程度:高中
语言:汉语	婚姻状况:已婚	社会经济背景:务农
职业:农民	生活习惯:良好	家族史:无

现病史:患者 G_1P_0,因"39 周妊娠,阴道流液伴见红 3 小时"入院,无宫缩,无明显试产禁忌,给予缩宫素 2.5 U 静脉点滴引产,宫缩规律,宫口开大 3 cm,转待产室待产,待产过程中频发宫缩过后胎心减慢至 90~100 次/分,胎心恢复至正常范围需 1 分钟左右

既往史:既往体健,无高血压、糖尿病、心脏病史,无传染病史

2.情景模拟

背景:产妇因"39 周妊娠、胎膜早破"正在产房待产,医师正在观察胎心监护仪上的胎心变化及宫缩情况,现宫缩规律。突然胎心监护显示胎心降至 90~100 次/分。

医师:张××,您有什么不舒服的吗?(一边询问一边关掉输液器开关,并连接氧气管道,给予鼻导管吸氧)

产妇:没有,怎么了?

医师:胎心有点慢,我给您把缩宫素停了,您先吸会儿氧,观察一下。您换一下姿势吧,左侧卧位吧。

产妇:嗯,好的。

(1 分钟后,胎心恢复至正常范围,后多次出现宫缩过后胎心下降,恢复均较慢)

医师:您自己有什么不舒服的感觉吗?有没有胸闷、憋气?(边问边把手放在产妇腹部,触摸宫缩情况及子宫张力)

产妇:没有。

医师:没有强直宫缩,血压 106/67 mmHg,心率 101 次/分。我下面要给您做一下阴道检查,请放松。

医生戴手套,消毒会阴,行阴道检查,发现宫口开大 5 cm,胎头位置-1,未触及脐带(在这期间孕妇再次出现胎心减慢至 100 次/分,持续 2 分钟后恢复至 110 次/分左右)。

医师:以您目前的情况来看,存在急性胎儿宫内窘迫,需进行急症剖宫产结

束分娩。

产妇:好。

(术前准备做好后,产妇被推进手术室,术中剖宫产一女婴,因肌张力低、呻吟,转新生儿科。手术比较顺利,产妇生命体征平稳,准备关腹)

医师:×副主任,您看,子宫切口和针眼处都稍微有点渗血。

副主任医师:有点宫缩乏力,卡前列素氨丁三醇 250 μg 宫体注射(边说边按摩子宫)。张××,您有什么不舒服的感觉吗?

产妇:没有。

医师:血压怎么样?

麻醉师:血压 99/67 mmHg,血氧分压 98%,心率 103 次/分。

(给予产妇宫缩剂注射和按摩子宫后,宫缩无好转,逐渐呈布袋状,无收缩力,开始出现阴道流血,无凝血块)

副主任医师:羊水栓塞! 快,地塞米松 20 mg 静推,罂粟碱 60 mg 静推。另外再开放两条静脉通道,急查血常规及凝血五项,合血,报医务科,启动羊水栓塞应急预案。阿托品 1 mg 静推,再加地塞米松 20 mg 静滴。

(台下巡回护士复述医嘱并执行,此时产妇阴道流血逐渐增多)

医师:张××,能听到我说话吗?

产妇:能。

医师:你现在有什么感觉?

产妇:有点头晕、心慌,想睡觉。(此时产妇血压为 70/50 mmHg,心率 120 次/分,血氧分压 85%,其他抢救人员陆续到达并参与抢救,输血,升压,纠正酸中毒,抗休克)

此时×主任赶到:产妇现在怎么样了?

副主任医师:现在阴道流血量大约 2500 mL,血液不凝,血压下降,出现休克状态。

×主任:医生去和家属交代一下,准备切子宫。

医师下台,快步跑出手术室:张××家属,产妇现在发生了羊水栓塞,出现大出血,需尽快切除子宫。

产妇丈夫:你说什么? 什么是羊水栓塞? 她有危险吗?

医师:羊水栓塞简单说就是羊水进入母体循环引起的比较严重的过敏反应,死亡率很高,我们正在尽全力抢救,但是如果再不切除子宫,产妇会有生命危险的。

产妇丈夫(双手抱头蹲在地上):切就切吧,保命要紧啊。

切除子宫后产妇转 ICU 治疗观察 2 天,病情稳定,回普通病房。

3.鉴别诊断

(1)思维导图：

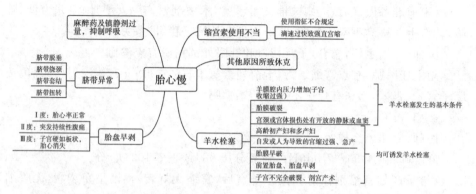

(2)循证实践(5A 循证)：

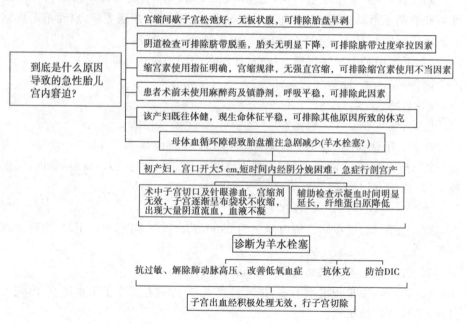

1)胎心监护示：频发胎心下降(90～100 次/分)，恢复慢(约需 1 分钟)，且发生在宫缩过后。该产妇缩宫素使用指征明确，宫缩规律，无强直宫缩，排除缩宫素使用不当的因素；术前未使用麻醉药及镇静药，可排除此项。

查体见宫缩间歇子宫松弛，无强直宫缩及板状腹，可排除胎盘早剥；阴道检查未触及脐带，先露位置－1 cm，可排除脐带脱垂及胎头下降至脐带等牵拉因素。患者既往体健，无高血压、心脏病病史，术前生命体征平稳，无休克表现。阴道检查示宫口开大 5 cm,产妇系初产妇,短时间内不能经阴分娩,存在急性胎儿宫内窘迫;行剖宫产终止妊娠。

2)术中子宫切口及针眼渗血,应用宫缩剂无效,子宫呈布袋状不收缩,阴道大量流血,血液不凝,考虑羊水栓塞,给予吸氧、抗过敏、解除肺动脉高压等治疗,效果欠佳,产妇出现休克表现,急查血常规及凝血五项示血红蛋白 65 g/L,凝血酶原时间 20 s,活化部分凝血活酶时间 56 s,纤维蛋白原 1.3 g/L,经抗休克、输血、防治弥散性血管内凝血等积极处理无效,行子宫切除。

七、知识要点

羊水栓塞起病急骤、临床表现复杂,多发生于分娩过程中,尤其是胎儿娩出前后的短时间内,也有极少数发生于羊膜腔穿刺术中、外伤是或羊膜腔灌注等情况时。

羊水栓塞典型的病例三阶段通常按顺序出现:心肺功能衰竭和休克→出血→急性肾衰期。不典型者可仅有胎儿宫内窘迫及分娩后大量阴道流血,无血凝块,有伤口渗血、酱油色血尿等,并出现休克。

一旦怀疑羊水栓塞,应立刻抢救。治疗原则包括:①抗过敏,解除肺动脉高压,改善低氧血症;②抗休克;③防治 DIC;④预防肾衰竭;⑤预防感染,应用肾毒性小的广谱抗生素。

产科处理:胎儿娩出前,应积极改善呼吸循环功能,防止弥散性血管内凝血,抢救休克,待好转后迅速结束分娩。在第一产程发病者剖宫产终止妊娠;第二产程发病者阴道助产,并密切观察子宫出血情况。若发生产后出血,经积极处理仍不能止血者,应行子宫切除,以减少胎盘剥离面开放的血窦。

八、客观结构化考核

考核项目		评分标准	分值	得分
素质要求 (4分)		仪表大方,举止端庄,态度和蔼	2	
		服装、鞋帽整洁	2	
操作前 准备 (6分)	医师	根据病情特点,对患者正确全面地评估	3	
	物品	氧气、血压计、消毒用品、无菌手套、急救药品	3	
胎心减速 的处理 (6分)		停缩宫素	2	
		吸氧	2	
		改变体位	2	

续表

考核项目	评分标准	分值	得分
阴道检查 （3分）	轻柔、规范	1	
	会阴消毒顺序	1	
	宫口开大情况，先露位置，是否触及脐带	1	
羊水栓塞 的抢救流 程（提问） （75分）	供氧（面罩或气管插管正压给氧）	5	
	抗过敏：地塞米松 20 mg 静推	10	
	解除肺动脉高压：罂粟碱 30～90 mg 静推，阿托品 1 mg 静推	10	
	补充血容量：输血、血浆	5	
	升压：多巴胺 20～40 mg 静滴	5	
	纠正酸中毒：5%的碳酸氢钠 250 mL 静滴	5	
	纠正心衰：西地兰 0.2～0.4 mg 静脉缓注	5	
	防治弥散性血管内凝血：肝素钠、凝血因子、抗纤溶药物	10	
	预防肾衰竭：呋塞米 20～40 mg 静脉注射	5	
	预防感染：肾毒性小的广谱抗生素	5	
	产科处理：第一产程迅速行剖宫产，第二产程助产，缩短第二产程，积极处理不能止血者切除子宫	10	
与家属的沟通 （3分）	言简意赅，通俗易懂	3	
操作熟练程度 （3分）	操作熟练、轻柔，手法正确	3	
总分		100	

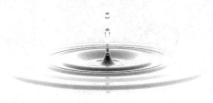

头位难产情景模拟教学培训教案

一、教学目标

(1)认识头位难产的重要性及复杂性。
(2)掌握前不均倾位导致的头位难产的临床表现、诊断及处理。

二、教学对象

(1)低年资医护人员、临床实习/见习生和进修生等。
(2)能力尚未达到岗位要求或具有自主学习意愿的医护人员。

三、教学内容

(1)病种：头位难产。
(2)难点：头位难产原因的诊断。
(3)重点：头位难产正确有效的处理步骤。

四、教学方法

(1)情景模拟教学和标准化患者。
(2)应用工具：思维导图和循证实践。

五、教学过程

(1)教学安排：情景模拟环节一般不少于 20 分钟，病例讨论及点评环节不少于 20 分钟。
(2)教学步骤：

课前准备 ＞ 案例介绍 ＞ 情景模拟 ＞ 点评反馈 ＞ 知识要点

六、教学案例

1.一般资料

姓名:李××	年龄:27 岁	性别:女
身高:163 cm	体重:72 kg	教育程度:高中
语言:汉语	婚姻状况:已婚	社会经济背景:务农
职业:农民	生活习惯:良好	家族史:无

现病史:患者 $G_2P_1A_0L_1$,39^{+4} 周妊娠,腹痛 3 小时入院,查体无试产禁忌,自然待产,于 13 点时宫口开大 4 cm,宫缩规律,于 15 点时宫口仍开大 4 cm,先露无明显下降,产程进展缓慢

既往史:既往体健,无糖尿病、高血压病史,无不良孕产史

2.情景模拟

(叮⋯⋯电话铃响起)

医师:您好! 这是产二科。

助产士:您好! 20 床产程进展缓慢,麻烦您来产房看一下。

【情景一】

医师:孕妇什么情况?

助产士:经产妇,宫缩规律,宫口开大 4 cm 后,持续 2 小时产程无进展。

(医生行阴道内诊,发现宫口开大 4 cm,略水肿,枕横位,先露位置-1 cm,胎心 142 次/分)

医师:查体未见明显异常,继续试产吧。

(半小时后电话铃声再次响起)

助产士:刚才的 20 床产程仍无进展。

【情景二】

医师:主任,我刚才去产房看了一位孕妇,宫缩规律,胎儿不大,产程进展缓慢,查体见胎儿枕横位,让其继续试产,现在又过了半小时了,产程仍无进展。

主任:你摸矢状缝了吗?

医师:没有,我再去查体。

主任:我和你一起去。

(再次阴道检查见胎头矢状缝后移,盆腔后半部空虚)

主任:等一下,看看宫缩时胎头有无下降。

（宫缩过后）

医师：胎头无明显下降。

主任：结合刚才查体的情况，考虑前不均倾位，矢状缝后移，前顶骨先入盆，后顶骨在骶岬之上，不能入盆，不能经阴分娩，建议立即剖宫产。

医生同家属交代了病情并让后者签署手术知情同意书后，行剖宫产术终止妊娠，术后发现胎头水肿部位在右顶骨上。

3.鉴别诊断

（1）思维导图：

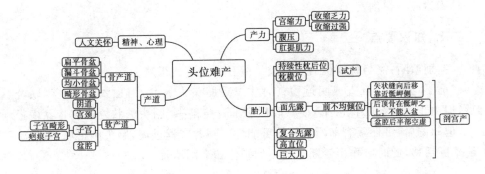

（2）循证导图（5A 循证）：

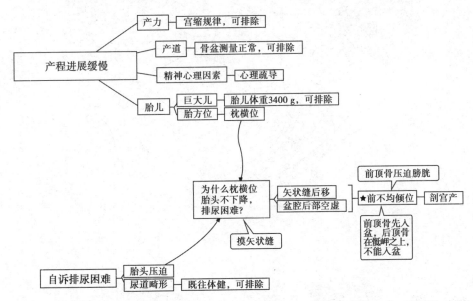

1）收集证据：前不均倾位最常见的症状是胎头后顶骨不能入盆，使胎头下降

停滞,产程延长,前顶骨与耻骨联合之间膀胱颈受压,产妇过早出现尿潴留,通过阴道检查可诊断。

2)证据评价:经产妇,宫缩规律,自诉有便意,但排尿困难,查体见骨盆外测量正常,B超示双顶径9.3 cm,头围33.8 cm,腹围31.5 cm,股骨7.2 cm。腹部检查在耻骨联合上方不能触及胎头,阴道内诊见宫口开大4 cm,宫颈水肿,枕横位,胎头矢状缝在骨盆入口横径上,矢状缝向后移靠近骶岬侧,盆腔后半部空虚,可触及一大小约3 cm×4 cm的产瘤。

3)临床决策:由于前不均倾位容易漏诊或误诊,对母婴造成严重损害,因此一旦确诊应尽快剖宫产。

七、知识要点

鉴别诊断:需与枕横位后不均倾位但有头盆不称相鉴别。

前不均倾位:肛查或阴道检查时才发现胎头未入盆,前顶紧嵌于耻骨联合后,但由于后顶架于骶岬上,使盆腔后半部有空虚感,胎头矢状缝虽在骨盆横径上,但却偏后,可怀疑有前不均倾的可能性。随着产程进展,胎头侧屈加重,矢状缝不断后移,此时应作出诊断。前不均倾位如下图所示。

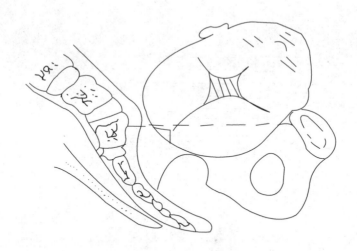

八、客观结构化考核

考核项目	评分标准		分值	得分
素质要求 （5分）	仪表大方、举止端庄、态度和蔼		3	
	服装、鞋帽整洁		2	
准备 （5分）	医生自我介绍及了解患者身份情况		2	
	根据病情特点对患者进行全面评估		3	
病史采集 （15分）	现病史：发病时间、经过，诊疗经过，目前状况，近期有无服药史		5	
	月经婚育史：月经周期，有无不良孕产史，子宫手术史		4	
	是否正常产检		3	
	有无糖尿病、高血压病史		3	
体格检查 （35分）	注意手卫生		3	
	全身体格检查：测量体温、脉搏、呼吸、血压		3	
	骨盆测量		5	
	腹部检查 （8分）	估计胎儿大小	3	
		胎方位检查	3	
		宫缩情况	2	
	阴道内诊 （13分）	无菌操作	2	
		动作轻柔、规范	2	
		宫颈扩张，有无水肿	3	
		胎头下降程度	3	
		矢状缝和囟门位置	3	
	操作熟练，手法准确		3	
产程观察 （10分）	有无潜伏期延长		3	
	胎头下降程度		3	
	宫颈扩张情况		4	

续表

考核项目	评分标准	分值	得分
辅助检查 （15 分）	血、尿常规	2	
	凝血四项	2	
	小生化	2	
	传染病指标	2	
	B 超	3	
	心电图	2	
	胎心监护	2	
医患沟通 （5 分）	言简意赅，通俗易懂	5	
诊断处理 （10 分）	考核者进行相关提问	10	
总分		100	

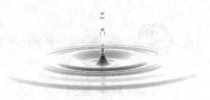

异位妊娠(破裂)情景模拟教学培训教案

一、教学目标

(1)掌握异位妊娠的临床表现、诊断及治疗原则。

(2)认识异位妊娠破裂出血的严重性。

(3)熟悉接诊流程及医患沟通技巧,体现人文关怀。

二、教学对象

(1)低年资医护人员、临床实习/见习生和进修生。

(2)能力尚未达到岗位要求或具有自主学习意愿的医护人员。

三、教学内容

(1)病种名称:异位妊娠(破裂)。

(2)重点:异位妊娠破裂出血的快速诊断及抢救流程。

(3)难点:异位妊娠的早期诊断。

四、教学方法

(1)情景模拟教学和标准化患者。

(2)应用工具:思维导图和循证实践。

五、教学过程

(1)教学安排:情景模拟环节一般不少于 20 分钟,病例讨论及点评环节不少于 20 分钟。

(2)教学步骤:

课前准备 ＞ 案例介绍 ＞ 情景模拟 ＞ 点评反馈 ＞ 知识要点

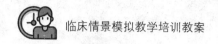

六、教学案例

1.一般资料

姓名:李×	年龄:30 岁	性别:女
身高:165 cm	体重:60 kg	教育程度:高中
语言:汉语	婚姻状况:已婚	社会经济情况:中等
职业:农民	生活习惯:无不良嗜好	家族史:无

主诉:停经 48 天,阴道流血 8 天,下腹痛 2 天,加重 1 小时

现病史:患者平素月经规律,末次月经为 48 天前。8 天前无明显原因及诱因出现阴道流血,量少,暗红色,未行妇科彩超检查。2 天前出现左下腹隐痛不适,未诊治。1 小时前无诱因出现腹痛突然加重,呈撕裂样疼痛,伴恶心、呕吐、肛门坠胀感

2.情景模拟

(旁白:一名妇科医生正在诊室坐诊,一位患者手捂着左下腹,由家属搀扶着走进诊室)

医师:您好,请坐,我是妇科×大夫,首先我想知道一下您的姓名。(眼睛关切地注视患者,微笑着)

患者:我叫李×。(表情痛苦)

医师:多大年龄了?

患者:30 岁。

医师:哪里不舒服? 多长时间啦?(关切的表情,适当的肢体语言)

患者(痛苦表情):隐隐约约腹痛 2 天了,没在意,1 小时前突然疼得厉害。

医师:什么样的疼痛?

患者(手捂着左下腹):刚开始是胀痛,不严重,现在是撕裂样疼。

医师:还有什么症状? 想不想大便?

患者:恶心,呕吐了 1 次,肛门坠胀得很,总想排大便。

医师:避孕了吗?(边问诊边检查眼睑)

患者:为了要二胎,3 个月前取的节育器。

医师:上次月经什么时候来的?

患者:48 天前。

医师:以往有没有这种情况?

患者:以往身体很好。

医师:接下来我需要给您做检查,希望您能配合。

患者:好的。

(旁白:测量生命体征:体温 36.5 ℃,心律 90 次/分,呼吸 20 次/分,坐位血压 90/60 mmHg,血氧饱和度 98%。下腹部压痛、反跳痛,移动性浊音可疑。妇科检查见后穹隆稍饱满,宫颈举痛,子宫前位,略大,质软,双附件区增厚,压痛,有腹壁对抗,以左侧为甚)

医师:接下来需要做妇科彩超及尿人绒毛膜促性腺激素检查。(患者配合)

(旁白:妇科彩超未见宫腔内妊娠囊,左侧附件区探及异常包块,超声提示宫外孕的可能性大,盆腹腔积液,尿早孕检查阳性)

医师:通过检查,考虑盆腹腔内出血的可能,为进一步明确诊断需行后穹隆穿刺。(患者配合)

(旁白:后穹隆穿刺抽出不凝血约 3 mL)

医生(对患者家属说):患者有腹腔内出血。

患者:什么原因导致的?

医师:异位妊娠破裂。

(旁白:医生边说边连接吸氧、监护装置,给予患者吸氧和生命体征监护,建立静脉通道,快速输液、备血)

患者:医生,我觉得腹痛得更严重了,而且头晕。

(旁白:测量血压 80/50 mmHg,心率 110 次/分,呼吸 22 次/分)

医师:血压持续下降,应马上做好相关的术前准备,尽快手术治疗。

患者家属(非常着急地问):医生,怎么手术治疗?

医师:在积极抗休克的同时尽快行剖腹探查手术,出血控制后视情况决定手术方式。下面咱们需要签手术知情同意书等,让您了解可能出现的风险及并发症。(患者家属在病历上签字)

医师:(用适当的肢体语言安抚患者)别害怕,现在我们送你去手术室,你的病很快就会好了。

(医师协助患者躺在平板车上,立即前往手术室)

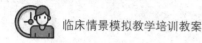

3.鉴别诊断

(1)思维导图:

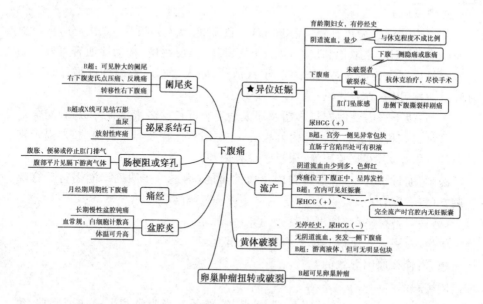

(2)循证实践(5A 循证):

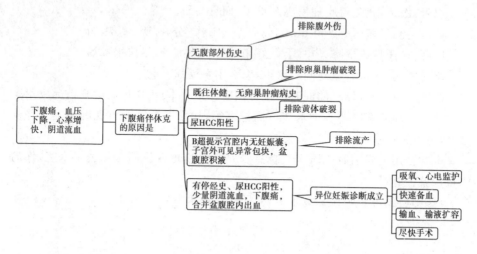

1)收集证据:

①问诊:30 岁女性,性生活正常,未避孕。停经 48 天,少量阴道流血 8 天,左下腹隐痛 2 天,加重 1 小时,伴恶心、呕吐及肛门坠胀感。

②查体:患者面色苍白,血压由 90/60 mmHg 下降至 80/50 mmHg,心率由 90 次/分加快至 110 次/分,左下腹压痛、反跳痛,移动性浊音可疑,妇科检查示后穹隆饱满,宫颈举痛,子宫漂浮感,附件区压痛,左侧明显。

③辅助检查:尿 HCG 阳性。妇科 B 超示子宫腔内未见妊娠囊,左附件区有异常包块,内在妊娠囊样回声,子宫后方及腹腔内有积液。血常规示血红蛋白由 80 g/L 下降至 70 g/L。后穹隆穿刺可抽出不凝血。

2)证据评价:

①患者既往体健,有明确的停经史,且尿 HCG 阳性,为妊娠状态。

②少量阴道流血,左下腹痛伴肛门坠胀感,面色苍白,血压下降,心率增快,查体提示腹腔内出血,结合妇科 B 超检查及后穹隆穿刺,进一步明确盆腹腔内出血。

3)临床决策:根据以上证据及对证据的评价,考虑为异位妊娠破裂,治疗措施是立即行抗休克治疗,同时尽快手术治疗。

七、知识要点

异位妊娠是妇产科常见的急腹症之一,其发生率正逐年升高,并有导致孕产妇死亡的危险,被视为是具有高度危险性的妊娠早期并发症。异位妊娠重在预防及早诊治。

预防:避免意外妊娠,减少人工流产的次数,防治妇女生殖道炎症,规范各种盆腔手术操作,可降低异位妊娠的发生率。

早诊治:有停经史的女性及时行尿 HCG 及妇科彩超等相关检查。对于早期发现的异位妊娠,在破裂前采用药物保守治疗或及早手术治疗,这既对患者的创伤小,又减少了对医疗资源的浪费。

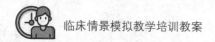

八、客观结构化考核

考核项目		评分标准	分值	得分
素质要求 （2分）		举止端庄，态度和蔼	2	
病史 采集 部分 （23分）	问诊 内容 （15分）	医生的自我介绍及对患者身份情况的问诊	1	
		主诉、病因及诱因	2	
		起病情况及患病时间	2	
		主要症状特点	2	
		病情的发展及演变	2	
		伴随症状	2	
		诊治经过	2	
		一般情况：饮食、睡眠、大小便、体重	1	
		既往史、月经婚育史	1	
	问诊 技巧 （8分）	按问诊顺序系统提问，无重复性、诱导性、诘难性提问	2	
		不用医学术语提问	1	
		注意聆听患者谈话，引证核实信息	2	
		问诊应用结束语	1	
		问诊时间不应超过5分钟	2	
体格 检查 部分 （25分）	检查 内容 （16分）	检查者洗手	2	
		测量体温、脉搏、呼吸、血压	3	
		观察一般情况	4	
		专科检查	7	
	检查 技巧 （9分）	根据假设的诊断，按顺序重点行相关检查	3	
		手法正确规范	2	
		检查动作熟练	2	
		注意与患者交流	2	

续表

考核项目	评分标准	分值	得分
异位妊娠失血性休克的抢救流程（45分）	患者平卧位,开放气道保持通畅	5	
	大流量吸氧	5	
	建立静脉通道(至少2条),快速补液(先晶体后胶体)	7	
	紧急备血、输血	6	
	生命体征监护	5	
	保暖,改善微循环	5	
	腹部皮肤准备,留置尿管	7	
	尽快手术治疗	5	
相关提问（任选一题，5分）	如何诊断异位妊娠？	5	
	异位妊娠破裂的妇科检查有什么特点？		
	异位妊娠破裂失血性休克抢救中最重要的是什么？		
总分		100	

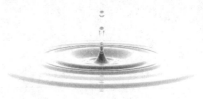

卵巢肿瘤(蒂扭转)情景模拟教学培训教案

一、教学目标

(1)熟悉卵巢良、恶性肿瘤的临床表现、诊断和治疗原则。
(2)掌握卵巢肿瘤的并发症、临床表现及治疗原则。

二、教学对象

(1)低年资医护人员、临床实习/见习生和进修生。
(2)能力尚未达到岗位要求或具有自主学习意愿的医护人员。

三、教学内容

(1)病种:卵巢肿瘤蒂扭转。
(2)重点:卵巢肿瘤蒂扭转的诊断。
(3)难点:卵巢肿瘤的鉴别诊断和辅助诊断手段。

四、教学方法

(1)情景模拟教学和标准化患者。
(2)应用工具:思维导图和循证实践。

五、教学过程

(1)教学安排:情景模拟环节一般不少于 20 分钟,病例讨论及点评环节不少于 20 分钟。
(2)教学步骤:

课前准备 ＞ 案例介绍 ＞ 情景模拟 ＞ 点评反馈 ＞ 知识要点

六、教学案例

1.一般资料

姓名:李✕	年龄:40 岁	性别:女
身高:158 cm	体重:55 kg	教育程度:高中
语言:汉语	婚姻状况:已婚	社会经济背景:中等
职业:农民	生活习惯:良好	家族史:无
主诉:发现右下腹包块半年,突发腹痛 1 小时		

现病史:患者半年前自我触及右下腹包块,如拳头大小,活动,无触痛,因未影响日常生活而未诊治。1 小时前体位改变后突发右下腹痛,呈持续性,伴恶心、呕吐,无放射痛。自发病以来,无阴道流血,饮食、睡眠良好,大小便正常,体重无明显改变

2.情景模拟

患者:标准化患者。

医师(由受训者扮演):询问病史,进行体格检查,作出初步诊断。

(旁白:一名妇科医生正在诊室坐诊,一位患者自行走进诊室)

医师:您好,我是妇科✕大夫,首先我想知道一下您的姓名。(眼睛关切地注视患者,微笑着)

患者:我叫李✕。(有些紧张)

医师:多大年龄了?(微笑)

患者:40 岁。(笑了笑,略放松些)

医师:放松些,不要紧张,慢慢说,哪里不舒服?(关切的表情,适当的肢体语言)

患者:我有时候摸着我肚子里好像有个肿块。(有些紧张的表情,身体前倾,很关注医生的表情和语言)

医师:指给我看看在哪里。(适当的肢体语言和微笑)

(患者手指右下腹部)

医师:有多久了?

患者:大约得有半年了吧,当时是无意中发现的。

医师:平时有什么感觉吗?

患者:平时没什么感觉。

医师:平时有没有阴道流血?

患者:没有。

医师:饮食方面怎么样?有没有腹胀、不消化?

患者:吃饭挺好的。

医师:近半年来体重有没有明显减轻啊?

患者:还是那个体重。

医师:来,我先给您做个检查。(起身,微笑着指引患者躺在检查床上,适当的肢体语言)

(患者躺在检查床上,有点紧张)

医师:这疼不疼?(给患者做检查)

患者:不疼。

医师:(右下腹扪及一拳头大小的肿块,活动好,无压痛,肿块具体性质还不清)您需要进一步的检查。(给患者开相关检查)。

(旁白:2 小时后,患者由家属搀扶着来到诊室,手捂住右下腹,面容痛苦。家属神情紧张,手里拿着彩超报告及化验单)

患者家属:医生,这是怎么回事?(很着急)

医师:先别担心,我再给您查查,请您坚持一下,配合我。(离开座位,快步跑过去,扶住患者,使其躺在检查床上)

患者:唉呦,大夫,疼,就是这里疼得最厉害。(大声喊)

(查体见右下腹还是能触及包块,较前略有增大,张力大,压痛明显。测量生命体征未见异常,查看彩超报告,提示卵巢肿瘤。肿瘤指标等其余检查未见明显异常)

患者:医生,我大便后一起身就感觉肚子突然疼,现在疼得越来越厉害了,这是怎么回事?(恶心、呕吐 1 次)

医师:别担心,考虑为卵巢肿瘤扭转,是比较常见的妇科急腹症。(一边安慰患者,一边耐心地说)

患者家属:这肿瘤扭转了怎么办?(很着急)

医师:治疗原则是一经确诊,尽快行手术治疗,手术目的一是明确诊断,二是切除肿瘤。

患者家属:那手术怎么做啊?有什么风险?

医师:卵巢良性肿瘤可在腹腔镜下手术,而恶性肿瘤一般采用经腹手术,根据患者的各项临床资料,初步考虑患者这个为良性畸胎瘤,手术方式有两种,一是患侧附件切除术,一般适用于年龄大、无生育要求、术中探查见卵巢缺血严重甚至坏死者;二是卵巢肿瘤剔除术,一般适用于年轻、有生育要求、卵巢无明显坏死者。术中还要剖检肿瘤,必要时行冰冻切片组织学检查以明确诊断。手术风险主要为蒂部扭转,血栓形成,术中血栓脱落造成重要器官栓塞。基本情况就这样,我们需要立即行术前准备,尽快手术治疗。

患者家属:我明白了,大夫,那就马上手术吧。

医师:好的,请签署手术知情同意书。

(立即将患者送往手术室)

3.鉴别诊断

(1)思维导图:

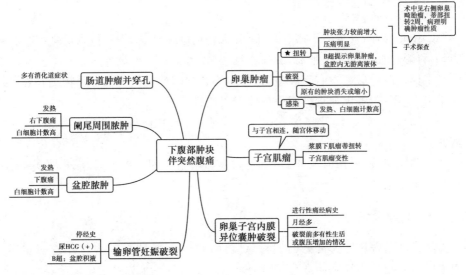

(2)循证实践(5A 循证):

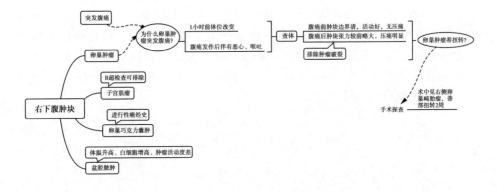

1) 收集证据:

①病史:40 岁女性,半年前发现右下腹包块,无腹胀、腹痛,无阴道流血,1 小时前体位改变后(大便后站立)突发右下腹痛,伴有恶心、呕吐。

②查体:腹痛前生命体征平稳,妇科检查右侧附件区可触及一拳头大小的包块,活动好,边界清,无压痛,其余未触及异常。腹痛发作后表情痛苦,呼吸、心率快,妇科检查右附件区发现包块张力较前略增大,压痛明显。

③辅助检查:血红蛋白正常,白细胞计数正常,肿瘤指标未见异常,尿 HCG 阴性,妇科彩超检查子宫未见异常,右附件区可探及一包块,考虑来源于卵巢,盆腔内无游离液体。阑尾、泌尿系统及腹部彩超未见异常。

2) 证据评价:

①中年女性,发现右下腹包块半年,无任何临床症状,妇科检查活动好,无压痛,妇科彩超提示右卵巢肿瘤,肿瘤指标正常,考虑存在卵巢肿瘤。

②体位改变后突发右下腹痛,伴有恶心、呕吐,妇科检查触及肿物仍存在,较前张力大,压痛,考虑卵巢肿瘤蒂扭转的可能性。

③阑尾、泌尿系统及腹部彩超未见异常,排除其他可能导致急性下腹痛的情况。

3) 临床决策:根据以上证据及证据评价,考虑为卵巢肿瘤蒂扭转,治疗措施是尽快手术治疗。

七、知识要点

卵巢肿瘤蒂扭转为常见的妇科急腹症,约 10% 的卵巢肿瘤会并发蒂扭转。卵巢肿瘤蒂扭转一经确诊,应积极行手术探查,常见手术方式为患侧附件切除及卵巢肿瘤剔除术。

早期诊断并进行及时治疗可有效减少附件切除的概率,术中附件的去留取决于肿瘤性质及扭转的时间及程度。卵巢肿瘤蒂扭转时间短,扭转周数少的患者行卵巢肿瘤剥除术是安全可行的;卵巢肿瘤蒂扭转保留卵巢的手术有助于保留卵巢的内分泌功能。另外,育龄期女性定期行健康查体也尤其重要,旨在早期诊治卵巢肿瘤,避免其发生扭转。

八、客观结构化考核

考核项目		评分标准	分值	得分
素质要求 （2分）		举止端庄,态度和蔼	2	
病史 采集 部分 （43分）	问诊 内容 （23分）	医生的自我介绍及患者身份情况问诊	2	
		主诉、病因及诱因	2	
		起病情况及患病时间	3	
		主要症状特点	3	
		病情的发展及演变	3	
		伴随症状	3	
		诊治经过	3	
		一般情况:饮食、睡眠、大小便、体重	2	
		既往史、月经婚育史	2	
	问诊 技巧 （20分）	按问诊顺序系统提问,无重复性、诱导性、诘难性提问	4	
		不用医学术语提问	4	
		注意聆听患者谈话,引证核实信息	4	
		问诊应用结束语	4	
		问诊时间不应超过5分钟	4	
妇科 检查 （45分）	检查前 要求 （2分）	患者排空膀胱,取膀胱截石位	2	
	检查 内容 （3分）	外阴、阴道、宫颈、子宫、附件	3	
	检查 步骤 （40分）	照明会阴	2	
		戴无菌手套	3	
		视诊与触诊外阴	3	
		选择大小合适的窥阴器	3	
		正确打开窥阴器,暴露宫颈	3	
		视诊宫颈	3	
		轻旋窥阴器进行阴道视诊	3	
		将窥阴器部分闭合后退出阴道,弃于回收器内	3	

续表

考核项目		评分标准	分值	得分
妇科 检查 （45分）	检查 步骤 （40分）	戴手套的示指、中指检查前涂上润滑剂	3	
		引示指、中指于阴道内	3	
		触诊阴道壁，触诊宫颈	3	
		阴腹联合触诊，触及子宫、双附件及宫旁组织	5	
		从阴道内抽出手指，脱去手套，弃于回收器内	3	
相关提问 （任选一题，10分）		妇科检查包括哪些内容？	10	
		什么情况下行三合诊及肛诊？		
		卵巢肿瘤扭转的妇科检查有什么特点？		
总分			100	

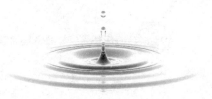

不孕症情景模拟教学培训教案

一、教学目标

(1)查找不孕症的原因。
(2)掌握多囊卵巢综合征的诊断及处理。

二、教学对象

(1)低年资医护人员、临床实习/见习生和进修生等。
(2)能力尚未达到岗位要求或具自主学习意愿的医护人员。

三、教学内容

(1)病种:不孕症。
(2)重点:不孕症的原因分析。
(3)难点:多囊卵巢综合征的诊断。

四、教学方法

(1)情景模拟教学和标准化患者。
(2)应用工具:思维导图和循证实践。

五、教学过程

(1)教学安排:情景模拟环节一般不少于30分钟,病例讨论及点评环节不少于20分钟。
(2)教学步骤:

课前准备 ＞ 案例介绍 ＞ 情景模拟 ＞ 点评反馈 ＞ 知识要点

六、教学案例

1.一般资料

姓名:李××	年龄:33 岁	性别:女
身高:160 cm	体重:70 kg	教育程度:高中
语言:汉语	婚姻状况:已婚	社会经济背景:务农
职业:农民	生活习惯:良好	家族史:无
生命体征:体温 36.8 ℃,搏脉 78 次/分,呼吸 19 次/分,血压 120/70 mmHg		
既往史:既往体健,否认高血压、糖尿病等		
现病史:患者 $G_2P_1A_1L_1$,因近 2 年来夫妻同居未自然受孕来诊,平素月经欠规律,肥胖,体重指数 27,子宫双附件大致正常,输卵管通畅,无生殖器畸形及肿瘤。雄激素、泌乳素偏高,黄体生成素(LH)/卵泡刺激素(FSH)偏高,未监测到优势卵泡		

2.情景模拟

患者:标准化患者。

医师(由受训者扮演):询问病史,进行体格检查,作出初步诊断。

　　医师:您好,请坐,请问有什么需要帮忙的吗?

患者:医生,您好,想让您帮我看看,要个二胎宝宝,国家放开二胎也有 1 年多了,快 2 年了,我家老大也 8 岁了,我们也想生二胎,可是努力了这么长时间也没怀上。

医师:您今年 33 岁了,生过 1 个宝宝。

患者:是的,结婚第 2 年生的,生的时候是顺产的。

医师:平常月经正常吗? 痛经吗? 初潮年龄记得吗?

患者:还行,我一直月经往后拖,经常 40 多天一次,但不痛,初潮年龄 12 岁。

医师:月经期持续几天?

患者:5 天吧。

医师:有流产史吗?

患者:流过 1 个。

医师:当时是什么情况?

患者:刚生完老大不长时间,孩子小,不想要,就吃了药,结果没流下来,又刮的宫。

医师:流产后有什么变化吗?

患者：没什么变化，就是胖了，后来放了节育环，二胎政策放开才取出来。

医师：胖了？体重增加了多少？

患者：结婚前我才 55 kg，现在 70 kg，当时胖起来就没再减下来。

医师：既往有高血压、糖尿病或者其他的什么病吗？

患者：没有，很健康，什么病也没有。

医师：那从决定要二胎到现在时间也不短了，中间去过医院吗？

患者：看过，看过不少呢！也有中医，也有西医，都不行。检查也做了一大堆，我都带着呢，您看。（患者从随身带的包裹里倒出来一堆病历、化验单等）

医师：好，我看一下。都是你的检查，你丈夫检查过吗？

患者：查过，他没什么大问题。

医师：这是子宫双附件B超，大致正常。输卵管通液做了好几次呢！输卵管也是通畅的。也有子宫输卵管造影，这个比较直观，也没什么大问题。这个内分泌是什么时候查的？是月经第 3 天吗？

患者：从来月经开始第 3 天，还流着血呢！不会不准吧？

医师：这是基础内分泌，雄激素高，泌乳素高，没监测过卵泡？

患者：看过，没看着有好卵泡，太麻烦就没再测。

医师：请排空膀胱后，我给您做一个妇科检查。

（检查完毕）

患者：医生，有问题吗？我还能怀孕吗？

医师：根据您的病史、检查，我分析了一下：您平素月经较规律，12 岁初潮，5/40 天，$G_2P_1A_1L_1$，顺产 1 次，流产 1 次，可排除原发不孕。既往无高血压、糖尿病、内分泌方面的肿瘤等病史，妇科检查示子宫大小正常，活动好，双附件无压痛，结合 B 超、输卵管造影，可排除生殖器因素如输卵管闭锁不通、子宫肌瘤、子宫畸形等，但体重偏高，体重指数超过 27，阴毛浓厚；内分泌结果中雄激素、泌乳素偏高，考虑内分泌因素引起不孕的可能性大，初步考虑多囊卵巢综合征。我建议您进一步检查，平时注意控制饮食，适当增加运动量，复查妇科内分泌（上一次结果已经半年了）、空腹血糖、胰岛素及葡萄糖负荷后胰岛素，监测一下卵泡和子宫内膜，再决定下一步的治疗，必要时行促排卵治疗，好吗？

患者：好的，谢谢医生。

（1 个多月后）

李××内分泌结果：雄激素偏高，约 2 倍于正常值，泌乳素偏高，黄体生成素/卵泡刺激素比值大于 2。双侧卵巢偏大，卵巢内见直径 2~9 mm 的卵泡不少于 12 个。诊断为多囊卵巢综合征，考虑患者体内雌激素水平正常，可给予促排卵药物治疗。予以口服氯米芬促排卵治疗，注意监测卵泡。

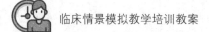
（3 个月后）

患者成功受孕。

3.鉴别诊断

（1）思维导图：

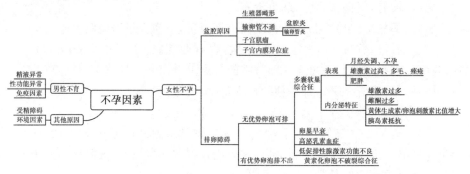

（2）循证实践（5A 循证）：

1）问诊：丈夫检查正常，已生育一子，月经不规律，接近 2 年未自然受孕。既往体健，否认高血压、糖尿病、先天性肾上腺皮质增生、库欣综合征等疾病。

2）查体：肥胖，体重指数 27，阴毛浓厚，子宫双附件大致正常。

3）实验室和其他辅助检查：血雄激素、泌乳素偏高，黄体生成素/卵泡刺激素比值偏高，雌激素正常。B 超示子宫大小正常，无生殖道畸形、肿瘤；输卵管通畅；双侧卵巢偏大，可见直径 2～9 mm 的卵泡不少于 12 个，无优势卵泡。

4）诊断排卵障碍，在药物作用下（使用氯米芬）有优势卵泡排出，成功受孕。

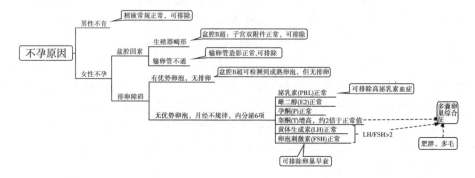

七、知识要点

（1）定义：多囊卵巢综合征是一组病因不明，临床表现高度异质性，以无排卵和高雄激素血症为主要特征的临床综合征，是最常见的无排卵性不孕的原因。

（2）临床表现：月经失调为主要症状，生育期妇女因排卵障碍导致不孕，多毛、痤疮为高雄激素血症最常见表现,肥胖与胰岛素抵抗有关。

(3)初步诊断:①稀发排卵或无排卵;②高雄激素的临床表现或血症;③B超提示一侧或两侧卵巢直径 2～9 mm 的卵泡不少于 12 个和(或)卵巢体积不小于 10 mL。以上 3 项符合 2 项并排除其他高雄激素病因者可确诊。

(4)诊疗处置:①调整生活方式,控制饮食,增加运动,降低体重。②药物治疗:调整月经周期,降低血雄激素水平,改善胰岛素抵抗,诱发排卵。克罗米芬是一种简单、经济、相对安全的促排卵药物。③手术治疗:卵巢打孔术、卵巢楔形切除术等是多囊卵巢综合征的传统治疗方法;辅助生育技术是难治性多囊卵巢综合征的很有前景的治疗方法。

八、客观结构化考核

考核项目		评分标准	分值	得分
素质要求 (8分)		举止端庄,态度和蔼,语言通俗易懂	4	
		仪表大方,服装、衣帽整洁	2	
		医生自我介绍及患者身份确认	2	
病史 采集 (38分)	内容 (29分)	现病史:发病时间、诊疗经过、目前状况	10	
		生活方式、饮食习惯、体格改变	6	
		月经婚育史:注意月经周期、经期、经量,有无不良孕产史	8	
		既往史:有无高血压、糖尿病、肝肾疾病、肿瘤病史	5	
	问诊 技巧 (9分)	按顺序提问,无重复性、诱导性、诘难性提问	5	
		聆听及核实患者所提供的信息	2	
		尊重患者,问诊时间不宜过长	2	
体格检查 (14分)		注意手卫生	3	
		全身体格检查,注重妇科检查	6	
		操作熟练,手法准确	5	
辅助检查 (13分)		必选:妇科B超、输卵管造影、内分泌六项、血常规、肝肾功能、抗苗勒氏管抗体	9	
		可选:抗核抗体、抗精子抗体、糖耐量试验、血型、甲状腺功能、胰岛素水平	4	

续表

考核项目	评分标准		分值	得分
治疗 （27分）	调整生活方式		5	
	药物治疗 （12分）	性激素调整月经周期	3	
		降雄激素	3	
		改善胰岛素抵抗	3	
		诱发排卵（克罗米芬）	3	
	手术		5	
	辅助生育技术		5	
总分			100	

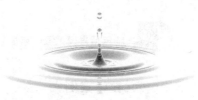

阴道流血情景模拟教学培训教案

一、教学目标

(1)明确阴道流血的复杂性。
(2)掌握功能失调性子宫出血的诊断(排除法)及治疗方案。

二、教学对象

(1)低年资医护人员、临床实习/见习生和进修生等。
(2)岗位能力不能匹配或现有自主学习意愿的医护人员。

三、教学内容

(1)病种:功能失调性子宫出血。
(2)难点:阴道流血原因的多样性、复杂性。
(3)重点:功能失调性子宫出血的排除性诊断。

四、教学方法

(1)情景模拟教学和标准化患者。
(2)应用工具:思维导图和循证实践。

五、教学过程

(1)教学安排:情景模拟环节一般不少于 20 分钟,病例讨论及点评环节不少于 20 分钟。
(2)教学步骤:

课前准备	案例介绍	情景模拟	点评反馈	知识要点

六、教学案例

1.一般资料

姓名:曹××	年龄:46岁	性别:女
身高:162 cm	体重:65 kg	教育程度:初中
语言:汉语	婚姻状况:已婚	社会经济背景:务农
职业:农民	生活习惯:良好	家族史:无
既往史:既往无高血压、心脏病、血友病、甲亢、肝肾功能不全等		
现病史:阴道流血淋漓不断20余天,头晕乏力2天,止血药物治疗不佳。平素月经较规律,14岁初潮,5/35天,$G_5P_3A_2L_3$,入院完善相关辅助检查(血常规、凝血功能、子宫双附件B超等),行诊断性刮宫,病理结果示单纯性增生		

2.情景模拟

医师:×主任,有位新入院的阴道流血患者,向您汇报一下。

主任:好的,请具体说一下。

医师:曹××,女,46岁,已婚女性,$G_5P_3A_2L_3$,末次分娩在11年前,平素月经较规律,此次阴道流血淋漓不断20余天,流血量时多时少,头晕乏力2天,既往体健,否认高血压、糖尿病、肝肾功能病变、血友病等。查体见一般情况可,因阴道流血似月经量而未行阴道检查。辅助检查:血常规示血红蛋白82 g/L,凝血功能正常。尿HCG阴性,肝肾功能正常。妇科B超:子宫双附件未见明显异常,子宫内膜厚0.7 cm。

主任:针对此患者,初步诊断写什么?

医师:考虑功能失调性子宫出血的可能性大,现在患者阴道流血较多,已应用氨甲环酸止血,抗生素抗炎治疗,您看应用哪种方案治疗呢?

主任:走,我们一起去看看患者。

主任和医生来到病房。

医师:×主任,这是曹××。曹××,×主任过来看你。

主任:你好,感觉哪里不舒服?

患者:×主任好,月经来了20多天了,老流血,太烦人了!

主任:流血量多吗?

患者:有时候多,有时候少。

主任:和月经量相比呢?

患者:不一定。

主任:流血这么长时间,头晕吗? 看过吗?

患者:看过,好像是流血了 10 天吧,吃的宫血宁、云南白药,还有头孢吧。头两三天管用,以后就不管用了。

主任:现在感觉如何?

患者:头晕,没劲儿,也不想动弹。

主任:做过什么辅助检查?

患者:查了尿,没怀孕;做了 B 超,查的血,都给你们了。

主任:平常身体好吗? 有没有血液病、高血压、子宫肌瘤、肝脏等方面的疾病?

患者:没有,平常身体很好。

主任:好,我们尽快完善必要的检查,查找原因,止血,因为你流血时间长,先进行预防性抗炎治疗。注意休息,有什么不舒服的地方及时告诉我们。

(主任和医生回到办公室)

主任:根据该患者现在的资料,已排除妊娠有关的出血、血液系统以及全身疾病,子宫黏膜下肌瘤和息肉的可能性也不大,功能失调性子宫出血的可能性大,但需排除生殖器肿瘤,尤其是子宫内膜癌有待排除。查血甲胎蛋白(AFP)、癌胚抗原(CEA),可行宫腔镜下诊断性刮宫,既可有效止血,又可明确子宫内膜的功能变化。

(一天后)

医师:×主任,患者的诊刮病理结果已回,为子宫内膜单纯性增生,AFP、CEA 均阴性,就是功能失调性子宫出血,现一般情况较好,已给予口服补铁药物治疗。

3.鉴别诊断

(1)思维导图:

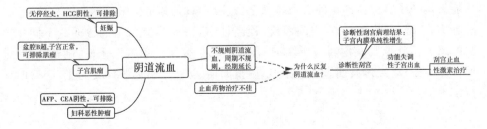

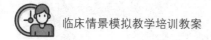

（2）循证依据（5A 循证）：

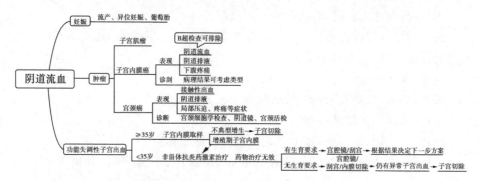

1）收集证据：功能失调性子宫出血最常见的症状是阴道流血，可表现为月经过多、过频，流血不规则。表现不典型者与多种疾病的表现相似，需用排除法诊断，排除的疾病有：①妊娠相关出血；②生殖器肿瘤；③血液系统病变及全身疾病（肝肾功能不全、甲状腺疾病）；④外源性激素引起的病变；⑤节育器等异物引起的病变。

2）证据评价：本患者为 46 岁已婚女性，处于围绝经期；既往体健，否认全身疾病（如血液系统疾病）；不规则阴道流血淋漓不断 20 余天，头晕乏力 2 天，周期不规则，经期延长；无停经史，HCG 阴性，可排除妊娠相关疾病，如流产、葡萄胎等；AFP、CEA 阴性，可排除生殖道恶性肿瘤。

3）临床决策：诊断性刮宫可迅速止血，又能明确子宫内膜的病理变化。

七、知识要点

功能失调性子宫出血为妇科常见病，是由于神经内分泌系统调节机制失常所致的子宫异常出血，临床上可表现为：①月经频发，周期不超过 21 天。②月经稀发，周期不少于 35 天。③月经过多，月经量明显增多。④月经过少，月经量明显减少或呈点滴状出血。⑤不规则子宫出血，可并发贫血、不孕、早孕期流产等。功能失调性子宫出血的诊断必须排除全身性疾病，尤其是生殖道器质性疾病、恶性肿瘤，B 超、宫腔镜、子宫内膜活检（诊断性刮宫）是最有价值的诊断。不同年龄的患者治疗原则及用药有所区别：青春期和生育年龄患者以止血、调整周期、促排卵为主；绝经过渡期患者以止血、调整周期、防止子宫内膜病变为主，必要时行手术治疗。

八、客观结构化考核

考核项目		评分标准	分值	得分
素质要求 （5分）		仪表大方,举止端庄,态度和蔼	3	
		服装,衣帽整洁	2	
准备 （5分）		医生的自我介绍及了解患者身份情况	2	
		根据病情特点,对患者进行全面评估	3	
病史 采集 （37分）	内容 （28分）	现病史:发病时间、经过、诊疗经过、目前状况、有无诱因,近期有无服药史	8	
		月经婚育史:注意月经周期、经期、经量	8	
		既往史:有无高血压、血液系统疾病、肝肾疾病	8	
		按顺序系统提问,无重复性、诱导性、诘难性提问	4	
	问诊 技巧 （9分）	注意聆听及核实患者所提供的信息	3	
		尊重患者,给患者充分的肯定、信任及鼓励	3	
		问诊时间不宜过长	3	
体格 检查 （15分）		注意手卫生	3	
		全身体格检查,测量体温、脉搏、呼吸、血压,注意心肺检查	6	
		操作熟练,手法准确	6	
辅助检查 （10分）		血常规、凝血功能、尿 HCG、肝肾功能、AFP、CEA、输血前常规	10	
治疗 （25分）		诊断性刮宫	15	
		抗炎、止血、对症支持治疗、必要时输血	5	
		性激素治疗	5	
医患沟通 （3分）		言简意赅,通俗易懂	3	
总分			100	

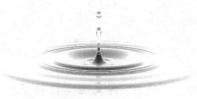

妊娠期肝内胆汁淤积症情景模拟教学培训教案

一、教学目标

(1)认识孕期皮肤瘙痒的原因。

(2)掌握孕期皮肤瘙痒的鉴别诊断及处理。

二、教学对象

(1)低年资医护人员、临床实习/见习生和进修生等。

(2)能力尚未达到岗位要求或有自主学习意愿的医护人员。

三、教学内容

(1)病种:妊娠期肝内胆汁淤积症。

(2)难点:孕期皮肤瘙痒的原因。

(3)重点:孕期皮肤瘙痒正确的鉴别诊断及处理。

四、教学方法

(1)情景模拟教学和标准化患者。

(2)应用工具:思维导图和循证实践。

五、教学过程

(1)教学安排:情景模拟环节一般不少于 20 分钟,病例讨论及点评环节不少于 20 分钟。

(2)教学步骤:

课前准备 ▷ 案例介绍 ▷ 情景模拟 ▷ 点评反馈 ▷ 知识要点

六、教学案例

1.一般资料

姓名:张××	年龄:28 岁	性别:女
身高:162 cm	体重:70 kg	教育程度:高中
语言:汉语	婚姻状况:已婚	社会经济背景:务农
职业:农民	生活习惯:良好	家族史:无

现病史:患者现孕 34^{+2} 周,平素规律产检,无异常孕产史,约半月前出现不明原因的皮肤瘙痒,自觉胎动正常,今日来产科门诊就诊。查体:青年女性,面色红润,血压 115/80 mmHg,心率 80 次/分,胎心 140 次/分,腹膨隆,肝区无压痛,胎儿头位,无宫缩,四肢及腹部见皮肤抓痕,胎心监护(NST)反应型。实验室检查:口服葡萄糖耐量试验结果无明显异常,血清总胆汁酸 25 μmol/L,谷丙转氨酶 50 mmol/L,谷草转氨酶 35 mmol/L,血清胆红素结果未见明显异常

既往史:既往体健,否认高血压、糖尿病等病史

2.情景模拟

孕妇:医生,我现在怀孕 8 个月了,身上痒得很,怎么办?

医师:您好,请去里面的检查床上躺下,我给您检查一下。

(孕妇躺下后,医生查看孕妇,发现四肢及腹部皮肤出现条状抓痕,全身皮肤无明显黄染。查体腹软,上腹部无压痛,胎心正常,未触及宫缩)

医师:这种瘙痒出现多长时间了?

孕妇:以前稍微有,最近半个月比较厉害。

医师:您今天吃早饭了吗? 还是空腹?

孕妇:没有吃,空腹。

医师:怀孕 6 个月时做葡萄糖筛查了吗?

孕妇:没有做。

医师:那您先去查个血看看。

孕妇:医生,查什么指标?

医师:查个肝功、血清胆汁酸,补一个口服葡萄糖耐量(OGTT)试验吧。

(2 小时后孕妇返回产科门诊,拿回检验报告单,结果示总胆汁酸 25 μmol/L。血清肝功中谷丙转氨酶、谷草转氨酶、胆红素等无明显异常,OGTT 结果大致正常)

孕妇(焦急地询问):医生,结果怎么样啊? 很严重吗?

医师:您先别太紧张,所查项目里,这个血清总胆汁酸超过了正常水平,结合您孕晚期皮肤瘙痒的临床表现,属于轻型肝内胆汁淤积症。

孕妇(继续问):那怎么办? 需要住院吗?

医师甲:轻型一般不需住院,但是要每周做胎心监护,定期复查相关生化指标,准确计算每天的胎动,及时发现胎儿宫内缺氧的状况。

具体治疗方法:

(1)轻症患者:一般处理,适当卧床休息,胎儿监测,无特殊治疗方法。

(2)重症患者,药物治疗能使孕妇的临床症状减轻,胆汁淤积的生化指标和围产儿预后改善,口服熊去氧胆酸为治疗妊娠肝内胆汁淤积症的一线药物。

孕妇口服了这个药物,自觉胎动,每周定期产检。

孕 36 周:总胆汁酸降至 15 μmol/L,谷丙转氨酶、谷草转氨酶正常。

孕 39 周:因臀先露而剖宫产分娩一健康婴儿。

3.鉴别诊断

(1)思维导图:

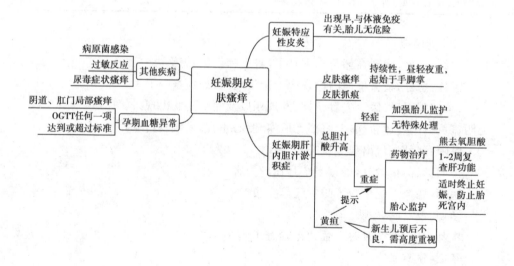

（2）循证依据：

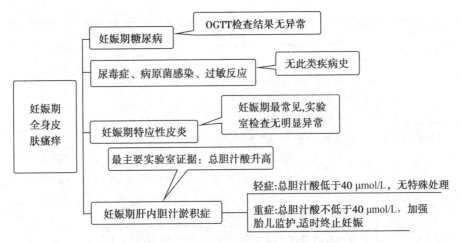

妊娠期全身皮肤瘙痒
- 妊娠期糖尿病 —— OGTT检查结果无异常
- 尿毒症、病原菌感染、过敏反应 —— 无此类疾病史
- 妊娠期特应性皮炎 —— 妊娠期最常见，实验室检查无明显异常
- 最主要实验室证据：总胆汁酸升高
- 妊娠期肝内胆汁淤积症
  - 轻症：总胆汁酸低于40 μmol/L，无特殊处理
  - 重症：总胆汁酸不低于40 μmol/L，加强胎儿监护，适时终止妊娠

1）患者孕 34^{+2} 周，自半月前出现不明原因的皮肤瘙痒。

2）查体：血压 115/80 mmHg，心率 80 次/分，腹软，肝区无压痛，无宫缩，胎心 140 次/分，四肢及腹部见皮肤抓痕。

3）实验室检查：OGTT 结果无明显异常，总胆汗酸 25 μmol/L，谷丙转氨酶 50 mmol/L，谷草转氨酶 35 mmol/L，血清胆红素结果未见明显异常。

七、知识要点

相关疾病：妊娠期特应性皮炎。妊娠期特应性皮炎为最常见的妊娠瘙痒性皮肤病，患者多有遗传过敏病史，通常出现在妊娠 4～6 个月，与体液免疫增强、细胞免疫力下降有关。约 20% 的病例表现为原特应性皮炎加重，80% 的病例表现为较长缓解期后在妊娠期出现特应性皮炎（儿童期患特应性皮炎）。

诊断：组织病理无特殊性，部分患者血清常有高水平 IgE。皮损对治疗反应迅速，大部分患者在妊娠期可有明显缓解，再次妊娠复发较常见，胎儿无危险。

八、客观结构化考核

考核项目		评分标准	分值	得分
仪容仪表 (5分)		仪表大方,态度端正	5	
病史采集 重点内容 (10分)		既往史	2	
		主要症状的出现时间	2	
		有无诱因(气候、衣着、食物有无影响)	2	
		有无伴随症状	2	
		诊治经过	2	
体格 检查 重点 内容 (40分)	全身 查体 (20分)	基本生命体征、胎心率的测量	5	
		全身散在多处皮肤状况的检查(有无皮损、皮损的特点等)	5	
		详细的腹部查体(注意肝区有无压痛)	10	
	四步 触诊法 (20分)	面对患者,两手置于宫底,判断宫底部胎儿部位	5	
		沿宫体反向两手置于孕妇腹部两侧,一手固定,一手按压,确定胎背方向	5	
		拇指与四指分开,置于耻骨联合上,判断先露为胎头还是臀,左右推动是否衔接	5	
		朝向患者足部,两手置于先露部两侧,核对先露,确定入盆程度	5	
辅助检查 (5分)		肝功能,血清总胆汁酸,OGTT 检查	15	
轻、重症肝内 胆汁淤积症的 区别(30分)		轻症无特殊处理,重症可口服药物治疗,加强胎儿监护,适时终止妊娠,防止胎死宫内	30	
与患者沟通 (5分)		言简意赅,通俗易懂	5	
操作熟练程度 (5分)		操作熟练、轻柔、手法正确	5	
总分			100	

第四章

儿科专业教案

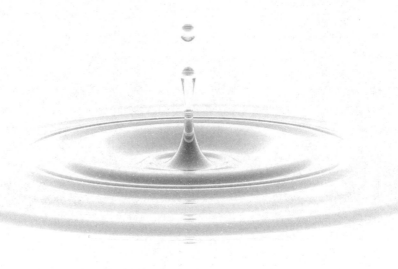

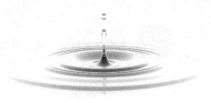

小儿热惊厥情景模拟教学培训教案

一、教学目标

(1)认识小儿惊厥的重要性及治疗不及时的不良后果。
(2)掌握小儿热惊厥患儿的病例认知、临床诊断、急救处理、处置方法。
(3)掌握小儿腰椎穿刺术的标准操作方法。
(4)提高有效进行医患沟通的能力。

二、教学对象

(1)低年资医护人员、临床实习生/见习生和进修生。
(2)能力尚未达到岗位要求或者具有自主学习意愿的医护人员。

三、教学内容

(1)病种:小儿热惊厥。
(2)重点:小儿热惊厥的鉴别诊断。
(3)难点:小儿腰椎穿刺术的操作规范。

四、教学方法

(1)情景模拟教学和标准化患者。
(2)应用工具:思维导图和循证实践。

五、教学过程

(1)教学安排:情景模拟环节一般不少于20分钟,病例讨论及点评环节不少于20分钟。
(2)教学步骤:

课前准备 ▷ 案例介绍 ▷ 情景模拟 ▷ 点评反馈 ▷ 知识要点

六、教学案例

1.一般资料

姓名:小明	年龄:1 岁零 5 个月	性别:男
身高:80 cm	体重:12 kg	
主诉:发热半天伴抽搐 2 次		
现病史:患儿因发热半天伴抽搐 2 次入院,今晨无明显原因及诱因出现发热,体温 38.5 ℃左右,家属给予患儿口服退热药物,体温控制不佳,20 分钟前患儿突然出现抽搐,表现为双目上视,口吐白沫,牙关紧闭,四肢抖动,口唇青紫,家属掐人中后缓解,持续约 3 分钟,为行进一步诊治来院,后复又抽搐 1 次,表现同前		
既往史:既往体健,无特殊疾病		
家族史:父亲诉幼时有发热惊厥病史		
个人史:第二胎,第二产,足月顺产,出生时无异常,生长发育无异常		

2.情景模拟

情景故事描述:儿科医师甲及患儿父母怀抱患儿模型,送入儿内科(途中患儿父母口中大喊"医生救命,小孩抽风了",同时表情急切,气喘吁吁)。到达儿科抢救间,护士甲给予患儿吸氧面罩吸氧,护士乙连接多参数监护仪,完成血氧饱和度、血压、心率、呼吸频率的基础检查,同时儿科医师甲进行查体及询问病史,儿科医师乙下医嘱,展开患儿惊厥急救措施。患儿体温 39.5 ℃,脉搏126 次/分,呼吸 28 次/分,体重 12 kg,仍抽搐发作,意识不清,双瞳孔等大等圆,直径 2 mm,牙关紧闭,双肺呼吸音粗,未闻及干湿啰音,心腹查体无异常,病理征阳性。

医嘱:多参数监护,低流量吸氧。

抗惊厥治疗:水合氯醛灌肠,地西泮静推,积极退热处理等对症治疗。

完善检查:电解质、血糖、血气分析、三大常规、心肌酶、肝肾功、脑电图、颅脑 MRI。

物品:器械(吸氧用物、注射盘、静脉留置针、消毒液、输液贴、输液器、静脉采血针、注射器、小儿腰穿包等),药物(利多卡因、水合氯醛、安定、苯巴比妥、生理盐水、5%的葡萄糖溶液、甘露醇药物等)。

人物:儿科医师甲、乙,儿科护士甲、乙,患儿父母。

情景	被考核者反应及考核要点
	1．一般处理
	（1）保持呼吸道通畅、防止窒息：抽搐时应平卧，头转向一侧，及时清除口、鼻、咽喉内的分泌物或呕吐物，以防吸入气管而发生窒息。一旦发生窒息，除清除分泌物或呕吐物外，要立即进行人工呼吸（口对口呼吸），必要时做气管切开
	（2）防止意外损伤：为防止舌咬伤，可用纱布裹好压舌板置于上下磨牙间；若牙关紧闭，不要强行撬开；为防止从床上滚落而跌伤，需有人守护或加用护栏
	（3）防止缺氧性脑损伤：立即给予氧气吸入，必要时可加用细胞营养药物
	（4）注意退热，积极控制感染，纠正水和电解质代谢紊乱等
	（5）保持安静，禁止一切不必要的刺激
	2．抗惊厥药物
【情景一】患儿入院查体：生命体征：体温 39.5 ℃，心律 126 次/分，呼吸 28 次/分，体重 12 kg，仍抽搐发作，意识不清，双瞳孔等大等圆，直径 2 mm，牙关紧闭，双肺呼吸音粗，未闻及干湿啰音，心腹查体无异常，病理征阴性	（1）安定：常为首选药物，按每次 0.2～0.3 mg/kg 静脉缓注（原药不稀释，速度为每分钟 1 mg），作用快，1～3 分钟生效，但作用时间短，必要时 20 分钟重复 1 次，一日可重复 3～4 次，注意每次最大剂量儿童不超过 10 mg，婴儿不超过 3 mg，有抑制呼吸、心跳和降低血压之弊，曾用过巴比妥类药物者尤其要注意
	（2）苯巴比妥钠：按照每次 5～10 mg/kg 肌注，为控制惊厥的基本药物，但见效较慢，注入 20～60 分钟才能在脑内达到药物浓度的高峰，故不能使惊厥立即停止发作。但维持时间长，在用安定等控制发作后，可用作维持治疗药物，以巩固疗效
培训者引导：你该如何进行急救？	（3）10％的水合氯醛：本药作用较快，持续时间较短，每次 0.4～0.6 mL/kg 加入 1～2 倍生理盐水灌肠或鼻饲，止痉快，必要时 30 分钟后重复 1 次，此外氯丙嗪、苯妥英钠、咪达唑仑等均有止痉作用
	考核要点：
	（1）急救措施是否及时有效
	（2）评价与患儿家长沟通的效果
	（3）是否注意无菌操作
	（4）是否有爱伤观念

续表

情景	被考核者反应及考核要点
【情景二】患儿入院后未再抽搐，血常规示白细胞 9.7×10⁹/L，中性粒细胞 72%，淋巴细胞 25%，血红蛋白 123 g/L，血小板 231×10⁹/L，血糖、电解质、血氨均正常，已给予多参数监护、吸氧、镇静止惊、降颅压及其他对症治疗，需要对患儿进行腰穿，排除颅内感染 培训者提问：请对患儿进行腰穿。	操作规程： (1)准备腰椎穿刺包、手套、测压表、治疗盘(碘酒、酒精、棉签、胶布、利多卡因)，需做培养者准备培养基 (2)患儿侧卧，背向术者，助手面对患儿，用双手将患儿头部向胸部弯曲，并将患儿双腿屈曲，将背部突出，至背部与台面垂直，固定好 (3)穿刺部位一般选用第 3～4 或 4～5 腰椎棘突之间(两髂嵴连线和脊柱交点为第 4 腰椎)，其上下毗邻的一个腰椎间隙可作为穿刺点，穿刺点不宜选择过高 (4)常规消毒局部皮肤，术者戴消毒手套，盖上无菌孔巾，作局部麻醉 (5)术者用左手指尖紧按住两个棘突间隙的皮肤凹陷，右手持穿刺针，于穿刺点刺入皮下，使针垂直于脊背平面或略向头端倾斜，并缓缓推进，当感到阻力突然降低时，有"突破纸感"即达蛛网膜下腔。再徐徐抽出针芯，使脑脊液自行流出，测定滴速或接上压力管测压，让患儿双腿慢慢伸直，每瓶接取 1～2 mL 脑脊液，做常规、生化及培养 考核要点： (1)评价腰穿操作是否规范 (2)评价与患儿家长沟通的效果 (3)是否注意无菌操作 (4)是否有爱伤观念

3.鉴别诊断
(1)思维导图：

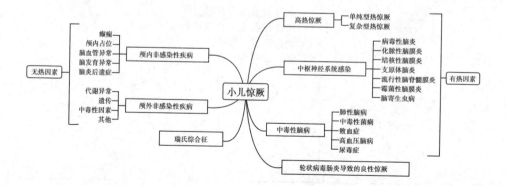

（2）循证实践：

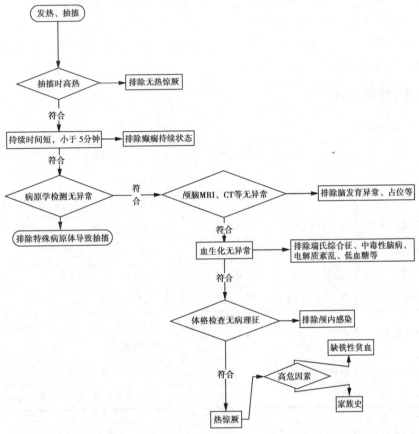

1）问诊：男性患儿，无抽搐病史，现发热半天伴抽搐 2 次。

2）查体：体温 39.5 ℃，心律 126 次/分，呼吸 28 次/分，体重 12 kg，仍抽搐发作，意识不清，双瞳孔等大等圆，直径 2 mm，牙关紧闭，双肺呼吸音粗，未闻及干湿啰音，心腹查体无异常，病理征阴性。

3）体检：惊厥发作时应进行紧急止痉，同时注意观察抽搐情况及进行重点查体。待惊厥停止后进行全面体检，注意神志、瞳孔大小、面色、呼吸、脉搏、肌张力、皮疹和淤点，重点检查神经系统，注意有无定位体征、脑膜刺激征和病理反射。此外，应注意心音、心律、杂音及肺部啰音，肝脾大小，血压高低。婴幼儿应检查前囟门、颅骨缝，必要时做眼底检查。

4）辅助检查：

①血、尿、大便常规：有助于中毒性菌痢、尿路感染等感染性疾病的诊断。

②血生化检查：如钙、磷、钠、钾、镁含量及肝肾功能，可帮助了解有无代谢异

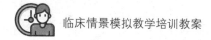

常;所有惊厥病例均应检查血糖,以了解有无低血糖。

③选择血、尿、大便、脑脊液等标本进行培养,明确感染病原体。

④毒物及抗癫痫药物浓度测定(神经毒性药物)。

⑤其他检查:怀疑颅内病变可选择腰椎穿刺、眼底检查、脑电图、颅脑 MRI、颅脑 CT、头颅 B 超等。

七、知识要点

1.重点解析

特点	单纯性高热惊厥	复杂性高热惊厥
发病年龄	6 个月至 6 岁	任何年龄
神经系统病史	无	可有,如外伤、窒息、中毒等
发作时的体温	病初体温骤升,多在 38 ℃以上	低热也可发生
惊厥发作类型	一般为全身性、对称性	可为一侧性、局限性
惊厥持续时间	短,数秒至数分,极少超过 10 分钟	长,可超过 10～20 分钟
惊厥次数	少,一次疾病中大多仅一次	多,反复发作
神经系统检查	正常	可不正常,如有病理征、颅神经麻痹、偏瘫等
脑电图	热退 1～2 周后正常	1～2 周后仍可异常
预后	良好	差,反复发作、癫痫、智能或行为异常

2.知识瞭望

有关缺铁性贫血与热惊厥之间的关系,国内少见报道。缺铁性贫血可使血中单胺氧化酶和醛氧化酶的活性降低,伴有 5-羟色胺、多巴胺浓度升高,这是重度缺铁性贫血儿童脑功能异常的原因之一。缺铁性贫血还可引起神经元发育和髓鞘形成受损,使兴奋易泛化,导致惊厥。婴幼儿时期由于铁摄入量不足、体内铁储备不足、需要量增加等原因,常导致缺铁性贫血,加上高热时可使贫血或铁缺乏对脑的不良反应增加,从而易引起惊厥。感染性疾病过程中铁的消耗增加,摄入减少,利用发生障碍;恢复期出现明显的铁缺乏,导致缺铁性贫血。急性上呼吸道感染常表现为发热,甚至高热、过高热,加剧缺铁性贫血的发生,使惊厥发生的危险性增加,更易出现惊厥。针对有缺铁性贫血的患儿,应及时合理地补充铁剂,纠正贫血,促进神经、体格发育,保证人体各种含铁酶的正常活性,提高机体免疫力,以减少各种感染的发生,从而降低热惊厥的发生率。

八、客观结构化考核

考核项目	评分标准		分值	得分
病史采集 (15分)	起病时间及方式		1	
	可能的病因及诱因		1	
	主要症状的系统描述 (4分)	部位	1	
		性质	1	
		持续时间	1	
		缓解和加重因素	1	
	关于病情 (2分)	发展及演变	1	
		伴随症状	1	
	诊疗经过及效果		1	
	与鉴别诊断相关的现病史		1	
	发病后的一般情况:大小便、饮食、睡眠		1	
	既往史		1	
	个人史		1	
	家族史		1	
	整个诊疗过程体现人文关怀及手卫生		1	
临床诊疗决策 (25分)	根据病史、症状、体征尽快作出下一步诊疗决策		5	
	主要诊断以及需要排除的鉴别诊断		10	
	最佳治疗方案以及替代方案		10	
热惊厥抽搐状态急救 (25分)	签署知情同意书		2	
	急救准备:温度要求、药品及器械准备		3	
	一般处理		8	
	抗惊厥药物使用		12	

续表

考核项目	评分标准		分值	得分
小儿腰椎穿刺（20分）	准备质量（5分）	取得患儿家长的知情同意与合作,洗手戴口罩	1	
		病情评估:生命体征、血气分析	1	
		备物:准备腰椎穿刺包、手套、测压表、治疗盘(碘酒、酒精、棉签、胶布、利多卡因),需作培养者准备培养基	3	
	操作流程质量（10分）	根据标准的腰穿操作流程进行操作	10	
	全程质量（5分）	评价腰穿是否规范	3	
		是否注意无菌操作	2	
医患沟通（15分）		沟通内容的系统性、全面性、通俗性、及时性	2	
		充分告知患儿及其家长诊断、发病原因、最佳治疗方案以及替代方案	3	
		充分告知患儿及其家长治疗目的以及相应的不良反应	3	
		沟通时充满尊重、理解、关心、信任、感激	3	
		沟通过程文明用语	2	
		整个医患沟通过程中体现人文关怀	2	
总分			100	

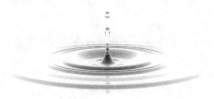

支气管哮喘情景模拟教学培训教案

一、教学目标

(1)认识支气管哮喘早期防治的重要性。

(2)掌握儿童支气管哮喘急性发作期及慢性持续期的治疗。

(3)加强儿童支气管哮喘的教育与管理。

二、教学对象

(1)低年资医护人员、临床实习/见习生和进修生。

(2)能力尚未达到岗位要求或具有自主学习意愿的医护人员。

三、教学内容

(1)病种名称:支气管哮喘。

(2)重点:儿童支气管哮喘急性发作期的治疗。

(3)难点:儿童支气管哮喘慢性持续期的治疗、哮喘的教育及管理。

四、教学方法

(1)情景模拟教学和标准化患者。

(2)应用工具:思维导图和循证实践。

五、教学过程

(1)教学安排:情景模拟环节一般不少于20分钟,病例讨论及点评环节不少于20分钟。

(2)教学步骤:

| 课前准备 | 案例介绍 | 情景模拟 | 点评反馈 | 知识要点 |

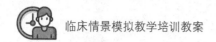

六、教学案例

1.一般资料

姓名:小明	年龄:5岁	性别:男
身高:105 cm	体重:22 kg	

主诉:咳嗽、喘息3天,加重半天

现病史:患儿于3天前无明显原因及诱因出现咳嗽,呈阵发性非痉挛性咳,以夜间和清晨为著,喉中少痰,伴喘息。近半天咳嗽、喘息加重,否认异物吸入史,病初伴发热一次,体温自行降至正常。患儿家长曾给予患儿口服止咳药物,效果欠佳

既往史:患儿既往有多次咳喘病史,否认先天性疾病史

家族史:患儿姐姐有支气管哮喘病史

个人史:第二胎,第二产,足月顺产,出生时无异常,按顺序添加辅食,生长发育无异常

2.情景模拟

患儿:标准化患者。

医生(由受训者扮演):询问病史,进行体格检查,作出初步诊断及提出诊疗方案,进行预后教育与管理。

护士(由培训者扮演):执行护理相关操作。

家属(由培训者扮演):补充相关信息,推进剧情。

【情景一】诊疗室

护士:×医生,来了位咳嗽、喘息的患儿,体温36.9 ℃,体重22 kg,请您去看一下。

医师:好的。(快速走到患儿面前)

医师:(面向患儿)小朋友,你好! 我是你×叔叔,你哪里不舒服?

(患儿表情紧张,没有回答医生的问题)

医师:(面向患儿家长)孩子哪里不舒服?

患儿家长:咳嗽、喘、胸闷。

医师:从什么时间开始的?

患儿家长:3天前开始咳嗽,较轻,最近半天咳嗽明显加重,有些喘。

医师:孩子最近感冒了吗?

患儿家长:前几天感冒了,有点发热,吃了点布洛芬,体温降至正常了,最近

一直流鼻涕。

　　医师:孩子以前有过类似的喘息情况吗?

　　患儿家长:之前有过几次。

　　医师:诊断哮喘了吗?

　　患儿家长:没有。

　　医师:家族中有患哮喘的吗?

　　患儿家长:孩子的姐姐有哮喘。

　　医师:孩子最近饮食怎么样?

　　患儿家长:还可以。

　　医师:孩子最近大小便怎么样?

　　患儿家长:和之前差不多。

　　医师:睡眠情况怎么样?

　　患儿家长:还行吧。

　　医师:孩子得过先天性疾病或者动过手术吗?

　　患儿家长:没有。

　　(体格检查:听诊发现患儿呼吸、心率偏快,双肺呼吸音粗,全肺可闻及喘鸣音及干啰音,呼气相延长。心音有力,律整,未闻及明显杂音,余阴性)

　　医师:在门诊做过什么检查吗?

　　患儿家长:检查结果都在这里。(递到医生手中)

　　医师查看相关检查结果,血常规示血红蛋白 135 g/L,白细胞 11.2×10^9/L,中性粒细胞 85%,淋巴细胞 15%,血小板 200×10^9/L,C-反应蛋白 16 mg/L;总 IgE 为 980 IU/mL(参考值 1~5 岁不超过 60 IU/mL);胸片示双肺纹理增多,双肺呈间质性改变;肺功能示第 1 秒用力呼气量(FEV_1)/正常预计值为 75%。

　　医师:孩子诊断为支气管哮喘,急性发作期中度。

　　患儿家长:孩子病情重吗?

　　医师:孩子现在处在哮喘急性期,需要紧急处理,缓解一下症状,哮喘需要长时间的正规治疗,后续的治疗我再慢慢告诉您,现在先给孩子紧急处理一下,缓解一下症状。

　　患儿家长:好的,谢谢您医生。(面带微笑)

3.鉴别诊断

(1)思维导图：

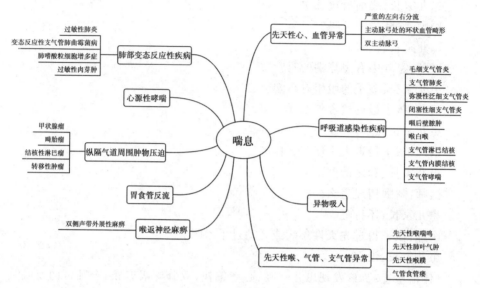

(2)循证实践(5A 循证)：

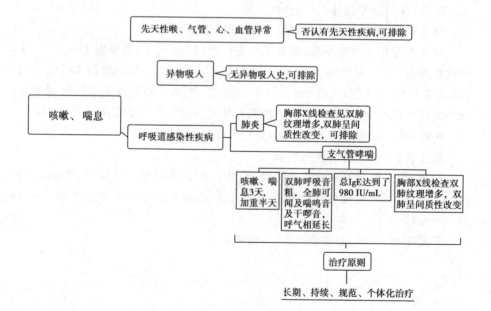

循证依据：男性患儿，既往有多次咳喘病史，现咳嗽、喘息 3 天，加重半天。查体见呼吸 30 次/分，心率 105 次/分。呼吸急促，三凹征阴性。双肺呼吸音粗，全肺可闻及喘鸣音及干啰音，呼气相延长。辅助检查：肺功能检查示第 1 秒用力呼气量（FEV_1）/正常预计值为 75%，支气管激发试验阳性，支气管舒张试验阳性。胸部 X 线检查示双肺纹理增多，双肺呈间质性改变。总 IgE 达到了 9.80 IU/mL（参考值 1～5 岁不超过 60 IU/mL）；血常规示血红蛋白 135 g/L，白细胞 $11.2×10^9$/L，中性粒细胞 85%，淋巴细胞 15%，血小板 $200×10^9$/L，C-反应蛋白 16 mg/L。

七、知识要点

1.定义

儿童支气管哮喘简称"哮喘"，是儿童期最常见的慢性呼吸道疾病之一，是多种细胞和细胞组分共同参与的气道慢性炎症性疾病，这种慢性炎症可导致气道反应性增加，患儿通常出现广泛多变的可逆性气流受限，并引起反复发作性喘息、气促、胸闷或咳嗽等症状，常在夜间和（或）清晨发作或加剧，多数患儿可经治疗缓解或自行缓解。

2.临床表现

咳嗽和喘息呈阵发性发作，以夜间和清晨为重。发作前可有流涕、打喷嚏和胸闷，发作时呼吸困难，呼气相延长伴有喘鸣声，严重者可出现端坐呼吸，恐惧不安，大汗淋漓，面色青灰。

3.检查问诊

患儿咳嗽、喘息 3 天，加重半天。患儿既往有多次咳喘病史，患儿姐姐有支气管哮喘病史。听诊患儿呼吸、心率偏快，三凹征阴性，双肺呼吸音粗，全肺可闻及喘鸣音及干啰音，呼气相延长。

4.初步诊断

初步诊断为支气管哮喘。

5.鉴别诊断

应与毛细支气管炎、支气管肺炎、闭塞性细支气管炎、先天性喉喘鸣等相鉴别。

6.治疗处置

（1）治疗原则：长期、持续、规范和个体化治疗。

（2）急性发作期的治疗重点为抗炎、平喘，以便快速缓解症状。

（3）慢性持续期应坚持长期抗炎，降低气道反应性，防止气道重塑，避免危险因素和加强自我保健。

不同年龄儿童哮喘的长期治疗方案如下面两表所示。

5 岁及以上儿童哮喘长期治疗方案

分级	治疗级别				
	第 1 级	第 2 级	第 3 级	第 4 级	第 5 级
非药物干预	哮喘教育				
	环境控制				
缓解类药物	按需使用速效 β_2 受体激动剂				
控制类药物	一般不需要	选用下列一种： • 低剂量 ICS • 白三烯受体拮抗剂(LTRA)	选用下列一种： • 低剂量 ICS 加吸入型长效 β_2 受体激动剂 • 中高剂量 ICS • 低剂量 ICS 加 LTRA	选用下列一种： • 中高剂量 ICS 加 LABA • 中高剂量 ICS 加 LTRA 或缓释茶碱 • 中高剂量 ICS/LABA 加 LTRA 或缓释茶碱	选用下列一种： • 中高剂量 ICS/LABA 和(或)缓释茶碱加口服最小剂量的糖皮质激素 • 中高剂量 ICS 加 LTRA 和(或)缓释茶碱,12 岁及以上可加抗 IgE 治疗

注:ICS 为吸入糖皮质激素,LABA 为长效 β_2 受体激动剂。

5 岁以下儿童的哮喘长期治疗方案

分级	治疗级别				
	第 1 级	第 2 级	第 3 级	第 4 级	第 5 级
非药物干预	哮喘教育				
	环境控制				
缓解类药物	按需使用速效 β_2 受体激动剂				
控制类药物	一般不需要	选用下列一种： • 低剂量 ICS • 白三烯受体拮抗剂(LTRA)	选用下列一种： • 中高剂量 ICS • 低剂量 ICS 加 LTRA	选用下列一种： • 中高剂量 ICS 加 LTRA • 中高剂量 ICS 加缓释茶碱 • 中高剂量	选用下列一种： • 中高剂量 ICS 加 LTRA 与口服最小剂量的糖皮质激素 • 高剂量 ICS 联

7.健康指导

（1）避免危险因素：应避免接触变应原，积极治疗和清除感染灶，去除各种诱发因素（吸烟、呼吸道感染和气候变化等）。

（2）哮喘的教育与管理：对患儿及其家长进行哮喘基本防治知识的教育，调动其对哮喘防治的主观能动性，提高依从性，避免各种危险因素，巩固治疗效果，提高生活质量。教会患儿及其家属正确使用儿童哮喘控制测试（C-ACT）等儿童哮喘控制问卷，以判断哮喘控制水平。

（3）多种形式的教育：通过门诊教育、集中教育（"哮喘之家"等活动）、媒体宣传等多种形式，向哮喘患儿及其家属宣传哮喘的基本知识。

八、客观结构化考核

考核项目	评分标准		分值	得分
病史采集 （15分）	起病时间及方式		1	
	可能的病因及诱因		1	
	主要症状的 系统描述 （4分）	部位	1	
		性质	1	
		持续时间	1	
		缓解和加重因素	1	
	关于病情 （2分）	发展及演变	1	
		伴随症状	1	
	诊疗经过及效果		1	
	与鉴别诊断相关的现病史		1	
	发病后的一般情况：大小便、饮食、睡眠		1	
	既往史		1	
	个人史		1	
	家族史		1	
	整个诊疗过程体现人文关怀及手卫生		1	
临床诊疗决策 （25分）	根据病史、症状、体征尽快确定下一步的诊疗决策		5	
	主要诊断以及需要排除的鉴别诊断		5	
	最佳治疗方案以及替代方案		10	

续表

考核项目	评分标准			分值	得分
哮喘急性发作期治疗（25分）	雾化剂的使用			5	
	一般处理			8	
	全身药物的使用			12	
哮喘慢性持续期治疗（20分）	准备质量（5分）		取得患儿家长的知情同意与合作	1	
			病情评估：生命体征	1	
			备物：准备 ICS、LABA、LTRA	3	
	操作流程质量（10分）		根据患儿的治疗级别制定不同的治疗方案	10	
	全程质量（5分）		评价治疗是否规范	3	
			是否注意不同级别的治疗方案	2	
医患沟通（15分）	沟通内容的系统性、全面性、通俗性、及时性			2	
	充分告知患儿及其家长诊断、发病原因、最佳治疗方案以及替代方案			3	
	充分告知患儿及其家长治疗目的以及相应的不良反应			3	
	沟通时充满尊重、理解、关心、信任、感激			3	
	沟通过程文明用语			2	
	整个医患沟通过程中体现人文关怀			2	
总分				100	

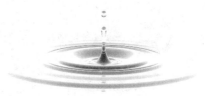

手足口病情景模拟教学培训教案

一、教学目的

(1)熟悉手足口病的病因及对手足口病的预防进行正确宣教。
(2)掌握手足口病的临床表现、诊断、鉴别诊断及处理原则。
(3)提高有效进行医患沟通的能力。

二、教学对象

(1)低年资医护人员、临床实习/见习生和进修生。
(2)能力尚未达到岗位要求或具有自主学习意愿的医护人员。

三、教学内容

(1)病种名称:手足口病。
(2)重点:学习手足口病的临床诊断及鉴别诊断。
(3)难点:重症手足口病的诊断治疗。

四、教学方法

(1)情景模拟教学和标准化患者。
(2)应用工具:思维导图和循证实践。

五、教学过程

(1)教学安排:情景模拟环节一般不少于 20 分钟,病例讨论及点评环节不少于 20 分钟。
(2)教学步骤:

课前准备 ▷ 案例介绍 ▷ 情景模拟 ▷ 点评反馈 ▷ 知识要点

六、教学案例

1.一般资料

姓名:王×	年龄:1 岁 5 个月	性别:男
身高:80 cm	体重:12 kg	
主诉:发热、流涎 2 天,手足皮疹伴呕吐、精神差半天		

现病史:患儿 2 天前无明显原因及诱因出现发热,体温最初在 38 ℃左右,流涎、纳差。今日出现发热,体温升高达 39.5 ℃左右,手足见红色皮疹,并呕吐 2 次,精神差。无惊厥,无咳嗽及腹泻

2.情景模拟

患儿:标准化患者。

医师(由受训者扮演):询问病史,进行体格检查,作出初步诊断及提出诊疗方案。

护士(由培训者扮演):执行护理相关操作。

家属(由培训者扮演):补充相关信息,推进剧情。

【情景一】诊疗室

护士:×医生,来了位患儿,已经测体温 39.5 ℃,体重 12 kg。请您去看一下。

医师:孩子哪里不舒服?

家长:宝宝发热,不爱吃饭,流涎,今天洗手时看见手上有皮疹。

医师:从什么时间开始的?

家长:2 天前开始发热的。

医师:发热时有没有寒战或者抽搐?

患儿:没有。

医师:咳嗽了没有?

患儿:没有。

医师:腹泻吗? 恶心吗? 吐了没?

患儿:吐了 2 次,吐得很远,没有腹泻。

医师:(体格检查中)宝宝张开嘴巴,喊"啊"。(用压舌板、手电筒照着看口腔)

医师:(体格检查中,握握患儿的小手,看看手心手背)拿东西玩时手抖动吗?

患儿:有点。

医师:(体格检查中,脱下患儿的裤子、袜子,看看臀部、腿、双足有无皮疹)孩子接触过长皮疹或者口疮的小孩吗?

家长:有,隔壁家的小孩这两天长口疮,和他一起玩来。

医师:现在是 10 点 20 分,×护士,赶紧给孩子抽个血送急症检验。

家长:抽血?他以前很好,不做检查光打个退烧针行不行?

医师:我现在高度怀疑孩子得了手足口病,且有重症倾向,必须做血常规检查参考一下。如果血象高,需要马上住院。

家长:好吧。

(血常规示白细胞总数明显升高)

【情景二】病房

医师:结合孩子的症状及查体、检查结果,符合手足口病的诊断,目前有重症倾向,建议先行退热、预防脑水肿等对症治疗,再进一步检查血生化、心肌酶、血糖、脑电图、脑 MRI。现在我们详细说一下重症手足口病的表现和风险,您仔细听,好吗?

家长:哦,好。

医师:孩子出现精神差、嗜睡、易惊、谵妄、头痛、呕吐、肢体抖动、惊厥等表现,就要考虑中枢神经系统受累,也就是脑炎表现;有呼吸困难、发绀、血性泡沫痰、肺部啰音、休克等就考虑有呼吸、循环功能不全,这些都可危及患儿生命。

家长:啊,这么危险呢!

医师:当然,我们先治疗,密切观察病情变化,等检查结果出来。

护士:我先给孩子擦浴降温,然后打上针,接上心电监护仪,方便监测心率、呼吸。

家长:好。

护士:我现在开始给孩子静滴甘露醇预防脑水肿,不要紧张,要是孩子有不舒服的地方就告诉我。(滴毕)现在需要继续静滴甲基强的松龙抗炎,接着滴抗生素。治疗期间孩子哪里不舒服都要告诉我,明白了吗?

家长:好。

(患儿共住院 6 天,出院时无不适症状,饮食好。查体见神志清,精神可,全身皮肤无皮疹,口腔黏膜未见异常,心肺腹无异常,四肢肌力、肌张力正常)

3.鉴别诊断

(1)思维导图:

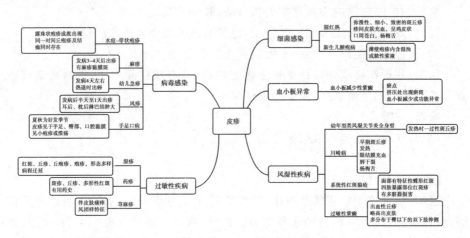

(2)5A 循证实践:

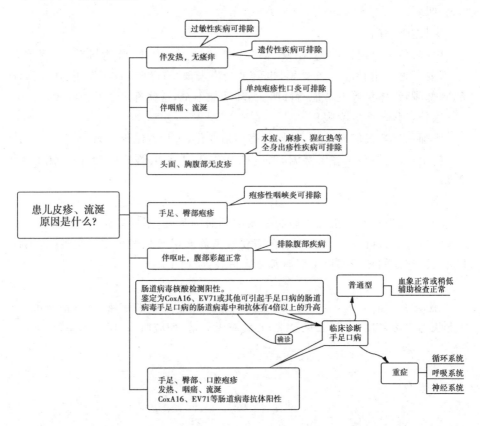

七、知识要点

手足口病的定义、临床表现、检查问诊、初步诊断、鉴别诊断、治疗处置及健康指导详见《手足口病诊疗指南(2010 年版)》《肠道病毒 71 型(EV71)感染重症病例临床救治专家共识(2011 年版)》等文献。

八、客观结构化考核

考核项目	评分标准		分值	得分
病史采集 (30 分)	起病时间及方式		1	
	可能的原因及诱因		1	
	主要症状的系统描述 (10 分)	症状出现部位	1	
		疾病发展变化	4	
		疾病的性质	1	
		缓解、加重	4	
	发病的过程、进展、变化		6	
	诊疗经过及效果		4	
	与本疾病相鉴别的现病史		2	
	自本次发病后的一般情况		1	
	既往史、个人史、家族史		3	
	整个病史采集过程体现人文关怀与手卫生		2	
临床诊疗决策 (12 分)	根据病史、症状、体征、相关辅助检查作出诊断		5	
	与之相鉴别的诊断		3	
	确定相应的治疗方案		4	
相关监测、治疗方案 (39 分)	监测血压、尿量、神经系统功能、相关抗体		8	
	饮食、允许活动标准、水盐要求		6	
	药物的使用及选择		6	
	实时监测各指标，评价治疗措施是否得当		6	
	评价预后		6	
	后期随访、指导		7	

续表

考核项目	评分标准	分值	得分
医患沟通 （19分）	沟通内容的系统性、全面性、通俗性、及时性	4	
	充分告知患儿及其家长诊断、诊断依据、治疗方案、注意事项	8	
	充分告知患儿及其家长治疗目的及病情发展变化	3	
	沟通时使用礼貌用语，充满尊重、理解、关心	4	
总分		100	

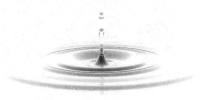

急性肾小球肾炎情景模拟教学培训教案

一、教学目标

(1)了解急性肾小球肾炎的病因、发病机制、病理。
(2)掌握急性肾小球肾炎的临床表现、辅助检查、鉴别诊断及治疗原则。
(3)掌握引起血尿的原因。
(4)提高对急性肾小球肾炎的诊断能力。

二、教学对象

(1)低年资医务人员、临床实习/见习生和进修生。
(2)能力尚未达到岗位要求或具有自主学习意愿的医护人员。

三、教学内容

(1)重点:急性肾小球肾炎的鉴别诊断。
(2)难点:急性肾小球肾炎的诊断。

四、教学方法

(1)情景模拟教学和标准化患者。
(2)应用工具:思维导图和循证实践。

五、教学过程

(1)教学安排:情景模拟环节一般不少于 20 分钟,病例讨论及点评环节不少于 20 分钟。
(2)教学步骤:

课前准备 → 案例介绍 → 情景模拟 → 点评反馈 → 知识要点

六、教学案例

1.一般资料

姓名:张××	年龄:8 岁	性别:男
体重:35 kg	血压:129/85 mmHg	家族病史:无
主诉:水肿 3 天,血尿 1 天		
现病史:患儿家长于 3 天前发现患儿双上眼睑及颜面部出现水肿,未给予特殊治疗,今天发现患儿小便为淡红色,无发热,食欲欠佳,尿少		
既往史:2 周前有上呼吸道感冒病史		
个人史:患儿为第一胎,第一产,顺产,出生体重 2500 g,生后母乳喂养		

2.情景模拟

患儿:标准化患者。

医师(由受训者扮演):询问病史,进行体格检查,作出初步诊断及提出诊疗方案,预后的教育及管理。

护士(由培训者扮演):执行护理相关操作。

家属(由培训者扮演):补充相关信息,推进剧情。

【情景一】诊疗室

护士:×医生,来了位患儿,双眼睑及颜面部水肿,体温36.7 ℃,体重 35 kg,血压 135/89 mmHg,请您过去看一下。

医师:小朋友,你哪里不舒服?

患儿家长:小孩不知怎么的双眼睑及面部水肿,小便淡红色,吃饭不好。

医师:什么时候出现的? 哪个地方先出现的?

患儿家长:前几天小孩开始不愿意吃饭,我们未在意,3 天前发现小孩双眼睑出现水肿,渐至面部,近几天来发现小孩小便为淡红色,尿量较以前少了。

医师:孩子最近一段时间有没有感冒过?

患儿家长:2 周以前吧,小孩有过急性扁桃体炎,发烧了几天,在卫生室吃了点口服药就好了。

(体格检查:患儿精神可,双眼睑及颜面部水肿,四肢及躯干部未见明显水肿,双肺未闻及明显啰音,心音有力,腹软,肝脾未触及)

【情景二】病房

患儿入院后查体:体温 36.7 ℃,脉搏 106 次/分,呼吸 27 次/分,血压 135/89 mmHg,体重 35 kg。神志清,精神可,双眼睑及颜面部水肿,四肢及躯干部未见明显水肿,双肺未闻及明显啰音,心音有力,腹软,肝脾未触及。实验室检查:血常规示白细胞 11.78×10^9/L,红细胞 4.78×10^{12}/L,血红蛋白 112 g/L,淋巴细胞36.7%,中性粒细胞61.8%,血沉 32 mm/h。尿常规示尿蛋白(+++),红细胞满视野,有透明、颗粒或红细胞管型,抗链球菌素 O 为 509 IU/mL,抗脱氧核糖核酸酶阳性。血清补体 C3 滴度降低。肾功能大致正常。

培训者引导:你是怎样确诊的? 如何治疗的?

被考核者的反应及考核要点:

(1)诊断依据:

①2 周前上呼吸道感染史,双眼睑及颜面部水肿 3 天,尿量减少。

②查体:体温 36.7 ℃,血压 135/89 mmHg,双眼睑及颜面部水肿。血常规示白细胞 11.78×10^9/L,红细胞 4.78×10^{12}/L,血红蛋白 112 g/L,淋巴细胞36.7%,中性粒细胞61.8%,血沉 32 mm/h。尿常规示尿蛋白(+++),红细胞(+++++),有透明、颗粒或红细胞管型,抗链球菌素 O 为 509 IU/mL,抗脱氧核糖核酸酶阳性。血清补体 C3 滴度降低。肾功能大致正常。

(2)治疗:

①患儿在急性期需卧床休息 2~3 周,直到血尿消失,水肿减退,血压正常。3 个月内避免重体力活动,尿沉渣细胞绝对计数正常后可恢复体力活动。

②患儿饮食方面,对水肿高血压者应限盐限水,食盐以 60 mg/(kg·d) 为宜,水以不显性失水加尿量计算,有氮质血症者应限蛋白,给予优质蛋白饮食,优质动物蛋白为 0.5 g/(kg·d)。

③患儿目前无明显感染病灶,故暂不给予抗感染治疗。

④利尿剂的使用。经控制水盐的摄入,患儿仍水肿少尿时,给予氢氯噻嗪 1~2 mg/(kg·d),分 2~3 次口服。尿量增多时,可加用螺内酯 2 mg/(kg·d) 口服。无效时需用呋塞米,口服剂量为 2~5 mg/(kg·d),注射剂量为每次 1~2 mg/(kg·d),每日 1~2 次。

⑤降压。患儿经过休息,限水盐、利尿等,血压仍高者应给予降压药物治疗。硝苯地平为钙通道阻滞剂,开始剂量为 0.25 mg/kg,最大剂量为 1 mg/kg,分 3 次口服或舌下含服。卡托普利为血管紧张素转化酶抑制剂,初始剂量为 0.3~0.5 mg/(kg·d),最大剂量为 5~6 mg/(kg·d),分 3 次口服,与硝苯地平交替使用效果更好。

考核要点：

(1)对急性肾小球肾炎治疗是否得当。

(2)评价被考核者与患儿家长沟通的效果。

表演者及师生一起进行课后总结：

(1)该医师处理是否得当,部分措施是否耽误时间。

(2)诊疗的先后顺序是否科学。

(3)医师及护士是否做到了尊重并耐心地与患儿家长沟通。

3.鉴别诊断

(1)思维导图：

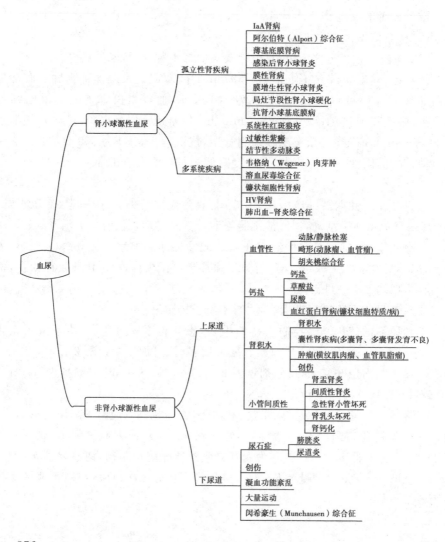

（2）循证实践：

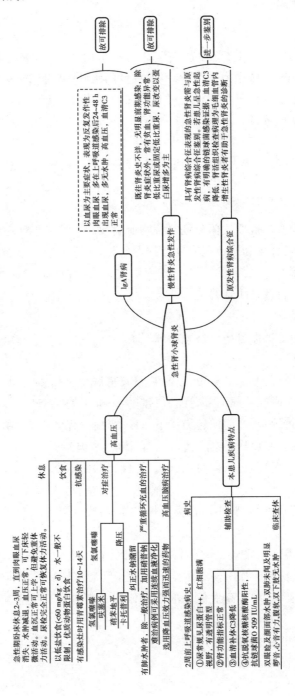

七、知识要点

1.定义

急性肾小球肾炎简称"急性肾炎",是指一组病因不一,临床表现为急性起病,多有前期感染,以血尿为主,伴有不同程度的水肿、高血压或肾功能不全等特点的肾小球疾患。急性肾小球肾炎可分为急性链球菌感染后肾小球肾炎和非链球菌感染后肾小球肾炎。

2.病因

本病有多种病因,绝大多数的病例属于急性链球菌感染后引起的免疫复合物性肾小球肾炎。

3.发病机制

发病机制为通过抗原抗体免疫复合物所引起的一种肾小球毛细血管壁炎症病变,包括循环复合物和原位免疫复合物形成。

4.初步诊断

初步诊断为急性肾小球肾炎。

5.病理

病理表现为毛细血管增生性肾小球肾炎。

6.临床表现

90%的患儿有前驱感染病史,以呼吸道及皮肤感染为主。约70%的患儿有水肿,一般仅累及眼睑及颜面部,症状严重的2~3天遍及全身,50%~70%的患儿有肉眼血尿,持续1~2周即转为镜下血尿,蛋白尿程度不等,多数小于3 g/d。30%~80%的患儿有血压增高。患儿有尿量减少,肉眼血尿严重者可伴有排尿困难,严重者可有循环充血、高血压脑病、急性肾功能不全。

7.鉴别诊断

应与IgA肾病、慢性肾小球肾炎急性发作、特发性肾病综合征相鉴别。

8.治疗

(1)急性期需卧床休息2~3周,直到血尿消失,水肿减退,血压正常。3个月内避免重体力活动。尿沉渣细胞绝对计数正常后可恢复体力活动。

(2)注意饮食,对水肿高血压者应限盐限水。有氮质血症者应限蛋白,给予优质蛋白饮食。

(3)有感染病灶时可给予青霉素类抗生素。

(4)对症治疗,如利尿、降压。

9.健康指导

严格控制以防止感染,感染后1～3周内应常规随访,出现问题及时发现和治疗。

八、客观结构化考核

考核项目	评分标准		分值	得分
病史采集 (30分)	起病时间及方式		1	
	可能的原因及诱因		1	
	主要症状的系统描述 (10分)	症状出现部位	1	
		疾病发展变化	4	
		疾病的性质	1	
		缓解、加重	4	
	发病的过程、进展、变化		6	
	诊疗经过及效果		4	
	与本疾病相鉴别的现病史		2	
	自本次发病后的一般情况		2	
	既往史、个人史、家族史		2	
	整个病史采集过程体现人文关怀与手卫生		2	
临床诊疗决策 (12分)	根据病史、症状、体征、相关辅助检查作出诊断		5	
	与之相鉴别的诊断		3	
	确定相应的治疗方案		4	
肾炎监测、治疗方案 (39分)	监测血压、尿量、肾功能、相关抗体		8	
	饮食、允许活动标准、水盐要求		6	
	抗生素使用、利尿剂使用、降压药的使用及选择		6	
	实时监测各指标,评价治疗措施是否得当		6	
	评价预后		6	
	后期随访、指导		7	
医患沟通 (19分)	沟通内容的系统性、全面性、通俗性、及时性		4	
	充分告知患儿及其家长诊断、诊断依据、治疗方案、注意事项		8	
	充分告知患儿及其家长治疗目的及病情发展变化		3	
	沟通时使用礼貌用语,充满尊重、理解、关心		4	
总分			100	

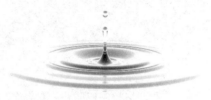

小儿贫血情景模拟教学培训教案

一、教学目的

(1)认识小儿贫血的重要性及治疗不及时的不良后果。

(2)掌握小儿再生障碍性贫血的病因、临床诊断、鉴别诊断、治疗方法及小儿骨髓穿刺术的标准操作方法。

(3)提高有效进行医患沟通的能力。

二、教学对象

(1)低年资医护人员、临床实习/见习生和进修生。

(2)能力尚未达到岗位要求或具有自主学习意愿的医护人员。

三、教学内容

(1)病种:小儿再生障碍性贫血。

(2)重点:小儿再生障碍性贫血的诊断及鉴别诊断。

(3)难点:小儿骨髓穿刺术的操作规范。

四、教学方法

(1)情景模拟教学和标准化患者。

(2)应用工具:思维导图和循证实践。

五、教学过程

(1)教学安排:情景模拟环节一般不少于 20 分钟,病例讨论及点评环节不少于 20 分钟。

(2)教学步骤:

课前准备 > 案例介绍 > 情景模拟 > 点评反馈 > 知识要点

六、教学案例

1.一般资料:

姓名:赵×	年龄:4 岁	性别:男
身高:99 cm	体重:16 kg	
家族史:无遗传家族病史		
主诉:面色苍白1个月,鼻衄1天		
现病史:患儿近1个月来无明显原因及诱因地面色苍白,精神、饮食稍差,家长未在意,1天前患儿突然出现鼻衄,无外伤磕碰,出血量较多,局部按压止血较慢,无发热及皮疹,无头晕、头痛,无声嘶、咳喘,不恶心、呕吐,无腹痛、腹泻,为求治疗而急来就诊		
既往史:既往体健		
个人史:第一胎,第一产,足月顺产,出生时无异常,按顺序添加辅食		

2.情景模拟

人物:儿科医生、儿科护士、患儿父母。

物品:①器械:吸氧用物、注射盘、静脉留置针、消毒液、输液贴、输液器、静脉采血针、注射器、小儿腰穿包等;②药物:利多卡因、水合氯醛、安定、苯巴比妥、生理盐水、5%的葡萄糖溶液、甘露醇、维生素 K_1 等。

儿科医师甲及患儿父母怀抱患儿模型,送入儿内科(途中患儿父母口中大喊"医生救命,小孩鼻子流血了",同时表情急切,气喘吁吁)。到达儿科抢救间,护士给予鼻部压迫止血,连接多参数监护仪,完成血氧饱和度、血压、心率、呼吸频率的基础检查。

患儿家长:大夫,我孩子鼻子出血,您给看看吧!

医师:出血多久了?

患儿家长:有1天了。

医师:以前有这种情况发生吗?

患儿家长:没有,就是孩子最近1个月看着脸色发白。

医师:还有其他异常吗?

患儿家长:最近几个月比较容易感冒。

医师:还有别的情况吗?

患儿家长:没有了。

医师:我先给孩子处理一下。

(医师和护士展开患儿急救措施,多参数监护,准备止血药物及物品,完善检查:电解质、血糖、血气分析、三大常规、心肌酶、肝肾功、脑电图、颅脑 MRI)

情景	被考核者反应及考核要点
【情景一】患儿入院查体结果:体温 36.5 ℃,脉搏 96 次/分,呼吸 24 次/分,体重 16 kg,发育正常,营养中等,神志清,精神稍差,面色苍白,浅表淋巴结不大,鼻腔内见鼻衄,颈软。心、肺无异常,腹平坦,无压痛及反跳痛,肝脾未触及肿大,肠鸣音 5 次/分,双下肢无水肿,四肢活动自如 培训者引导:你该如何进行急救?	(1)一般处理:①应让患儿取半卧位或坐位,头向前倾,可给予水合氯醛灌肠以镇静;②用拇指和食指捏鼻翼数分钟,可使出血暂停或减少;③若止血效果欠佳,可给予鼻腔填塞,用干净的棉花或纱布条填塞鼻腔以达到暂时止血的作用;④出血量较大或出血面积较广时,请耳鼻喉科急会诊,必要时手术止血 (2)输注浓缩红细胞,保持血红蛋白 60～80 g/L,必要时输注血小板 (3)免疫抑制治疗及应用造血干细胞刺激药物 (4)抗淋巴细胞球蛋白或抗胸腺细胞球蛋白(为重型再障首选的免疫抑制剂),环孢素 A,皮质激素,大剂量丙种球蛋白,强免疫抑制治疗 (5)造血生长因子 (6)刺激造血干细胞的药物 (7)改善造血微环境的药物 (8)中医辨证施治 考核要点: (1)急救措施是否及时有效 (2)评价与患儿家长沟通的效果 (3)是否注意无菌操作 (4)是否有爱伤观念
【情景二】患儿入院后病情稳定,不发热,未再出血,辅助检查:血常规示白细胞 $2.7×10^9$/L,中性粒细胞 45%,淋巴细胞 55%,血红蛋白 65 g/L,血小板 $25×10^9$/L。需要对患儿进行腰穿以明确贫血、出血原因。 培训者提问:请对患儿进行腰穿。	操作规程: (1)准备腰椎穿刺包、手套、闭式测压表或玻璃测压管、治疗盘(碘酒、酒精、棉签、胶布、利多卡因),需作培养者准备培养基 (2)患儿侧卧位,背面和床面垂直,头颈向前屈曲,屈髋抱膝,使腰椎后凸,椎间隙增宽,以利于进针 (3)穿刺部位一般采用第 3～4 或 4～5 腰椎间隙,并做好标记 (4)常规消毒局部皮肤,术者戴消毒手套,盖上无菌孔巾,局部麻醉 (5)术者用左手指尖紧按住两个棘突间隙的皮肤凹陷,右手持穿刺针,于穿刺点刺入皮下,使针垂直于脊背平面或略向头端倾斜,并缓缓推进,当感到阻力突然降低时,针已穿过硬脊膜,再进少许即可 (6)拔出针芯,接测压表,让患儿双腿慢慢伸直,记录脑脊液压力。取下测压表,用无菌试管接脑脊液 2～4 mL,送化验室 (7)插入针芯,拔出穿刺针,穿刺点用碘酊消毒后盖上消毒纱布,胶布固定 (8)术毕,去枕平卧 4～6 小时 考核要点: (1)评价腰穿是否规范 (2)评价与患儿家长沟通的效果 (3)是否注意无菌操作 (4)是否有爱伤观念

小儿腰椎穿刺过程的考核评价如下表所示。

小儿腰椎穿刺过程考核评价

考核项目	评分标准	分值	得分
适应证 （15分）	诊断性穿刺：检查脑脊液性质，鉴别脑炎、脑膜炎等中枢神经系统疾病；血管性病变；早期颅内压的诊断性穿刺	5	
	椎管内注射：如对白血病患者鞘内注射化疗药物预防或治疗脑膜白血病	5	
	脑膜炎在治疗过程中，依靠脑脊液动态变化来判断疗效；蛛网膜下腔出血时可放出少量血性脑脊液以缓解症状	5	
禁忌证 （15分）	颅内占位性病变	5	
	脑疝或疑有脑疝者	5	
	腰椎穿刺处局部感染或脊柱结核	5	
术前 准备 （5分）	向患者家属说明目的、意义，签协议书	1	
	核对患者床号、姓名、性别、年龄，嘱患者排尿	1	
	准备物品：腰穿包、无菌手套、棉签、胶布、3%的碘酒、75%的酒精、2%的利多卡因、5 mL 注射器	3	
操作 方法 （35分）	准备腰椎穿刺包、手套、闭式测压表或玻璃测压管、治疗盘（碘酒、酒精、棉签、胶布、利多卡因），需做培养者准备培养基	5	
	患儿侧卧位，背面和床面垂直，头颈向前屈曲，屈髋抱膝，使腰椎后凸，椎间隙增宽，以利于进针	5	
	穿刺部位一般采用第 3～4 或 4～5 腰椎间隙，并做好标记	5	
	常规消毒局部皮肤，术者戴消毒手套，盖上无菌孔巾，作局部麻醉	5	
	术者用左手指尖紧按住两个棘突间隙的皮肤凹陷，右手持穿刺针，于穿刺点刺入皮下，使针垂直于脊背平面或略向头端倾斜并缓缓推进，当感到阻力突然降低时，针已穿过硬脊膜，再进少许即可	5	
	拔出针芯，接测压表，让患者双腿慢慢伸直，记录脑脊液压力。取下测压表，无菌试管接脑脊液 2～4 mL，送化验室	5	
	插入针芯，拔出穿刺针，穿刺点已碘酊消毒后盖上消毒纱布，胶布固定	2	
	术毕，去枕平卧 4～6 小时	3	

续表

考核项目	评分标准	分值	得分
提问 （20分）	腰椎穿刺的注意事项	5	
	从脑脊液外观怎样区别穿刺损伤？	5	
	脑脊液的正常压力是多少？	5	
	从脑脊液外观怎样区别穿刺损伤？	5	
总分		100	

表演者及师生一起进行课后总结：

（1）医师处理是否得当，部分措施是否耽误时间。

（2）诊疗先后顺序是否科学。

（3）医师及护士是否做到了尊重并耐心地与患儿家长沟通。

3.鉴别诊断

（1）思维导图：

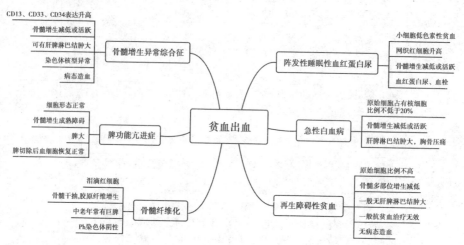

（2）循证实践：

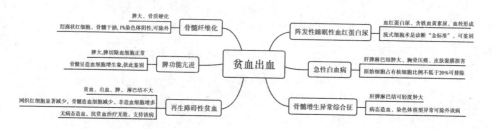

七、知识要点

1.定义

小儿再生障碍性贫血简称"再障"(aplastic anemia,AA),是由于生物、化学、物理等因素导致造血组织功能减退或衰竭而引起全血细胞减少的一组综合征,临床表现为贫血、出血、感染等症状。

2.临床表现

(1)急性再障:起病急,病情重,进展快,贫血多较重,呈进行性加重,出血常较重,皮肤黏膜出血较重,可有消化道出血、血尿、眼底出血,颅内出血常可危及生命。常伴严重感染甚至败血症,肝肋下可超出 $1\sim3$ cm,脾及淋巴结一般不大。网织红细胞小于 $0.5\times10^9/L$,血小板一般$(20\sim30)\times10^9/L$,骨髓增生降低,骨髓小粒非造血细胞增多。本类再障病程较短,一般 $1\sim7$ 月。

(2)慢性再障:起病及进展均缓慢,病情较轻,患者表现为苍白,皮肤散在出血点,感染常较轻,易于控制,肝脾淋巴结一般不大。骨髓至少一个部位增生不良,呈多灶性增生,红系中常见晚幼红细胞比例增多,巨核细胞减少,骨髓小粒脂肪细胞增多。本类再障病程较长,一般 $1\sim4$ 年。

急性再障和慢性再障的主要区别如下表所示。

急性再障和慢性再障的主要区别

特点		急性型	慢性型
起因		急者多	缓慢者多
出血	体重	多且重	轻
	内脏	常有且重	偶有
感染		严重感染多	无或为一般感染
血象	全血细胞	重度减少	减少
	血小板	常小于 $10\times10^9/L$	常大于 $10\times10^9/L$
	网织红细胞	常小于 1%	常大于 1%
	粒细胞绝对值	常小于 $0.5\times10^9/L$	常大于 $0.5\times10^9/L$
骨髓象		多部位增生降低,浆细胞、组织嗜碱性粒细胞、网状细胞增多	胸骨增生活跃,巨核细胞、炭核红细胞增多,髂骨增生降低
非造血细胞		大于 70%	小于 50%
胎儿血红蛋白		轻度增加	明显至显著降低

3.检查问诊

(1)血生化、肝胆胰脾彩超等检查无异常表现。

(2)网织红细胞显著减少。

(3)骨髓象急性型呈多部位增生降低或重度降低,三系造血细胞明显减少,尤其是巨核细胞和幼红细胞;非造血细胞增多,尤其是淋巴细胞增多,骨髓小粒中非造血细胞及脂肪细胞增多。骨髓象慢性型不同部位穿刺所得骨髓象很不一致,可从增生不良到增生象,但至少要有一个部位增生不良;如增生良好,则晚幼红细胞(炭核)比例常增多,其核呈不规则的分叶状,呈现脱核障碍,但巨核细胞明显减少。骨髓涂片肉眼观察可见油滴增多,骨髓小粒镜检非造血细胞和脂肪细胞增多,一般在60%以上。

4.初步诊断

初步诊断为再生障碍性贫血。

5.鉴别诊断

再障必须和下列疾病相鉴别:

(1)阵发性睡眠性血红蛋白尿,尤其是血红蛋白尿不发作者极易误诊为再障。阵发性睡眠性血红蛋白尿为溶血性疾病,网织红细胞百分率及绝对值较高,骨髓红系增生,尿含铁血黄素检查及酸溶血试验阳性,出血和感染较少见,以上特点均有助于鉴别。

(2)骨髓增生异常综合征(myelodysplastic syndrome, MDS):法、美、英(FAB)三国协作组将 MDS 分为五型,其中难治性贫血型易和不典型再障相混淆。MDS 多呈慢性进行性贫血,常伴出血,全血细胞减少。本病骨髓象显示有两系以上的病态造血,骨髓一般增生活跃,骨髓小粒非造血细胞正常。

(3)急性白血病:部分急性白血病患者白细胞不增多,可误诊为再障,但急性白血病患者常有肝脾大、骨髓增生活跃或增生极度活跃、以白血病细胞为主等特点,可资鉴别。

6.治疗处置

(1)去除病因,防治感染。

(2)刺激造血干细胞的药物:雄性激素。

(3)脊髓神经兴奋剂。

(4)免疫调节剂。

(5)免疫抑制剂:抗淋巴细胞球蛋白、环孢素 A、皮质激素、大剂量丙种球蛋白等。

(6)促进造血功能的生长因子。

(7)肾上腺皮质激素。

(8)脾切除。

(9)骨髓移植(BMT)及造血干细胞移植。

(10)输血。

八、客观结构化考核

考核项目	评分标准	分值	得分
素质要求 (5分)	态度和蔼,举止端庄,衣帽整洁	2	
	自我介绍	3	
病史采集 (15分)	服用药物、接触射线、家族遗传史	2	
	面色苍白及出血时间	2	
	有无加重及缓解的因素	2	
	有无发热、皮疹等伴随症状	2	
	诊疗经过及治疗效果	2	
	饮食睡眠及大小便情况	5	
体格检查 (25分)	呼吸系统	5	
	消化系统	5	
	心血管系统	5	
	血液系统	5	
	神经系统	5	
首诊处置 (35分)	急查血常规	3	
	急查凝血四项	3	
	急查血生化	3	
	急查输血前常规	3	
	吸氧	3	
	心电监护	3	
	禁饮食	3	
	测血压	3	
	镇静	3	
	止血	5	
	补液	3	

续表

考核项目	评分标准	分值	得分
医患沟通 （20分）	出血可能原因	5	
	治疗方案	5	
	治疗效果	5	
	生命危险	5	
总分		100	

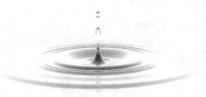

新生儿黄疸情景模拟教学培训教案

一、教学目标

(1)准确评估新生儿黄疸的严重程度。

(2)掌握新生儿黄疸的治疗。

(3)熟练掌握生理性黄疸与病理性黄疸的鉴别,掌握新生儿ABO溶血病的临床表现及诊断。

二、教学对象

(1)低年资医护人员、临床实习/见习生和进修生。

(2)能力尚未达到岗位要求或具有自主学习意愿的医护人员。

三、教学内容

(1)病种:新生儿黄疸。

(2)重点:生理性和病理性黄疸的鉴别,黄疸的治疗。

(3)难点:新生儿溶血病的临床表现及诊断。

四、教学方法

(1)情景模拟教学和标准化患者。

(2)应用工具:思维导图和循证实践。

五、教学过程

(1)教学安排:情景模拟环节一般不少于20分钟,病例讨论及点评环节不少于20分钟。

(2)教学步骤:

| 课前准备 | 案例介绍 | 情景模拟 | 点评反馈 | 知识要点 |

六、教学案例

1.一般资料:

姓名:谭××之女	年龄:2 天	性别:女
身高:50 cm	体重:3.2 kg	

主诉:皮肤黄染 1 天

现病史:患儿生后 1 天出现颜面皮肤黄染,逐渐加重并延及躯干、四肢的皮肤,吃奶可,无呕吐,无嗜睡、烦躁、抽搐,二便正常。母亲血型 O 型,父亲 B 型。经皮测胆红素 16.5 mg/dL,以"新生儿高胆红素血症;ABO 溶血病?"收住院

既往史:否认结核、乙肝等传染病密切接触史

家族史:家族中无同类病史

个人史:第一胎,第一产,足月顺产,出生时无异常,Apgar 评分 10 分

2.情景模拟

患者:标准化患者。

医师(由受训者扮演):询问病史,进行体格检查,作出初步诊断及提出诊疗方案,进行预后的教育与管理。

家属(由培训者扮演):补充相关信息,推进剧情。

【情景一】询问病史

患儿家长:医生,您好!

医师:您好! 我是新生儿科×医生,宝宝有什么不舒服的吗?

患儿家长:我的宝宝皮肤有点黄,麻烦您给看看。

医师:好的。(查体的同时与家属简短沟通,询问病史。查体包括一般情况、外观发育、心肺腹查体及各种原始反射,动作轻柔)孩子生后几天了? 是足月生的吗? 什么时候发现面色发黄的?

患儿家长:现在是生后 2 天,正好预产期生的,生后 1 天发现面色有点黄,现在身上皮肤也开始变黄,而且比之前感觉明显加重了。

医师:宝宝是顺产还是剖宫产? 产程顺利吗?

患儿家长:顺产的。

医师:这是宝宝妈妈第几次怀孕? 有流产史吗? 是否前胎中有得过黄疸的?

患儿家长:没有流过产,这是我们的第一个宝宝。

医师：嗯，宝宝妈妈孕期有没有规律产检？有糖尿病、高血压、孕早期阴道出血的情况吗？

患儿家长：没有，产检一直都很好。

医师：宝宝现在是什么喂养方式？奶量多少？

患儿家长：刚开始时喂过配方奶，一次大约 30 mL，现在完全母乳喂养。

医师：您跟宝宝妈妈的血型清楚吗？

患儿家长：孩子妈妈是 O 型血，我是 B 型血。

医师：好的，宝宝的黄疸经皮检测为 16.5 mg/dL，黄疸程度比较高，需要及时住院治疗，并进一步完善相关检查，明确是否为新生儿 ABO 溶血性黄疸。

患儿家长：啊？这么严重，那得赶紧治疗。

医师：麻烦您先给宝宝办理一下住院手续。

【情景二】新生儿室治疗及家属谈话沟通病情

医师：您好，宝宝的检验结果出来了，其中总胆红素 282.1 μmol/L，间接胆红素 263.4 μmol/L，直接胆红素 18.7 μmol/L，谷丙转氨酶 18 U/L，谷草转氨酶 54 U/L，血红蛋白 130 g/L，血型 B 型。溶血三项检查抗人球蛋白试验阳性。

患儿家长：那医生，孩子黄疸是哪种类型的？严重不严重？

医师：咱们宝宝的黄疸数值偏高一些，而且她跟妈妈的血型不同，根据血液检查结果，符合新生儿溶血病。这是由于母婴血型不合导致母亲抗胎儿红细胞的抗体破坏胎儿红细胞引起的。

患儿家长：那现在需要怎么治疗？

医师：宝宝的胆红素以间接胆红素为主，现在给予蓝光照射治疗，把胆红素转变为可以经过胆汁跟尿液排出体外的直接胆红素。

家属：蓝光照射有没有不良反应？

医师：光疗需要宝宝尽可能地裸露皮肤，在婴儿保温箱内进行治疗，眼睛需要避免光线照射，需用光疗保护眼罩遮挡，男性宝宝的会阴部用光疗纸尿裤保护。有些宝宝光疗期间可产生发热、皮疹、腹泻、低钙等情况，但请您放心，我们的护理人员都经过专业的新生儿护理培训，能够很好地对宝宝进行护理，在光疗期间动态监测体温，及时补充液体。

患儿家长：噢，是这样啊。

医师：现在针对咱们宝宝还有一项治疗措施，宝宝现在血红蛋白水平有些偏低，建议使用丙种球蛋白。

患儿家长：这个药有什么作用？

医师：它可以阻断溶血过程，减少胆红素的形成。

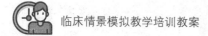

患儿家长:行,只要对宝宝的病情好转有帮助就行。

医师:(与家属沟通,签署输血液制品知情同意书)宝宝住院期间可以来探视,及时了解病情变化,照顾好宝宝妈妈,让她保持心情舒畅并可以持续泌乳。

患儿家长:嗯,好的,谢谢医生!

考核要点:

(1)问诊是否全面、详细。

(2)熟练掌握生理性黄疸和病理性黄疸的鉴别,准确评估黄疸程度。

(3)治疗措施是否及时有效。

(4)评价与患儿家长沟通的效果。

表演者及师生一起进行课后总结:

(1)该医生处理是否得当,部分措施是否耽误时间。

(2)诊疗先后顺序是否科学。

(3)医护人员是否做到尊重并耐心地与患儿家长沟通。

3.鉴别诊断

(1)思维导图:

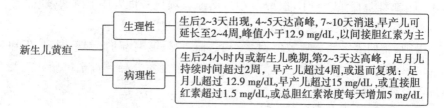

(2)循证实践(5A 循证):

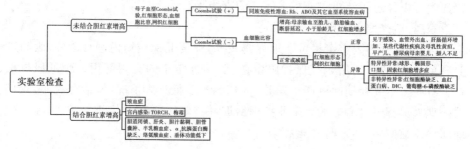

1)体格检查:足月新生儿貌,神志清,反应可,颜面部、躯干、四肢皮肤黄染,巩膜中度黄染,头颅无畸形。颈软,呼吸平稳,双肺呼吸音清,未闻及啰音,心音有力,律整,心率 125 次/分,未闻及明显杂音。腹软,肝脾未触及,肠鸣音可,四肢肌张力正常。

2)辅助检查:①血常规示血红蛋白 130 g/L,白细胞 $11.2×10^9$/L,中性粒细胞 55.7％,淋巴细胞 40％,血小板 $240×10^9/L$,C-反应蛋白 6 mg/L;②肝功示总胆红素 282.1 $\mu mmol/L$,间接胆红素 263.4 $\mu mmol/L$,直接胆红素 18.7 $\mu mmol/L$。谷丙转氨酶 18 U/L,谷草转氨酶 54 U/L,血型 B 型,RhD 阳性。抗人球蛋白试验(Coombs 试验)阳性,游离抗体试验阳性,抗体释放试验阳性。

七、知识要点

1.定义

新生儿黄疸是由新生儿期血中胆红素升高而引起的,表现为皮肤、黏膜及巩膜发黄;若血清中游离胆红素过高,可引起胆红素脑病,常会导致死亡和严重的后遗症。新生儿溶血病是一种因母婴血型不合导致的同族免疫性溶血病。ABO 溶血多发于母 O 型、胎儿 A 型或 B 型血,Rh 溶血病多发于母亲缺乏 D 抗原,而胎儿具有 D 抗原。

2.临床表现

胎儿水肿,肝脾肿大,贫血,黄疸,出现胆红素脑病表现(嗜睡、少哭、少吃、肌张力改变),吸吮反射、拥抱反射等减弱或消失,少动或体温不稳定、抽搐等。

3.检查问诊

(1)病史:母亲孕产情况,是否前胎中有黄疸者,是否有糖尿病、高血压、孕早期阴道出血;产前用药(催产素、地西泮、麻醉剂);分娩方式(羊膜早破、产钳助产、胎头吸引、臀位助产);父母双方血型;新生儿是否足月,胎粪排出是否延迟,有无皮下血肿,是否母乳喂养儿,能量摄入是否不足,新生儿期是否用药。

(2)查体:颜面部、躯干、四肢皮肤黄染,巩膜黄染。

(3)实验室检查:血常规示红细胞、血红蛋白值下降,网织红细胞、有核红细胞增多;血清胆红素测定示总胆红素升高,以间接胆红素为主;血型测定示母婴是否存在 ABO 血型不合。血清学三项检查:Coombs 试验、抗体放散试验、血清游离抗体。

4.鉴别诊断

(1)先天性肾病:患者有全身水肿、低蛋白血症和蛋白尿,但无病理性黄疸和肝脾肿大。

(2)新生儿贫血:双胞胎的胎-胎间输血,或胎-母间输血可引起新生儿贫血,但无重度黄疸、血型不合及溶血三项试验阳性。

(3)生理性黄疸:ABO 溶血病可仅表现为黄疸,易与生理性黄疸混淆,血型不合及溶血三项试验可资鉴别。

5.治疗处置

(1)光照疗法:旨在降低血清未结合胆红素,光源为蓝光、绿光,可选用单面或双面光疗,连续或间断照射。

(2)换血疗法:主要用于治疗重症母婴血型不合的溶血病,以降低血清胆红素浓度,置换出致敏红细胞和免疫抗体,防止胆红素脑病,纠正贫血,防止心力衰竭。

(3)药物治疗:酶诱导剂(苯巴比妥、尼可刹米)、白蛋白、静脉注射免疫球蛋白。

足月儿和早产儿的黄疸推荐干预方案如下面两表所示:

足月儿黄疸推荐干预方案

时间	血清总胆红素水平/(mg/dL)			
	考虑光疗	光疗	光疗失败换血	换血加光疗
<24 h	≥6	≥9	≥12	≥15
24~48 h	≥9	≥12	≥17	≥20
48~72 h	≥12	≥15	≥20	≥25
>72 h	≥15	≥17	≥22	≥25

早产儿黄疸推荐干预方案(总胆红素界值,单位 mg/dL)

	出生至 24 h		24~48 h		48~72 h	
	光疗	换血	光疗	换血	光疗	换血
28 w/<1000 g	≥5	≥7	≥7	≥9	≥7	≥10
28~31 w/1000~1500 g	≥6	≥9	≥9	≥13	≥9	≥15
32~34 w/1500~2000 g	≥6	≥10	≥10	≥15	≥12	≥17
35~36 w/2000~2500 g	≥7	≥11	≥12	≥17	≥14	≥18
36 w/>2500 g	≥8	≥14	≥13	≥18	≥15	≥20

八、客观结构化考核

考核项目		评分标准	分值	得分
病史采集（40分）	重点问诊内容（26分）	医生自我介绍	2	
		主诉	2	
		起病情况与患病时间	2	
		主要症状的特点	2	
		病情的发展与演变	2	
		伴随症状	2	
		诊治经过，包括过程、疗效，有无检查及结果	2	
		一般情况：精神状况、饮食、睡眠、大小便	2	
		询问母亲孕产史	2	
		询问家族史	2	
		与患儿家长讨论一下可能的诊断、诊疗计划及注意事项	6	
		衣冠整洁、得体	2	
	问诊技巧（14分）	按问诊顺序系统提问，无重复性、诱导性、疑难性提问	2	
		不用医学术语提问，如果使用术语，应向患儿家长解释	2	
		询问时注意聆听，不轻易打断患儿家长谈话；引证核实家属提供的信息	2	
		态度友好，给予患儿及其家属肯定或鼓励；尊重患儿家长，获得家属的信任；有同情心，使患儿家长感到温暖	2	
		问诊应用结束语	2	
		问诊不超过10分钟	2	
重点体格检查内容（11分）		检查者洗手	2	
		测量体温、脉搏、呼吸、体重	2	
		观察患者的一般情况	2	
		正确使用经皮黄疸仪分别测量额、眼角、胸部黄疸数值，计算平均值	5	

续表

考核项目	评分标准	分值	得分
重点体格检查内容（11分）	按视、触、叩、听的顺序,认真仔细地进行全面体格检查	5	
	手法正确规范	2	
	检查动作熟练	2	
	检查中注意与患儿及其家属进行交流	2	
医患沟通（5分）	对被考核者的医患沟通能力进行综合性评价	5	
病案分析（33分）	诊断	5	
	诊断依据	5	
	鉴别诊断	5	
	进一步检查等	5	
	确定治疗方案	5	
	考核者根据本病案进行综合性提问	8	
总分		100	

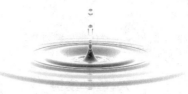

新生儿呼吸窘迫综合征情景模拟教学培训教案

一、教学目标

(1)准确评估新生儿呼吸窘迫综合征的严重程度及鉴别要点。
(2)掌握新生儿呼吸窘迫综合征的临床处置方案。
(3)熟练掌握气管插管下应用牛肺表面活性剂的方法。
(4)提高有效进行医患沟通的能力。

二、教学对象

(1)低年资医护人员、临床实习/见习生和进修生。
(2)能力尚未达到岗位要求或具有自主学习意愿的医护人员。

三、教学内容

(1)病种:新生儿呼吸窘迫综合征。
(2)重点:新生儿呼吸窘迫综合征的鉴别要点。
(3)难点:气管插管下应用牛肺表面活性剂。

四、教学方法

(1)情景模拟教学和标准化患者。
(2)应用工具:思维导图和循证实践。

五、教学过程

(1)教学安排:情景模拟环节一般不少于 20 分钟,病例讨论及点评环节不少于 20 分钟。
(2)教学步骤:

课前准备 > 案例介绍 > 情景模拟 > 点评反馈 > 知识要点

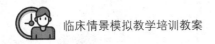

六、教学案例

1.一般资料

姓名:韩××之子	年龄:1小时	性别:男
身长:50 cm	体重:3.5 kg	家族史:无异常
主诉:母孕37周产,生后进行性呼吸困难1小时		
现病史:胎龄37周,第一胎、第一产,1小时前因社会因素在我院产科剖宫娩出,出生后1分钟、5分钟、10分钟Apgar评分为10分,羊水、脐带及胎盘未见异常,出生体重3.5 kg,生后即出现进行性呼吸困难,表现为呻吟、吐沫,口周青紫,无发热及肢体抽搐,无皮疹及吐泻,给予吸氧后缓解不明显,产科要求会诊指导治疗。患儿目前未开奶,二便未排		
个人史:第一胎、第一产,37周选择性剖宫产,孕检正常		
既往史:否认结核、乙肝等传染病密切接触史		

2.情景模拟

患儿胎龄37周,第一胎、第一产,1小时前因社会因素在我院产科剖宫娩出,出生后1分钟、5分钟、10分钟Apgar评分10分,羊水、脐带及胎盘未见异常,出生体重3.5 kg,生后即出现进行性呼吸困难,表现为呻吟、吐沫,口周青紫,产科要求会诊指导治疗。需新生儿科医师尽快给予诊疗决策并和患儿家长有效沟通。所下医嘱为:

(1)吸氧,持续气道正压通气(CPAP)辅助呼吸,完善胸片、血气分析、血常规、C-反应蛋白、血液细菌培养及药敏检查。

(2)气管插管内应用牛肺泡表面活性剂。

(3)常规防治出血,静脉营养,氨溴索促进肺成熟,申捷及磷酸肌酸钠保护脏器功能。

情景人物:新生儿科医生、新生儿科护士、患儿家长。

【情景一】新生儿科医生产科会诊(包括询问病史、常规查体、诊疗决策、家属沟通,地点为产科病房)

新生儿科医师查看病历后,入产科病房问诊并查体。

新生儿科医师:(表明来意,并自我介绍)我是新生儿科医师×××,孩子有点呻吟,我给孩子检查下。

患儿家长:噢,好的。

新生儿科医师:(查体的同时询问病史,查体内容包括一般情况、外观发育、心肺腹查体以及各原始反射)宝宝妈妈1周之内有没有感冒病史?产检规范吗?

产检有异常情况吗？

患儿家长：×大夫，除了孕 6 月查血糖为 6.0 mmol/L，给予饮食控制外，其余都没有异常情况。

新生儿科医师：噢，分娩前腹痛规律吗？有没有胎膜早破？

患儿家长：没有，我们是择期剖宫产。

新生儿科医师：好，我知道了。孩子爸爸跟我来一下。

（诊疗决策及与家属沟通）

新生儿科医师：您好，37 周未产程发动剖宫产，且孕母存在妊娠期糖尿病；因未正常宫缩，加之母亲血糖高，胰岛素分泌相应增加，可抑制糖皮质激素，继之肺泡表面促进肺成熟的成分合成少（儿茶酚胺和肾上腺激素的刺激反应较弱），导致患儿容易出现呻吟等肺脏发育不成熟的表现。目前患儿查体外观发育正常，存在呼吸呻吟、吸气三凹征情况，且进行性呼吸困难，高度警惕新生儿呼吸窘迫综合征，虽没有围产期感染病史、产检正常，但仍需与宫内感染性肺炎、循环系统疾病及神经系统疾病相鉴别，目前迫切需要进行胸片检查，以进一步明确诊断。

患儿家长：好的。

（分析胸片结果并跟家长沟通病情）

新生儿科医师：患儿目前胸片可见支气管充气征（支气管过度充气），延伸至肺野中外带。该病据严重程度轻重依次分为Ⅰ～Ⅳ级，目前该患儿系Ⅱ级病变，需要应用牛肺表面活性剂促进肺成熟，并应用 CPAP 辅助呼吸保证有效通气。

患儿家长：这么严重啊？不良反应严重吗？

新生儿科医师：病史以及胸片结果支持该病。任何治疗作用都有一定的不良反应，如局部出血、感染、气漏、腹胀等。

患儿家长：×大夫，麻烦你们了，那现在我们需要办理什么手续？

新生儿科医师：办理住院手续，为保证更好地恢复，需要实施母婴分离，全程由我们医护人员治疗护理。

患儿家长：啊？那我们什么时间可以见宝宝？

新生儿科医师：您放心，我们护理新生儿非常专业，每个周周一、周三、周五下午可以探视，请随时保持电话沟通，且期间出现病情变化会及时与您沟通。

【情景二】新生儿监护室治疗及家属谈话室沟通病情（充分告知患儿家长最佳治疗方案及相关替代方案并实施，病情平稳后告知家长治疗效果）

医嘱：给予气管插管内应用牛肺表面活性剂并 CPAP 辅助呼吸

（1）患儿入院后呼吸困难进行性加重，行胸片检查示双肺透光度明显降低，为促进患儿肺成熟，医师与家长沟通病情，获知情同意（应用必要性及存在的风

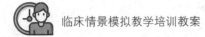

险)后行气管插管内注入牛肺表面活性物质。取患儿鼻吸气位,给予气管插管,导管直径 2.5 mm,插管深度距唇端 8.5 cm,确认气管导管位置正确后,逐步沿导管壁缓慢注入牛肺表面活性物质 140 mg,同时给予球囊辅助通气,输注完毕拔出气管导管,嘱 4～6 小时禁吸痰。注入过程中患儿生命体征平稳,无不良反应。

(2)为使肺泡在呼气末保持正压,防止肺泡萎缩,并有助于萎缩的肺泡重新张开,给予 CPAP 辅助呼吸。初始参数为:氧浓度分数 30%,气道峰压 15 cmH$_2$O,呼气终末正压 4 cmH$_2$O,呼吸 40 次/分。

【情景三】家属谈话室沟通病情(应用牛肺表面活性物质及 CPAP 后告知家长治疗效果)

新生儿科医师:经积极给予气管插管内应用牛肺表面活性剂及 CPAP 辅助呼吸后,患儿目前呻吟未加重,多参数监护示血氧饱和度在 93%～95%,心率134～136 次/分。目前患儿病情平稳,但处于病情急性期,仍需密切监测患儿病情的变化,警惕进行性加重的情况。

患儿家长:那急性期大约几天,住院多久?

新生儿科医师:急性期 3 天左右,病情无进展的情况下,住院一般 10～14 天。

患儿家长:谢谢×大夫,孩子就拜托您了。

新生儿科医师:应该的,您现在需要做的是放松心情,安慰好产妇,同时保持电话通畅,出现病情变化及时沟通。

3.鉴别诊断

(1)思维导图:

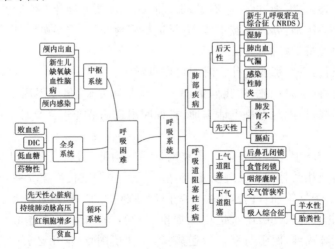

（2）循证实践（5A）：

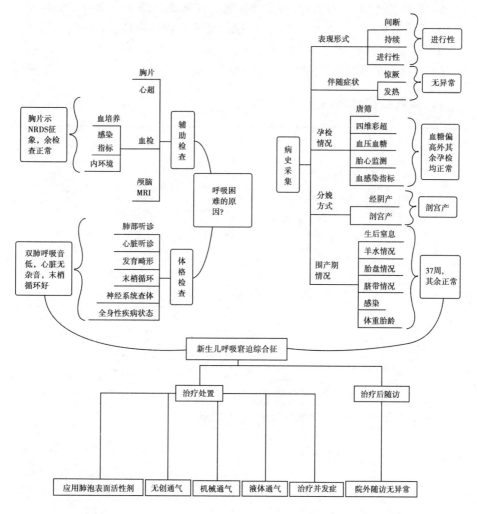

七、知识要点

1.新生儿呼吸窘迫综合征的临床表现

生后不久出现呼吸急促,60 次/分以上,呼气性呻吟,吸气时有三凹征,病情呈进行性加重,至生后 6 小时症状已十分明显,继而出现呼吸不规则、呼吸暂停、面色青紫、呼吸衰竭。体检可见两肺呼吸音减弱。

2.检查问诊

（1）病史:是否为早产儿,是否为选择性剖宫产,孕检情况,孕期血压、血糖情况,是否存在围产期感染病史。

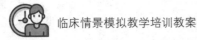

（2）查体：呼吸三凹征明显，体检两肺呼吸音减弱。

（3）胸片检查示：Ⅰ级：两肺肺野普遍透亮度降低，可见均匀散在分布的细小颗粒和网状阴影；Ⅱ级：可见支气管充气征，延伸至肺野中外带；Ⅲ级：肺野透光度更低，心缘、膈缘模糊；Ⅳ级：整个肺野呈白肺。

（4）血气分析：可见呼吸性酸中毒表现。

八、客观结构化考核

考核项目	评分标准		分值	得分
病史采集（15分）	起病时间及方式		1	
	可能的病因及诱因		1	
	主要症状的系统描述（4分）	部位	1	
		性质	1	
		持续时间	1	
		缓解和加重因素	1	
	病情发展及演变		1	
	诊疗经过及效果		1	
	伴随症状		1	
	与鉴别诊断相关的现病史		1	
	发病后的一般情况：大小便、饮食、睡眠		1	
	既往史		1	
	个人史		1	
	家族史		1	
	整个诊疗过程体现人文关怀及手卫生		1	
临床诊疗决策（25分）	根据病史、症状、体征，尽快作出下一步的诊疗决策		5	
	主要诊断以及需要排除的鉴别诊断		10	
	最佳治疗方案以及替代方案		10	

续表

考核项目	评分标准		分值	得分
气管插管下应用牛肺表面活性剂（25分）	签署知情同意书		2	
	插管前准备：温度要求，药品及器械准备		2	
	摆体位：鼻吸气位		2	
	插入喉镜找声门：右手稳住患儿头部，左手握镜，喉镜沿舌面滑入，顶端达会厌谷，轻轻上抬，将患儿舌头抬起，暴露声门		5	
	插入气管导管：右手持管，沿口腔右侧顺势插入，看准声门将导管推入，唇端距离约为体重（以千克为单位的数值）+6 cm；右手将导管固定于患儿唇部，左手小心撤出喉镜		5	
	检查导管位置是否正确		2	
	固定导管		2	
	接氧气面罩正压给氧		2	
	气管内缓慢注入牛肺表面活性剂		2	
	嘱患儿4～6小时内禁止清理呼吸道		1	
无创呼吸机辅助呼吸（20分）	准备质量（4分）	取得患儿的知情同意、合作，洗手戴口罩	1	
		病情评估：生命体征、血气分析	1	
		备物：湿化装置、呼吸管路1根、无创通气面罩、听诊器、无菌蒸馏水	1	
		检查操作环境是否适宜，呼吸机各零件是否完好，检查呼吸管路有无消毒过期、漏气	1	

续表

考核项目	评分标准		分值	得分
无创呼吸机辅助呼吸（20分）	操作流程质量（10分）	连接呼吸机管路	2	
		参数调整	2	
		应用无创呼吸机后评估：生命体征、氧分压,血气分析、人机配合	4	
		根据评估调整呼吸机参数,注意头带松紧度	2	
	全程质量（6分）	注意观察允许、非允许漏气和管路通畅情况	1	
		必要时行气管插管有创通气	2	
		注意呼吸机报警,及时排除	1	
		面罩松紧度调整	1	
		每次使用后彻底清洁、消毒,整理清点附件	1	
医患沟通（15分）	沟通内容的系统性、全面性、通俗性、及时性		2	
	充分告知患儿及其家长诊断、发病原因、最佳治疗方案以及替代方案		3	
	充分告知患儿及其家长治疗目的以及相应的不良反应		3	
	沟通时是否充满尊重、理解、关心、信任、感激		3	
	沟通过程文明用语		2	
	整个医患沟通过程中体现人文关怀		2	
总分			100	

注:超过 80 分为合格。

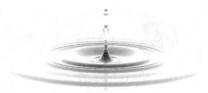

新生儿坏死性小肠结肠炎情景模拟教学培训教案

一、教学目标

(1)提高对新生儿坏死性小肠结肠炎的早期识别。
(2)掌握新生儿坏死性小肠结肠炎的临床诊断、分期标准及相应处置方案。
(3)提高有效进行医患沟通的能力。

二、教学对象

(1)低年资医护人员、临床实习/见习生和进修生。
(2)能力尚未达到岗位要求或者具有自主学习意愿的医护人员。

三、教学内容

(1)病种:新生儿坏死性小肠结肠炎。
(2)重点:新生儿坏死性小肠结肠炎的诊断及治疗。
(3)难点:新生儿坏死性小肠结肠炎相关的鉴别诊断。

四、教学方法

(1)情景模拟教学和标准化患者。
(2)应用工具:思维导图和循证实践。

五、教学过程

(1)教学安排:情景模拟环节一般不少于20分钟,病例讨论及点评环节不少于20分钟。

(2)教学步骤:

课前准备　　案例介绍　　情景模拟　　点评反馈　　知识要点

(2)教学案例

1.一般资料：

姓名：王××	年龄：10 天	性别：男
身高：50 cm	体重：3.2 kg	
主诉：呕吐、腹胀 1 天		

现病史：患儿系第二胎，第二产，38^{+4}周顺产，生后 Apgar 评分 1 分钟评分 8 分(肌张力－1分，皮肤颜色－1分)，5 分钟、10 分钟评分 10 分。羊水、脐带及胎盘均无异常。生后 2 天内母乳＋配方奶喂养，2 天后全母乳喂养。患儿于 1 天前无明显原因出现呕吐，无规律性，呕吐物初为半消化奶样物质，后呕吐加重，呕吐物为黄绿色胃内容物，未见咖啡色样物质，伴腹胀。患儿无发热，无腹泻，吃奶差，病后大便 1 次，黄色便，量少

既往史：生后 3 天发现皮肤黄染，未就诊，自服茵栀黄颗粒 1/5 包，每天 3 次，共服药 2 天，因大便次数多而停药。停药后大便情况逐渐好转，每天 2~3 次，黄染逐渐消退

家族史：无异常

2.情景模拟

患儿：标准化患者。

医师(由受训者扮演)：询问病史，进行体格检查，作出初步诊断，提出诊疗方案，注意病情变化处理及医患沟通。

护士(由培训者扮演)：执行护理相关操作。

家属(由培训者扮演)：补充相关信息，推进剧情。

【情景一】诊疗室

护士：×医生，来了位呕吐、腹胀的小患儿，孩子生后 10 天，请您去看一下。

医师：(询问家属)孩子什么情况？

家属：从昨天开始吐奶，好像越来越厉害了，还肚子胀。

医师：一共吐了几次？孩子吐出来的东西是什么样的？

家属：最开始就是没消化好的奶，共吐了 5 次，最后 2 次颜色有点黄，也有点绿。

医师：您觉得呕吐有什么规律吗？比如说喂奶前吐还是喂奶后吐？

家属：好像喂奶后吐得厉害。

医师：除了呕吐、腹胀，还发现有其他与以前不一样的吗？

家属:没有。(家属摇头)

医师:孩子大便情况呢?

家属:昨天到今天共大便1次,黄色,量不多。平时一天大便2~3次。

医师:生后第一次大便是什么时候排的?

家属:大约生后6小时,胎便共排了4次。

医师:后来孩子大便怎样?

家属:最开始2天母乳不多,给孩子添了奶粉,大便很稠。第3天发现孩子脸发黄,因为老大当时也有黄疸,所以就去药店买的茵栀黄,吃了药后孩子大便很稀,有时候全是水,所以吃了2天就不吃了。

医师:茵栀黄是颗粒还是口服液?一次吃多少?一天吃几次?期间还吃别的药了吗?

家属:吃的颗粒,一包分5次吃,一天吃3次。就只吃了茵栀黄,没吃其他的药。

医师:停药后大便呢?

家属:停了药第2天大便就没有水了,次数还是多点,后来就逐渐好了,一天大便2~3次。

医师:孩子是第几胎?顺产还是剖宫产?分娩记录带了吗?

家属:带了。

[医师查看患儿分娩记录,了解信息:患儿系第二胎第二产,胎龄38^{+4}周,顺产,出生体重3200 g。羊水清,脐带无绕颈,胎盘无异常。生后Apgar评分1分钟评分8分(肌张力-1分,皮肤颜色-1分),5分钟、10分钟评分10分]

医师:能讲讲孩子生后怎样喂养的吗?

家属:生后1小时左右开奶,当时母乳不多,有时会给孩子添加一部分配方奶,每次奶粉量为10~20 mL。2天以后就完全母乳喂养了。

医师:孩子尿量怎样?

家属:尿得很多,一天得十多次。

医师:平时身体怎样?怀孕期间有没有生过什么病或用过什么药?产科彩超有异常吗?

家属:平时身体很好,怀孕期间也很好,没长什么病,也没吃药。

医师:家族里有没有传染病及遗传病病史?

家属:没有。

(体格检查:患儿呕吐1次,呕吐物为胆汁样物质,量不多,非喷射性,听诊心肺无异常,腹膨隆,见肠型,肠鸣音弱)

医师:(与家属沟通)结合目前的情况,孩子不排除有胃肠道梗阻、新生儿坏

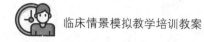

死性小肠结肠炎、消化道发育异常等情况。目前建议住院治疗,从现在开始需要给孩子禁食,并需进一步检查。

【情景二】监护室、谈话室

(监护室病房)

护士:×医生,患儿体温37.6 ℃,胃肠减压引流出较多绿色物质,腹胀较前加重,请您再来看一下。

医师:(仔细查体见患儿精神欠佳,手足较凉,皮肤略苍黄,听诊心率146次/分,腹隆起,腹胀加重,肠鸣音消失)患儿目前箱温多少?

护士:箱温30.6 ℃。

医师:患儿手足较凉,不排除处于体温上升期,注意监测体温,及时行退热处理,可以物理降温,必要时给予口服退热药物,如对乙酰氨基酚10 mg/kg,积极联系复查腹片。

(腹片结果:肠管扩张,肠壁积气)

(谈话室)

医师:您好,就您孩子的病情我跟你们再次沟通一下。

家属:孩子怎么了? 加重了吗?(焦急状)

医师:先不要过于紧张(安抚家属情绪)。孩子目前体温偏高,可能有感染情况,抗生素已经应用。复查腹片,显示有肠壁积气,目前可以确定新生儿坏死性小肠结肠炎的诊断。我们已经给予禁食、胃肠道减压、抗感染等治疗。绝大多数此类疾病患儿的病情可得到控制,但该病进展快,部分孩子有并发肠坏死、肠穿孔等可能,后期可能需要手术治疗。希望你们能理解该病的发展情况,如有病情变化,我们会与你们及时沟通的。

家属:拜托大夫了。

医师:我们会努力的。

考核要点:

(1)新生儿坏死性小肠结肠炎的确诊依据。

(2)结合病情的动态变化,及时调整治疗方案。

(3)评价被考核者与患儿家长沟通的能力。

表演者及师生一起课后总结:

(1)该受训者处理是否得当,诊断依据是否充分。

(2)诊疗先后顺序是否科学。

(3)医师及护士是否做到了尊重并耐心地与患儿家长沟通。

3.鉴别诊断

(1)思维导图:

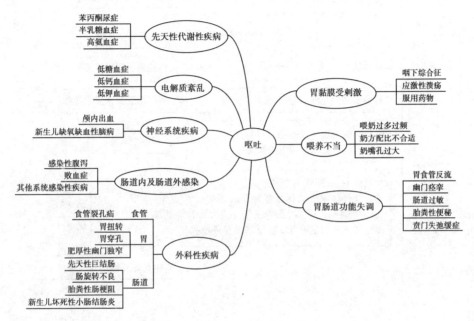

(2)循证实践(5A 询证):

1)采集病史:患儿性别男,日龄 10 天,足月顺产,出生体重 3.2 kg,入院体重 3.3 kg,生后低 Apgar 评分(1 分钟评分 8 分)。平素母亲身体健康,否认妊娠期疾病史及用药史,否认家族疾病史。生后喂养顺利,胎便排出无异常。口服茵栀黄期间大便稀,停药后好转。生后 9 天出现呕吐,呕吐物见胆汁样物质,伴腹胀。生后采集足底血筛查结果无异常。

2)全面查体:体温 36.7 ℃,脉搏 130 次/分,呼吸 36 次/分,体重 3.3 kg,发育正常,全身皮肤黏膜略黄染,前囟平坦,呼吸平稳,心肺查体无异常,脐轮无红肿。腹膨隆,见肠型,未见蠕动波。腹软,未触及包块,肝肋下 1 cm,脾未触及。腹部叩诊呈鼓音,移动性浊音阴性,肠鸣音 2~3 次/分。

3)辅助检查:血常规、尿常规及大便常规无异常,生化、血气分析、血培养及胸片无异常,C-反应蛋白 10.7 mg/dL(C-反应蛋白高应考虑合并感染,需动态复查),胃肠道彩超示肠管胀气,胃肠道造影未见明显梗阻或扩张,腹片示肠管扩张,复查腹片示肠壁积气。

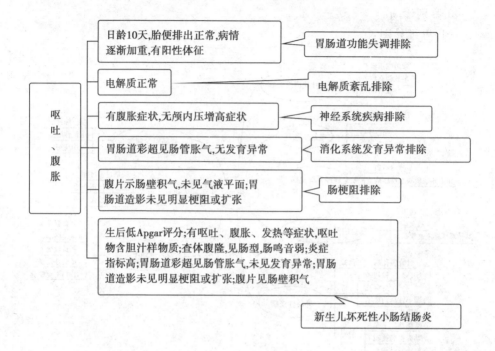

七、知识要点

1.临床表现

本病轻重差异较大,既可表现为全身非特异性败血症症状,也可表现为典型胃肠道症状,如腹胀、呕吐、腹泻或便血三联征:腹胀大多最早出现且持续存在,一般先出现胃潴留,最后全腹膨胀,肠鸣音减弱;呕吐物先为奶液,逐渐可出现胆汁样或咖啡样物;腹泻或血便出现较晚,血便可为黑便或鲜血;其他症状可有呼吸暂停、心动过缓、休克等。

2.具有确诊意义的 X 线表现

患者可有肠壁间积气,黏膜下"气泡征",门静脉积气为疾病严重的征象,气腹征提示肠坏死穿孔。下图即为新生儿坏死性小肠结肠炎的 X 线片。

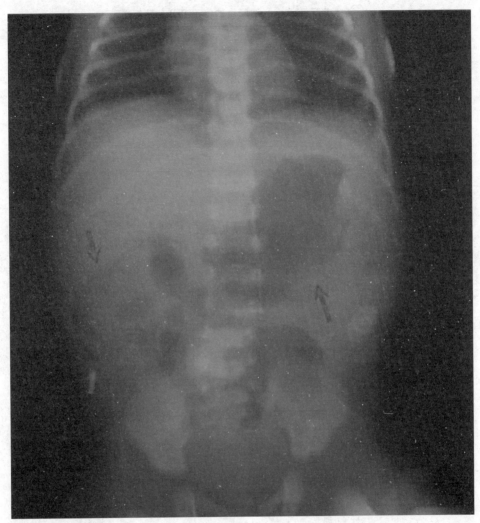

3.鉴别诊断

应与先天性肥厚性幽门狭窄、先天性巨结肠、腹泻病、肠扭转等相鉴别。

4.治疗处置

一旦疑诊为新生儿坏死性小肠结肠炎,应先禁食并行胃肠减压,再予以营养支持、对症处理或外科治疗。

新生儿坏死性小肠结肠炎的修正贝尔(Bell)分期标准如下表所示:

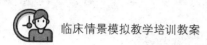

新生儿坏死性小肠结肠炎的修正 Bell 分期标准

分期	全身症状	胃肠道症状	影像学检查	治疗
Ⅰ A 疑似 NEC	体温不稳定,呼吸暂停,心动过缓或嗜睡	胃潴留,轻度腹胀,大便潜血阳性	正常或轻度扩张,轻度肠梗阻	绝对禁食,胃肠减压,抗生素治疗 3 天,等候病原菌培养结果
Ⅰ B 疑似 NEC	同Ⅰ A	直肠内鲜血	同Ⅰ A	同Ⅰ A
Ⅱ A 确诊 NEC（轻度）	同Ⅰ A	同Ⅰ A 和Ⅰ B,肠鸣音消失,和（或）腹部触痛	肠管扩张、梗阻,肠壁积气征	同Ⅰ A,绝对禁食,如 24～48 小时培养无异常,应用抗生素 7～10 天
Ⅱ B 确诊 NEC（中度）	同Ⅱ A,轻度代谢性酸中毒,轻度血小板减少	同Ⅱ A,肠鸣音消失,腹部触痛明显和（或）腹壁蜂窝组织炎或右下腹部包块	同Ⅱ A,门静脉积气,和（或）腹水	同Ⅱ A,绝对禁食,补充血容量,治疗酸中毒,应用抗生素 14 天
Ⅲ A NEC 进展（重度,肠壁完整）	同Ⅱ B,低血压、心动过缓,严重呼吸暂停,混合性酸中毒,弥散性血管内凝血,中性粒细胞减少,无尿	同Ⅱ B,弥漫性腹膜炎、腹胀和触痛明显,腹壁红肿	同Ⅱ B,腹水	同Ⅱ B,补液 200 mL/kg,应用血管活性药物,机械通气,腹腔穿刺,保守治疗 24～48 小时无效后手术
Ⅲ B NEC 进展（重度,肠壁穿孔）	同Ⅲ A,病情突然恶化	同Ⅲ A,腹胀突然加重	同Ⅱ B,腹胀积气	同Ⅲ A,手术

注:NEC 为新生儿坏死性小肠结肠炎的缩写。

八、客观结构化考核

考核项目	评分标准		分值	得分
病史采集（30分）	起病时间及方式		1	
	可能的病因及诱因		1	
	主要症状的系统描述（4分）	部位	1	
		性质	1	
		持续时间	1	
		缓解和加重因素	1	
	关于病情（5分）	发展及演变	2	
		伴随症状	3	
	诊疗经过及效果		1	
	与鉴别诊断相关的现病史		3	
	发病后的一般情况：大小便、奶量、精神反应		2	
	母孕期相关情况，如血压、血糖、用药等		2	
	个人史：胎产次、胎龄、分娩方式、羊水、脐带、胎盘、出生体重、Apgar 评分		8	
	既往史		1	
	家族史		1	
	传染病接触史		1	
体格检查（20分）	一般检查		2	
	头颈部		3	
	胸部		5	
	腹部		7	
	生殖器、肛门及直肠		1	
	脊柱及四肢		1	
	神经系统		1	

续表

考核项目	评分标准	分值	得分
临床诊疗决策 （35分）	根据病史、症状及体格检查决定初步治疗方案及完善相关辅助检查	5	
	初步诊断及其鉴别诊断	10	
	最佳治疗方案以及替代方案	10	
	病情变化时的应对处理	10	
医患沟通 （15分）	沟通内容系统完整、通俗易懂、及时有效	2	
	充分告知患儿家长初步诊断、治疗方案、可能的病情变化及预后	10	
	病情变化时及时与患儿家长沟通	1	
	整个医患沟通过程中体现人文关怀	2	
总分		100	

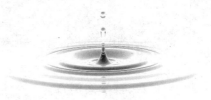

小儿腹泻情景模拟教学培训教案

一、教学目标

(1)认识小儿腹泻病的重要性及治疗不及时的不良后果。
(2)掌握对小儿腹泻患者的病例认知、临床诊断、处理处置方法。
(3)掌握小儿腹泻脱水的判断标准和补液方法。
(4)提高有效进行医患沟通的能力。

二、教学对象

(1)低年资医护人员、临床实习/见习生和进修生。
(2)能力尚未达到岗位要求或者具有自主学习意愿的医护人员。

三、教学内容

(1)病种:小儿腹泻。
(2)重点:小儿腹泻的诊断和鉴别诊断。
(3)难点:小儿脱水的补液计算。

四、教学方法

(1)情景模拟教学和标准化患者。
(2)应用工具:思维导图和循证实践。

五、教学过程

(1)教学安排:情景模拟环节一般不少于 20 分钟,病例讨论及点评环节不少于 20 分钟。
(2)教学步骤:

课前准备 ▷ 案例介绍 ▷ 情景模拟 ▷ 点评反馈 ▷ 知识要点

六、教学案例

1.一般资料:

姓名:王××	年龄:1 岁	性别:女
身高:75 cm	体重:9 kg	
主诉:发热伴呕吐 2 天,腹泻 1 天,尿少 1 天		

现病史:患儿 2 天前无明显诱因出现发热,体温在 38.5 ℃左右,伴有呕吐数次,呕吐物为胃内容物,口服退热药物后体温反复升高,近 1 天来出现腹泻,水样便,共 7 次,无里急后重,无脓血便,饮食欠佳,尿量少,色黄。无咳嗽,有时候出现哭闹,能自行缓解,精神萎靡 1 小时

家族史:无慢性腹泻家族病史

个人史:第一胎,第一产,足月顺产,出生时无异常,按顺序添加辅食

既往史:既往体健

2.情景模拟

儿科医师甲及患儿父母怀抱患儿模型送入儿内科(途中患儿父母口中大喊"医生救命! 小孩不行了",同时表情急切,气喘吁吁)。到达儿科抢救间,护士甲给予吸氧面罩吸氧,护士乙连接多参数监护仪,完成对血氧、血压、心率、呼吸频率的基础检查,同时儿科医师甲给予查体及询问病史。儿科医师乙下医嘱,展开患儿重度脱水急救措施。患儿体温 38.5 ℃,脉搏 126 次/分,呼吸 38 次/分,体重 10 kg,呈严重脱水貌,眼窝明显凹陷,闭眼漏睛。

医嘱:多参数监护,低流量吸氧,呕吐处理,防止误吸,快速扩容,完善检查:电解质、血糖、血气分析、三大常规、心肌酶、肝肾功。

物品:器械(吸氧用物、注射盘、静脉留置针、消毒液、输液贴、输液器、静脉采血针、注射器等)、药物(生理盐水、5%的葡萄糖、小苏打等)。

人物:儿科医师甲、乙,儿科护士甲、乙,患儿父母。

情景	被考核者反应及考核要点
【情景一】患儿入院查体结果为：体温 38.5 ℃，脉搏 126 次/分，呼吸 38 次/分，体重 9 kg，神志清，精神萎靡，皮肤弹性差，眼窝前囟明显凹陷，双瞳孔等大等圆，直径 2 mm，双肺呼吸音清，未闻及干湿啰音，心率快，心音低顿，腹查体无异常。 培训者引导：你该如何进行急救处理？	1.一般处理 (1)保持患儿呼吸道通畅，防止呕吐窒息：患儿应平卧，头转向一侧，及时清除口、鼻、咽喉内的分泌物或呕吐物，以防吸入气管而发生窒息。一旦发生窒息，除清除分泌物或呕吐物外，还要立即进行人工呼吸，口对口呼吸，必要时做气管切开 (2)开放静脉通道，快速扩容，给予每千克体重 20 mL（2∶1）液快速静脉注射 (3)防止缺氧性脑损伤：立即给予氧气吸入，必要时可加用细胞营养药物 (4)注意退热，积极控制感染，纠正水和电解质代谢紊乱等 (5)保持安静，禁止一切不必要的刺激 2.计算补液量和补液的性质 首先判断脱水的性质和程度，根据体重丢失量和尿量及查体情况，该患儿原来体重 11 kg，体重丢失大于10%，查体有严重脱水的体征，判断属重度脱水，给予补液治疗（1/2 张力的 900 mL 液体），见尿补钾，钾浓度不高于 0.3% 评价： (1)急救措施是否及时有效，计算补液量和补液性质是否准确 (2)评价与患儿家长沟通的效果 (3)是否注意无菌操作 (4)是否有爱伤观念
【情景二】患儿入院第二天突然出现大便不排，伴有阵发性哭闹。	可能的情况：肠痉挛或者肠套叠，查体腹部软，可以触及腊肠样包块，腹部 B 超发现包块及杯口样改变，考虑肠套叠。立即请外科会诊，建议空气灌肠后套叠解除。患儿又出现腹泻，继续补液

受训者及师生一起课后总结：

(1)该受训者处理是否得当，部分措施是否耽误时间。

(2)诊疗先后顺序是否科学。

(3)医师及护士是否做到了尊重及耐心地与患儿家长沟通。

临床情景模拟教学培训教案

3.鉴别诊断

(1)思维导图:

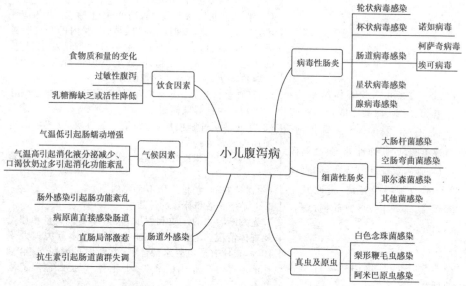

(2)循证实践(5A 循证):

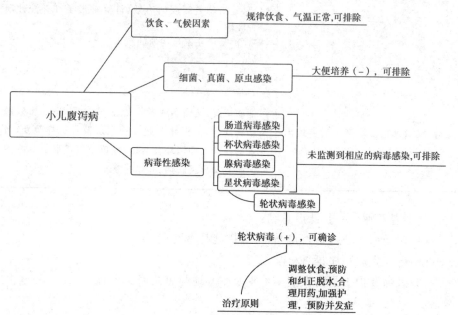

1)问诊:患儿性别女,发热伴呕吐 2 天,腹泻 1 天,尿少 1 天。

2)查体:体温 38.5 ℃,心律 126 次/分,呼吸 38 次/分,体重 9 kg,神志清,精神萎靡,嗜睡,皮肤弹性差,黏膜干燥,前囟凹陷,眼窝明显凹陷。呼吸快,双肺呼吸音清,心音少低顿,腹软,肝脾不大。

3)体检:重点检查判断脱水情况,重点是体重减轻情况,这对判断脱水程度意义大,另外检查皮肤、黏膜有无干燥,眼窝、前囟有无凹陷,哭时有无眼泪。

4)辅助检查:

①血、尿、大便常规检查。血常规示血象不高,大便常规示白细胞不高,可排除细菌性肠炎。

②血生化及电解质检查,如钙、磷、钠、钾、氯、镁及心肌酶含量,肝肾功能可帮助了解脏器功能及电解质有无异常,钠离子浓度有助于判断脱水性质(等渗性、低渗性、高渗性脱水)。

③选择大便标本培养:明确感染病原体,排除细菌感染。

④大便轮状病毒检查。

⑤其他检查:若有反复哭闹,应行腹部B超检查以排除肠套叠。

六、知识要点

小儿腹泻补液表

名称	0.9%NS	5%GS	1.4%SB	5%SB	张力	用途
1:1盐糖液	1份	1份	—	—	1/2	轻、中度等渗性脱水
1:2盐糖液	1份	2份	—	—	1/3	
2:1含钠液	2份	—	1份	0.28份	1	低渗性脱水或重度脱水
2:3:1液	2份	3份	1份	0.28份	1/2	轻、中度等渗性脱水
4:3:2液	4份	3份	2份	0.56份	2/3	中度以上或低渗性脱水
维持液	1份	4份	含有0.15%的KCl		1/4	高热、肺炎等维持输液
口服补液	0.35 g	2 g	0.25 g	0.15 g	2/3	用于轻度脱水的不吐患者

定量:

轻度脱水:90~120 mL/(kg·d)

中度脱水:120~150mL/(kg·d)

重度脱水:150~180mL/(kg·d)

其中1/2~2/3为累积损失,应先补足;

3周以上的儿童酌减1/3

定性:

低张性脱水:失钠大于失水,血钠低于130 mmol/L,可用4:3:2液

等渗性脱水:失钠等于失水,血钠130~150 mol/L,可用2:3:1或4:3:2液

高渗性脱水:失钠小于失水,血钠超过150 mmol/L,可用1/3张盐糖液或维持液

脱水程度与脱水性质

脱水程度				脱水性质			
表现	轻度	中度	重度	表现	低张性	等张性	高张性
精神状态	无明显改变	烦躁或萎靡	昏睡或昏迷	原因	失盐为主	水盐同失	失水为主
皮肤及黏膜	弹性稍差	弹性差	弹性极差	血钠浓度	低于130 mmol/L	130～150 mmol/L	高于150 mmol/L
眼窝及前囟凹陷	轻度	明显	极明显	口渴	不明显	明显	极明显
眼泪	有	少	无	皮肤弹性	极差	稍差	极差
尿量	略减少	明显减少	少尿或无尿	血压	很低	低	正常或稍低
周围循环衰竭	无	不明显	明显	神志	嗜睡或昏迷	精神萎靡	烦躁易激惹
酸中毒	无	有	严重	诱因	补充非电解质多、病程长、营养不良者	—	补充高钠液体多、高热入水少、大量出汗等

重度脱水甚至休克都是低渗性脱水,重度腹泻导致中度以上脱水者都有中度以上的酸中毒(呼吸深长,口唇呈樱桃红)。

八、客观结构化考核

考核项目	评分标准		分值	得分
病史采集 （15分）	起病时间及方式		1	
	可能的病因及诱因		1	
	主要症状的 系统描述 （4分）	部位	1	
		性质	1	
		持续时间	1	
		缓解和加重因素	1	
	病情发展及演变		1	
	诊疗经过及效果		1	
	伴随症状		1	
	与鉴别诊断相关的现病史		1	
	发病后的一般情况：小便、饮食、睡眠		1	
	既往史		1	
	个人史		1	
	家族史		1	
	整个诊疗过程体现人文关怀及手卫生		1	
临床诊 疗决策 （25分）	根据病史、症状、体征，尽快作出下一步诊疗决策		5	
	主要诊断以及需要排除的鉴别诊断		10	
	最佳治疗方案以及替代方案		10	
急性腹泻 的治疗 （25分）	饮食疗法		5	
	纠正水、电解质紊乱及酸碱失衡		12	
	其他治疗		8	

续表

考核项目	评分标准		分值	得分
迁延性和慢性腹泻治疗（20分）	准备质量（5分）	取得患儿家长的知情同意及合作	1	
		病情评估：生命体征	2	
		调整饮食	2	
	操作流程质量（10分）	纠正肠道菌群失调、静脉营养、药物治疗等	10	
	全程质量（5分）	评价治疗是否规范	5	
医患沟通（15分）	沟通内容的系统性、全面性、通俗性、及时性		2	
	充分告知患儿家长诊断、发病原因、最佳治疗方案以及替代方案		3	
	充分告知患儿家长治疗目的以及相应的不良反应		3	
	沟通时是否充满尊重、理解、关心、信任、感激		3	
	沟通过程文明用语		2	
	整个医患沟通过程中体现人文关怀		2	
总分			100	

第五章

护理专业教案

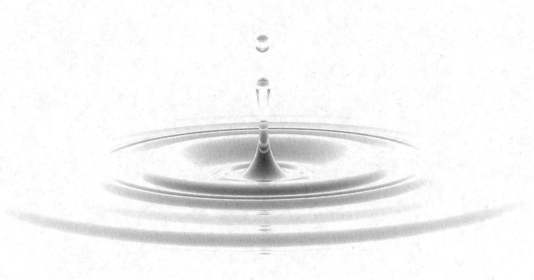

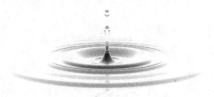

上消化道出血护理情景模拟教学培训教案

一、教学目标

(1)掌握上消化道出血的病因和临床表现。
(2)正确实施护理评估,制定护理计划,作出护理评价。
(3)正确完成各项相关的护理技术操作。
(4)培养沟通能力、爱伤观念和团队合作精神。

二、教学对象

(1)低年资医护人员、临床实习/见习生和进修生。
(2)能力尚未达到岗位要求或者具有自主学习意愿的医护人员。

三、教学内容

(1)病种:上消化道出血。
(2)重点:上消化道出血的临床表现、护理评估、护理措施。
(3)难点:上消化道出血的护理诊断及呕血、咯血的鉴别。

四、教学方法

(1)情景模拟教学和标准化患者。
(2)应用工具:思维导图和循证实践。

五、教学过程

(1)教学安排:情景模拟环节一般不少于 20 分钟,病例讨论及点评环节不少于 20 分钟。
(2)教学步骤:

课前准备 〉 案例介绍 〉 情景模拟 〉 点评反馈 〉 知识要点

（3）教学案例

1.一般资料

姓名:王××	年龄:60 岁	性别:女
身高:156 cm	体重:65 kg	教育程度:高中
主诉:突发呕血 2 小时		
现病史:患者 2 小时前感上腹部不适,突发呕血入院,呕鲜红色血,量约 800 mL,未大便。患者神志清,精神差,自诉头晕乏力		
既往史:20 年前行脾切除术及食管胃底静脉结扎		
查体:体温 36.1 ℃,心率 90 次/分,呼吸 19 次/分,血压 98/65 mmHg。心肺听诊未闻及明显异常,腹平软,肝脾肋下未触及,双下肢无水肿		

2.情景模拟

【情景一】测量身高、体重,迅速安置患者

护士:大妈,您好！请问您的姓名？我是您的责任护士××,我现在扶您躺下,平卧休息。

患者:王××。

护士:大妈,您现在还有什么不舒服的感觉吗？想呕吐吗？呕吐的时候把头偏向一侧,从现在开始您先不要喝水吃饭了。

患者:现在不想吐,就觉得头晕,没力气。（患者情绪紧张）

护士:大妈,您放松心情,不要紧张,我现在给您吸上氧气,您就会感觉好一点（交代吸氧注意事项）。大妈,您知道自己是什么血型吗？

患者:好像是 O 型血。

护士:大妈,我现在给您抽血化验,然后再给您输液。（核对腕带、床头牌,顺利完成血标本采集,建立静脉通道）

【情景二】入院评估

护士:大妈,您好！您现在感觉好点了吗？没再想呕吐吧？

患者:好点了,没再吐,稍有点恶心。（患者精神差）

护士:大妈,想吐的时候一定把头偏向一侧,避免呛咳。我想问您一些问题,现在可以吗？

患者:可以,你问吧。

护士:我先给您测一下体温和血压。

患者:好的。（配合测量生命体征,护士同时观察皮肤和甲床色泽、营养状况）

护士:大妈,怎么引起的呕血呢?吃什么东西了吗?

患者:早上吃的火烧,后来感觉肚子一直不舒服,恶心了几次后就开始吐血。

护士:呕血几次?量多吗?什么颜色?

患者:吐了两次,有一斤多,开始暗红,混着食物,后来成了鲜红的。

护士:大妈,您今天大小便怎么样?有没有黑便?

患者:今天没大便,从吐血后没再小便。

护士:您以前有过这种情况吗?

患者:以前出现过黑便,但没吐过血,这次吐这么多血,是不是我病得很厉害?(患者缺少疾病知识,担心预后)

护士:大妈,您要放松心情,不要多想,您这次呕血可能是因为吃饭不当,损伤了食道曲张的静脉引起的。禁食、应用止血药物、输血等后,病情很快就会稳定了,您不要太过担心,好好配合治疗,再有什么不舒服的您随时告诉我们。您以前还有没有得过别的病?

患者:20 年前做过脾切除手术,肝硬化也有 7 年了,最近这 3 年血压还高了。

护士:您在家用药治疗吗?有没有过敏的药物?平时吃饭怎么样?饮酒吗?

患者:没有过敏的药物,血压高的时候就吃点药,平时吃饭还可以,不喝酒。

护士:您平时睡眠怎么样?能从事家务活动吗?

患者:睡眠可以,没生病的时候什么活都能干。

护士完整采集资料,进行腹部查体,通过护理评估患者目前主要存在以下护理问题:

(1)血容量不足:与上消化道大量出血有关。

(2)活动无耐力:与失血性周围循环衰竭有关。

(3)紧张、恐惧:与生命健康受到威胁有关。

(4)潜在的并发症:误吸、窒息、跌倒和再出血。

【情景三】遵医嘱输红细胞

护士:(核对床头牌、腕带)大妈,您感觉好些了吗?还恶心吗?血配好了,现在给您输血吧?您还记得自己是什么血型吗?

患者:现在好点了,没再恶心。护士告诉过我是 O 型血。

护士:大妈,输血跟输液一样,通过点滴输入您的血管内,有助于您的恢复,您这样躺舒服吗?(协助患者取舒适卧位,与另一护士核对,严格按照输血技术规范完成输血操作)

患者:可以。

护士:大妈,现在已经给您输上血了,输血的手臂请不要过度活动,以免造成外渗,滴速已经给您调节好了,请您自己不要再调了,我会随时过来看您的。(调节输血速度,遵循"先慢后快"的原则,严密观察15分钟)

患者:好的,谢谢你,小×护士。

【情景四】出血停止,饮食指导

护士:王大妈,感觉怎么样了?

患者:好多了,没再吐,昨晚上大便了一次,有些发黑,现在感觉有点饿了。

护士:大妈,您现在可以先喝点温水试一下。(协助患者饮100 mL温水)

(半小时后,护士巡视观察患者)

护士:大妈,喝水后肚子有不舒服的感觉吗?

患者:没有,感觉喝点水很好。

护士:您现在就可以喝点温凉的米汤、藕粉、稀饭或新鲜的蔬菜汁等,一定要少量多餐。先不要进食豆浆、牛奶、汽水等容易产气的食物,循序渐进,逐渐过渡到正常饮食。食物要选低盐、低蛋白、无渣易消化的,避免粗糙、坚硬、有刺激性的食物,要细嚼慢咽,防止再次出血。

患者:好,我知道了。

【情景五】经过治疗,患者出血停止,病情稳定,准备出院,责任护士进行出院指导

护士:大妈,您好!您的病好了,今天可以出院了,我来给您讲讲回家以后需要注意的一些事项吧。

患者:好的。

护士:大妈,您出院以后要注意下面这些:

一是生活起居要有规律,劳逸结合,防止过度疲劳。保持乐观情绪,保证充足的睡眠。

二是平时尽量吃软、细、清淡且含足够热量、蛋白质和维生素丰富的食物,如稀饭、细面条、牛奶、软米饭、豆浆、鸡蛋、瘦肉、豆腐和豆制品、新鲜蔬菜和水果等,不要吃质硬、有刺激性、会损伤血管的食物。少吃多渣食物,不要吃油煎、油炸食物以及含粗纤维较多的芹菜、韭菜、豆芽、火腿、腊肉、鱼干及各种粗粮。不要饮浓茶、咖啡,反酸的时候少喝牛奶。一日三餐要定时定量,饥饱适中,细嚼慢咽,养成良好的进食习惯。

三是回家以后按医生的嘱咐服药,抗酸药在饭后1小时和睡前服用,质子泵抑制剂在饭前30分钟服用。

四是遵医嘱定时复诊,如有上腹不适、恶心、头晕等情况要及时来院就诊。

患者:好的,×护士,你说的我都记住了,谢谢你们了!

3.鉴别诊断

(1)思维导图:

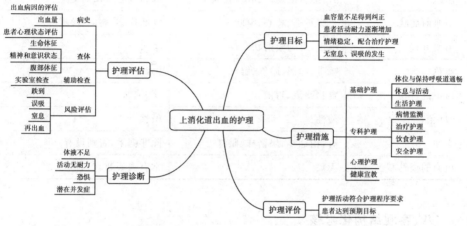

(2)循证实践(5A 循证):

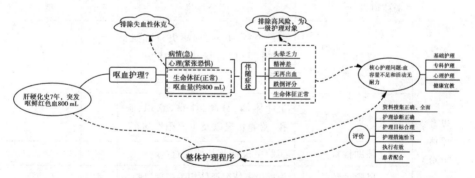

患者 2 小时前突发呕血约 800 mL,既往有肝硬化病史 7 年,高血压病史 3 年。现患者神志清,坐位血压 98/65 mmHg,心律 90 次/分,无皮肤湿冷等失血性休克表现。血常规示红细胞 2.60×10^{12}/L,血红蛋白 69 g/L,凝血酶原时间 17.7 s,核心护理问题为血容量不足和活动无耐力。

七、知识要点

呕血与咯血的区别

	咯血	呕血
病因	有胃病(溃疡)或肝硬化病史	有肺或心脏疾病史
出血前症状	上腹不适、恶心、呕吐	喉部痒感、胸闷、咳嗽
出血方式	呕出,可为喷射状	咯出
血色	咖啡、棕黑、暗红、鲜红	鲜红
血中混合物	食物残渣、胃液	痰、泡沫
pH 值	酸性	碱性
黑便	有,柏油样、果酱样、暗红	除非咽下,否则没有
出血的痰性状	无痰	常有血痰数日

八、客观结构化考核

考核项目		评分标准	分值	得分
患者评估(20分)	资料搜集	一般资料、主诉、现病史、目前状况、既往史、过敏史、家族史、个人史	4	
	体格检查	生命体征、身高、体重、意识、瞳孔、营养状况以及主要阳性体征	4	
	辅助检查	实验室检查及其他检查	4	
	风险评估	根据患者情况评估相关护理风险	4	
	心理社会状况	精神状况、对疾病的认知情况、应对能力、人格类型、周围环境及人际关系	4	
护理计划(25分)	护理诊断	正确全面,首优护理问题明确	10	
	护理目标	制定正确,切合患者实际	5	
	护理措施	制定全面,具有可行性,有助于目标完成	10	

续表

	考核项目	评分标准	分值	得分
效果评价 (10分)	护理活动	符合程序要求	5	
	患者状况	达到预期目标	5	
健康教育 (10分)	入院宣教	病区环境、病房设施、医护人员、规章制度、疾病指导、安全教育	2	
	住院期间宣教	疾病相关知识宣教、活动与休息、饮食、药物指导、心理指导、安全教育	6	
	出院指导	休息与活动、饮食、服药、心理、康复、复诊指导	2	
情景模拟 (25分)	情景准备	情景准备、物品准备	10	
	技术操作	相关护理技术操作熟练、符合规范	5	
	模拟过程	熟练完成各个情景的演练	5	
	讨论与反思	学生对临床护理能力进行自我评价	5	
沟通技巧 (10分)	爱伤观念	关心、体贴、爱护患者	4	
	治疗性沟通	及时汇报病情,与医生进行有效沟通	3	
	与患者及家属的沟通	掌握沟通技巧,传递有效信息	3	
总分			100	

扣分说明:根据权重,一项不符合要求扣1~2分,未执行不得分。

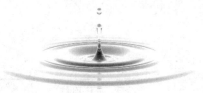

有机磷农药中毒护理情景模拟教学培训教案

一、教学目标

(1)掌握有机磷农药中毒的护理评估、护理诊断、护理措施及健康指导。

(2)熟悉有机磷农药中毒的临床表现、诊断及治疗要点。

(3)了解有机磷农药中毒的发病机制及病理。

(4)培养护理人员的沟通能力及应急能力,强化急救意识。

二、教学对象

(1)低年资医护人员、临床实习/见习生和进修生。

(2)能力尚未达到岗位要求或者具有自主学习意愿的医护人员。

三、教学内容

(1)病种:有机磷农药中毒的护理。

(2)重点:有机磷农药中毒的护理评估、护理诊断、护理措施及健康指导。

(3)难点:有机磷农药中毒的治疗原则及抢救措施。

四、教学方法

(1)情景模拟教学和标准化患者。

(2)应用工具:思维导图和循证实践。

五、教学过程

(1)教学安排:情景模拟环节一般不少于 20 分钟,病例讨论及点评环节不少于 20 分钟。

(2)教学步骤:

课前准备 ▷ 案例介绍 ▷ 情景模拟 ▷ 点评反馈 ▷ 知识要点

六、教学案例

1.一般资料

姓名:李××	性别:女	年龄:48 岁
身高:160 cm	体重:51 kg	婚姻状况:已婚
教育程度:初中	语言:方言	
主诉:自服敌敌畏 40 mL 半小时		
现病史:患者半小时前自服 40mL 有机磷农药,因中毒收入院		

2.情景模拟

【情景一】责任护士遵医嘱为患者静脉采血

护士:阿姨,您好! 请问您叫什么名字?

患者:我叫李××。

护士:您的责任医师是×医生,我是您的责任护士×××,现在需要紧急给您抽个血化验一下,可以吗?

患者:为什么先抽血? 快先给我解毒。(患者很不耐烦)

护士:阿姨,抽血是检测您已经吸收到血液中的毒物量及对您身体的影响,以及尽早判断您中毒的程度,为下一步的治疗提供依据并做好准备。

患者:很疼吗? (有些焦虑)

护士:我看一下您的血管(患者点头,并伸出胳膊),您的血管条件很好,我会动作轻柔一些,尽量来减轻您的痛感。(患者点头,护士顺利完成静脉采血)阿姨,采血已经结束,您配合得很好。(转向家属)麻烦您帮忙按压一下。(指导按压)

家属:这样按压可以吗?

护士:很好,就是用食指、中指、无名指顺静脉走向压迫针眼及其上方 0.2～0.5 cm 处,按压时间为 3～5 分钟,按压时只压不揉穿刺点,不能屈肘止血,按压后棉棒投入套黄色袋子的医疗垃圾桶内,可以吗?

家属:好的。

护士:谢谢您的配合。

【情景二】责任护士遵医嘱为患者洗胃

(责任护士核对床头牌、腕带)

护士:阿姨,您好! 目前清除您体内的毒物最快、最有效的措施就是洗胃,在插胃管和洗胃的过程中会有不舒服,我会指导您如何配合,这样能够减轻不

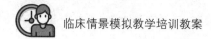

适感。

患者:好的。(顺利置入洗胃管,执行洗胃操作)

护士:洗胃管留置后咽喉部会有异物感,这是正常的机体反应。留在胃肠道的毒物清除干净后,洗胃管就可以拔除。

患者:好的。

护士:谢谢您的配合。

【情景三】责任护士为患者进行入院评估

护士:阿姨,您好!现在我要给您测量体温和血压(呼吸及脉搏),好吗?

患者:好的。(患者伸出胳膊,顺利测量生命体征)

护士:阿姨,您现在感觉哪里不舒服吗?

患者:感觉胃部不适,有点冷。(患者用手拽被子)

护士:您稍等。(护士离开取来被子给患者盖上)

患者:谢谢你。

护士:阿姨,您的不适是洗胃刺激引起的,请您暂时先不要吃饭、喝水,我们需要观察您胃部的情况。

患者:好。

护士:您是干什么工作的?以前身体状况怎么样?

患者:我在家务农,身体很好。

护士:您和您家人对什么东西过敏过吗?

患者:没有过敏的东西。

护士:您是遇到了什么不能解决的事情吗?为什么喝农药?

家属:俩人吵架,一气之下喝的。(有些生气)

护士:阿姨,您现在后悔了吗?

患者:喝完药我接着就后悔了。

护士:您喝完吐过吗?有没有进行过什么处理?

患者:喝完就害怕了,直接拨打了120,来医院后吐了两次,你们知道的。

护士:您喝了大约有多少?

患者:我喝了一大口,还能好吗?(焦虑)

护士:阿姨,洗胃已经把胃内未被吸收的毒物清除,马上给您用特效解毒药将身体已经吸收的毒物排掉,只要您好好配合我们,会很快好起来的。

护士完善采集的资料,进行查体,患者目前主要存在以下护理诊断:

(1)体液不足:与有机磷农药中毒致呕吐、大汗有关。

(2)有误吸的危险:与有机磷农药中毒致支气管分泌过多、留置洗胃管洗胃等有关。

（3）营养失调：营养低于机体需要量与有机磷农药中毒致呕吐、禁食有关。

（4）知识缺乏：缺乏有机磷农药毒性知识。

（5）恐惧、焦虑：与担心预后有关。

（6）潜在并发症：肺水肿、脑水肿、呼吸衰竭。

【情景四】责任护士遵医嘱为患者导尿

护士：阿姨，您好，我需要给您插个导尿管，以利于尿液排出。

患者：必须要插这个管子吗？（有些不好意思）

护士：是的，现在给您用的解毒药叫"阿托品"，它专门对抗您身体内的毒物，但有个不良反应是会使尿液潴留在您的膀胱内，无法自主排出。

患者：插管会很难受吗？

护士：会感觉有些不舒服，您不用紧张，放松有利于插管，可以减轻您的不适感。

患者：这个管子什么时候才能拔掉？

护士：解毒药物（阿托品）停用后还需要观察您的病情，根据您的情况再酌情处理。

患者：嗯。（患者点头表示同意，护士拉起帘子，顺利完成导尿）

护士：阿姨，现在已经给您插上尿管了，留置管路期间您要注意这几点：一是翻身活动时防止尿管牵拉、折叠、受压，保持通畅；二是保持尿袋低于腰部位置，防止逆行感染；三是多饮水，预防发生感染；四是我们会根据您的情况，2～3小时放尿一次，请不要自行拔出尿管或放尿液，如有不适或需要，请及时告知我们。

患者：好的。（点头）

护士：我讲明白了吗？

患者：你说的我都记住了。

护士：好的，感谢您的配合。

【情景五】责任护士发现患者出现阿托品化

（护士巡视病房时发现患者烦躁不安，胡言乱语）

护士：阿姨，请问您现在在哪里？

患者：我在家里。

护士：现在是白天还是晚上？

患者：我刚吃了饭。

护士：阿姨，您现在感觉哪里不舒服？

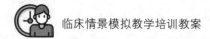

患者:我要去地里干活。

护士(转向家属):您先陪一下阿姨。(转身取来体温计及血压计,为患者测量体温、血压,进行评估后认为患者已达阿托品化,立即报告医生,遵医嘱处理)

【情景六】责任护士观察到患者出现阿托品用量不足

(责任护士下午常规测量体温)

护士:阿姨,我们再测量一下体温好吗?

患者:好的。(顺利测量体温)

护士:阿姨,您现在感觉怎么样了?

患者:我有些腹痛,有时身上会出汗。(护士评估患者后认为阿托品用量不足)

护士:阿姨,您稍等。(转身离开,报告医生,值班医生来到患者床前,查看患者情况,护士遵医嘱处理)

【情景七】责任护士对患者进行出院指导

(患者经过治疗护理,复查胆碱酯酶 25 U/L,自述无特殊不适。医嘱今日出院,继续口服阿托品片剂)

护士:阿姨,您好,现在您感觉怎么样?

患者:很好了!(微笑)

护士:很好,您今天就可以出院了!(笑着说)

患者:嗯。(高兴)

护士:阿姨,出院回家后还要注意下面一些事情:

一是休息 2~3 周,按时服药,1 周后来院复诊,如有不适及时复诊。

二是 4 周内禁食高蛋白、高脂肪、高糖类饮食,以防引起反跳;多食新鲜蔬菜和水果,保持大便通畅,促进毒物排泄。

三是保持心情舒畅,积极乐观地面对生活中的各种挫折,提高心理承受能力。

患者:嗯,我都记住了,谢谢你们!(高兴)

护士:阿姨,感谢您的配合!

3.鉴别诊断

(1)思维导图：

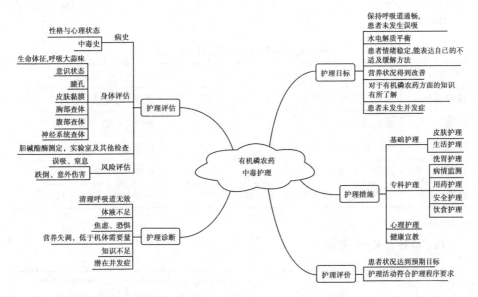

(2)循证实践(5A 循证)：

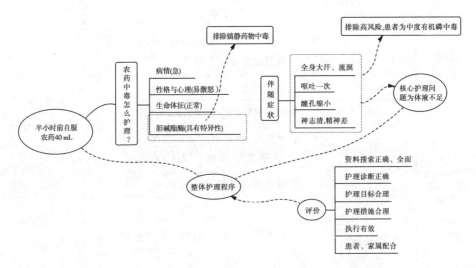

患者既往体健,神志清,精神差,全身大汗伴流涎,呕吐两次为胃内容物,呼吸有大蒜味,双瞳孔 1/1 mm,对光反射迟钝,体温 37 ℃,脉搏 60 次/分,呼吸 24 次/分,血压 135/90 mmHg,双肺闻及少量湿啰音。实验室检查示白细胞 $12×10^9$/L,红细胞 $3.74×10^{12}$/L,胆碱酯酶 8 U/L,钾离子 3.6 mmol/L,钠离子

133 mmol/L,氯离子 96 mmol/L,凝血酶原时间 13.5 s,活化部分凝血活酶时间 31.4 s,D-二聚体 0.38 mg/L。

七、知识要点

阿托品化与阿托品中毒的区别要点

项目	阿托品化	阿托品中毒
神经系统	意识清楚或模糊	瞻望、幻觉或昏迷
皮肤	面色潮红、干燥	紫红、干燥
瞳孔	由小扩大后不再缩小	极度扩大
体温	正常或轻度升高	高热
心率	加快不超过 120 次/分,脉搏快而有力	心动过速,甚至有室颤发生

八、客观结构化考核

考核项目		评分标准	分值	得分
患者评估（20分）	资料搜集	一般资料、主诉、现病史、目前状况、既往史、过敏史、家族史、个人史	4	
	体格检查	生命体征、身高体重、意识、瞳孔、营养状况以及主要阳性体征	4	
	辅助检查	实验室检查及其他检查	4	
	风险评估	根据患者情况评估相关护理风险	4	
	心理社会状况	精神状况、对疾病的认知情况、应对能力、人格类型、周围环境及人际关系	4	
护理计划（25分）	护理诊断	正确全面,首优护理问题明确	10	
	护理目标	制定正确,切合患者实际	5	
	护理措施	制定全面,具有可行性,有助于目标完成	10	
效果评价（10分）	护理活动	符合程序要求	5	
	患者状况	达到预期目标	5	

续表

考核项目		评分标准	分值	得分
健康教育（10分）	入院宣教	病区环境、病房设施、医护人员、规章制度、疾病指导、安全教育	3	
	用药宣教	药物的用法、作用、不良反应，阿托品化及中毒的表现、反跳的先兆表现	4	
	出院指导	休息与活动、饮食、服药、心理、复诊指导	3	
情景模拟（25分）	情景准备	情景准备、物品准备	10	
	技术操作	相关护理技术操作熟练、符合规范	5	
	模拟过程	熟练完成各个情景的演练	5	
	讨论与反思	学生对临床护理能力进行自我评价	5	
沟通技巧（10分）	爱伤观念	关心、体贴、爱护患者	4	
	与医师的沟通	及时汇报病情，与医生进行有效沟通	3	
	与患者及其家属的沟通	掌握沟通技巧，传递有效信息	3	
总分			100	

扣分说明：根据权重，一项不符合要求扣 1～2 分，未执行不得分。

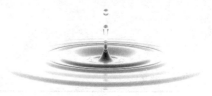

急性阑尾炎护理情景模拟教学培训教案

一、教学目标

(1)掌握急性阑尾炎的临床表现及并发症。

(2)正确地实施护理评估,制订护理计划,做出护理评价。

(3)正确完成各项相关的护理技术操作。

(4)培养沟通能力、爱伤观念和团队合作精神。

二、教学对象

(1)低年资医护人员、临床实习/见习生和进修生。

(2)能力尚未达到岗位要求或者具有自主学习意愿的医护人员。

三、教学内容

(1)病种:急性阑尾炎的护理。

(2)重点:急性阑尾炎的临床表现、护理评估、护理措施。

(3)难点:急性阑尾炎围手术期的护理评估、护理诊断及特殊类型阑尾炎的识别。

四、教学方法

(1)情景模拟教学和标准化患者。

(2)应用工具:思维导图和循证实践。

五、教学过程

(1)教学安排:情景模拟环节一般不少于 20 分钟,病例讨论及点评环节不少于 20 分钟。

(2)教学步骤:

课前准备 ＞ 案例介绍 ＞ 情景模拟 ＞ 点评反馈 ＞ 知识要点

六、教学案例

1.一般资料

姓名:张××	性别:男	年龄:30 岁
身高:178 cm	体重:63 kg	教育程度:本科
主诉:转移性右下腹痛 1 天		

现病史:患者 2 天前无明显诱因出现上腹部钝痛,逐渐移向脐周,1 天前转移至右下腹,呈持续性。恶心,无呕吐,无腹泻,神志清,精神一般。查体:体温 37.6 ℃,心律 80 次/分,呼吸 17 次/分,坐位血压 120/70 mmHg,腹平软,右下腹麦氏点压痛,反跳痛,无肌紧张,肝脾肋下未触及,墨菲氏征阴性,移动性浊音阴性,肠鸣音正常

2.情景模拟

【情景一】在病房采集病史

患者:哎呦! 护士! 我肚子疼得厉害!(患者面色苍白,双手捂着肚子)

护士:您先躺下休息,我已经通知医生了,一会儿帮您检查。我先给您测量体温、血压。(测量生命体征)

患者:护士,我都痛死了! 你先给我打止痛针吧!

护士:您别着急,我知道您肚子很痛,可我们不能盲目用止痛剂,那样会掩盖病情的。

患者:这样啊。

护士:我先简要问下您的情况,请您配合下,好吗?

患者:好的。

护士:您平时胃口好吗? 最近吃过什么不干净的东西没有?

患者:没有啊,我一直正常吃饭,胃口也好。

护士:您肚子什么时候开始疼的? 大小便正常吗?

患者:正常,2 天前上腹部开始疼(患者手指疼痛的部位),疼得不是很厉害,从昨天开始感觉右下腹疼,今天就疼得受不了了,我就来医院了。

护士:以前有药物过敏史吗?

患者:没有。

(完善采集资料,腹部查体,患者目前主要存在以下护理问题:①疼痛:与阑尾炎症刺激腹壁有关;②焦虑:与自身健康受威胁有关;③潜在并发症,穿孔、脓肿、出血,与感染有关)

【情景二】进行术前宣教

护士：通过检查，您得的是急性阑尾炎，需要行腹腔镜下手术治疗。

患者：是切除阑尾吗？损伤大不大？听说切了阑尾免疫功能就没了？

护士：您不用担心，阑尾的淋巴组织随着年龄的增长，功能会逐渐消失，切除阑尾不会损伤您的免疫力。您今天早上吃饭了吗？

患者：什么都没有吃。

护士：您从现在开始不要吃饭喝水了，我先给您做皮试（核对腕带、床头牌），您有过敏的药物吗？

患者：我没有过敏的药物，什么时候能做手术？

护士：现在就给您做术前准备（脐部护理），一会给您打术前针，手术室的护士过会儿来接您，不要着急。

患者：哦，这样啊，谢谢。

【情景三】术后护理

（手术结束后，患者安返病房，妥善安置舒适体位，评估患者的意识及生命体征，为患者吸氧及心电监测；查看患者的输液管路是否通畅；观察麻醉注射部位有无渗血；刀口敷料是否干燥整洁）

护士：您好！手术已经做完了，您不要担心，现在我给您介绍一下手术后需要注意的一些问题。首先因为您是腰硬联合麻醉，手术后6小时内需要保持去枕平卧位，以免头痛及术后呕吐引起误吸；应用下肢气压治疗仪协助按摩双下肢，预防下肢静脉血栓，6小时内不能吃饭喝水，待肠蠕动恢复后，可以适当喝水或进食流质，奶、糖除外；6小时后可床上翻身活动，如无不适感觉，要尽早下床活动。

护士：（转身对陪人）病房内有氧气管路，不要在室内吸烟，不要使用明火；不要把手机等电磁设备放在心电监护仪周围，以免受电磁波影响而产生干扰。手术后患者抵抗力低，仅留一位家属陪床，以免探视人员过多引起术后感染。

患者及家属：好的！

护士：因腹腔镜手术中需要二氧化碳气体膨隆腹腔便于手术操作，所以您术后可能会出现腹胀，恶心呕吐，有时候会感觉上肢、前胸、后背及肋间隙疼痛，所以需要您勤翻身，尽早下床活动，以促进气体排出、吸收。这些症状一般术后1天就能缓解。尽早下床活动还可以避免肠粘连，预防下肢静脉血栓，促进胃肠功能恢复。您下床前先坐起适应片刻，以免突然下床活动后头晕。手术后3天内体温只要不超过38.5 ℃都属于正常，是手术吸收热。

家属：好的，谢谢！

【情景四】出院指导

护士:您好!您的刀口恢复很好,今天就可以出院了,我来给您讲讲回家以后需要注意的一些事项。

患者:好。

护士:您回家后需要注意以下几点:一是注意休息,预防感染。二是要保持心情愉快,避免情绪过于激动。三是在生活中要注意饮食卫生,养成良好的进食习惯,定时定量进餐,不要暴饮暴食。吃些肉、蛋、奶等富含高蛋白的食物,多吃新鲜蔬菜和水果,保持排便通畅。不要吸烟喝酒。

患者:我现在很好了,你说的我都记住了,谢谢你们的照顾和关心。

3.鉴别诊断

(1)思维导图:

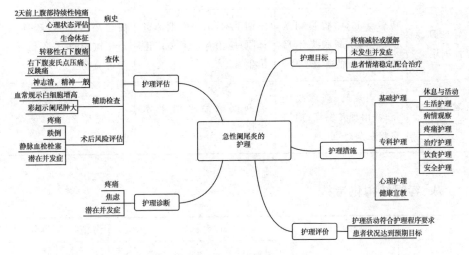

(2)循证实践(5A 循证):

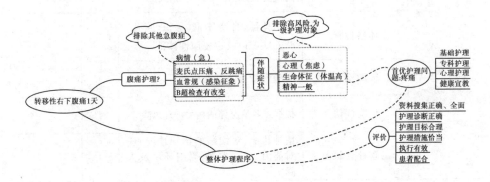

患者转移性右下腹痛 1 天,右下腹麦氏点压痛、反跳痛,腹部彩超示右下腹阑尾区异常回声。体温 37.6 ℃,血常规示白细胞 $12.61 \times 10^9/L$,中性粒细胞 $9.01 \times 10^9/L$;腹部平片示无液气平面,膈下未见游离气体;墨菲氏征阴性,移动性浊音阴性,肠鸣音正常。排除其他急腹症,首优护理问题为疼痛。

七、知识要点

特殊类型急性阑尾炎的观察与护理

类型	临床特点	处理原则	护理要点
小儿急性阑尾炎	全腹疼痛,早期高热、呕吐;局部明显压痛、肌紧张;穿孔率较高	早期手术;输液、纠正脱水;应用广谱抗生素	注意监测生命体征;发热处理;心理护理;妥善固定管道;疼痛护理
妊娠期急性阑尾炎	压痛点上移;腹膜刺激征不明显;腹膜炎不易被局限;炎症刺激子宫	早期手术,围手术期加黄体酮;应用青霉素类广谱抗生素	卧位姿势;心理疏导;严密监测病情;保持呼吸道通畅
老年人急性阑尾炎	临床表现轻,病理改变重;易出现并发症;病情更趋复杂严重	诊断明确后及时手术治疗	并发症护理;心理护理;健康教育;安全护理

八、客观结构化考核

项目	考核项目	评分标准	分值	得分
患者评估(20分)	资料搜集	一般资料、主诉、现病史、目前状况、既往史、过敏史、家族史、个人史	4	
	体格检查	生命体征、身高体重、意识、瞳孔、营养状况以及主要阳性体征	4	
	辅助检查	实验室检查及其他检查	4	
	风险评估	根据患者情况评估相关护理风险	4	
	心理社会状况	精神状况、对疾病的认知情况、应对能力、人格类型、周围环境及人际关系	4	

续表

项目	考核项目	评分标准	分值	得分
护理计划（25分）	护理诊断	正确全面,首优护理问题明确	10	
	护理目标	制定正确,切合患者实际	5	
	护理措施	制定全面,具有可行性,有助于目标完成	10	
效果评价（10分）	护理活动	符合程序要求	5	
	患者状况	达到预期目标	5	
健康教育（10分）	入院宣教	病区环境、病房设施、医护人员、规章制度、疾病指导、安全教育	2	
	术前宣教	手术流程、术前注意事项、术前准备、心理护理	3	
	术后宣教	术后注意事项、早期康复、功能锻炼	3	
	出院指导	休息与活动、饮食、服药、心理、康复、复诊指导	2	
情景模拟（25分）	情景准备	情景准备、物品准备	10	
	技术操作	相关护理技术操作熟练、符合规范	5	
	模拟过程	熟练完成各个情景的演练	5	
	讨论与反思	受训者对临床护理能力进行自我评价	5	
沟通技巧（10分）	爱伤观念	关心、体贴、爱护患者	4	
	治疗性沟通	及时汇报病情,与医生进行有效沟通	3	
	与患者及家属的沟通	掌握沟通技巧,传递有效信息	3	
总分			100	

扣分说明:根据权重,一项不符合要求扣1~2分,未执行不得分。

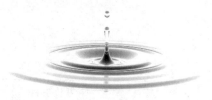

慢性阻塞性肺病护理情景模拟教学培训教案

一、教学目标

（1）掌握慢性阻塞性肺病加重的原因、临床表现及并发症。
（2）正确实施护理评估，制订护理计划，做出护理评价。
（3）正确完成各项相关的护理技术操作。
（4）培养沟通能力、爱伤观念和团队合作精神。

二、教学对象

（1）低年资医护人员、临床实习/见习生和进修生。
（2）能力尚未达到岗位要求或者具有自主学习意愿的医护人员。

三、教学内容

（1）病种：慢性阻塞性肺病。
（2）重点：慢性阻塞性肺病的临床表现、护理评估、护理措施。
（3）难点：慢性阻塞性肺病严重程度的分级、病程分期及护理诊断。

四、教学方法

（1）情景模拟教学和标准化患者。
（2）应用工具：思维导图和循证实践。

五、教学过程

（1）教学安排：情景模拟环节一般不少于 20 分钟，病例讨论及点评环节不少于 20 分钟。
（2）教学步骤：

课前准备 ＞ 案例介绍 ＞ 情景模拟 ＞ 点评反馈 ＞ 知识要点

六、教学案例

1.一般资料

姓名:侯××	性别:男	年龄:72 岁
身高:168 cm	体重:67 kg	文化程度:小学
主诉:反复咳嗽、咳痰、喘憋 20 年,再发加重 4 天		
现病史:患者 4 天前因受凉出现咳嗽,咳少许黄痰,不易咳出,喘憋明显,时有胸闷、心慌		
查体:体温 37 ℃,心率 90 次/分,呼吸 19 次/分,血压 133/85 mmHg。神志清,精神差,桶状胸,听诊双肺呼吸音低,双肺闻及明显干湿啰音,腹平软,双下肢无水肿,神经系统查体无异常		

2.情景模拟

【情景一】入院宣教

护士:大爷,您好! 请问您叫什么名字?(关切地注视患者)

患者:侯××。

护士:我是您的责任护士×××,您的主管医生是×××,您住的是呼吸内科,我们的主任是×××,护士长是×××,我们会随时来给您做治疗护理。您不要紧张,这是呼叫器,有什么需要可按它呼叫我们。

患者:好。

护士:大爷,我给您戴上个腕带,这是您住院期间的"身份证"(微笑),请不要自行取下。

(示范病床摇床及床档的应用方法,带领陪人熟悉本病区的环境,告知住院期间其他相关注意事项)

【情景二】入院评估

护士:现在我给您测一下体温和血压。

患者:好的。(配合测量生命体征,同时护士查看患者的皮肤、黏膜有无发绀、脱水情况)

护士:大爷,您好! 我可以问您几个问题吗?(微笑、期待)

患者:可以。

护士:您多大年龄了? 以前干什么工作的?

患者:72 岁了,从年轻时就一直务农,现在干不动了。

护士:您平时抽烟、喝酒吗?

患者:年轻时抽烟、喝酒,已经戒了5年了。

护士:您今次感觉有什么不舒服?怎么引起的?

患者:5天前受过凉,3天前发过一次热,体温37.8 ℃,现在主要是咳嗽、咳痰,憋得厉害。

护士:您主要咳什么样的痰?容易咳出吗?

患者:黄色黏痰,不好咳。

护士:您咳嗽、喘憋多少年了?还有什么别的病吗?

患者:我这个毛病20年了,3年前前列腺肥大做了切除手术,没有别的病。

护士:您食欲怎么样?

患者:四五天不想吃东西了,有时腹胀,只是喝点粥。

护士:您生病后活动受影响吗?

患者:生活基本可以自理,但感觉没力气,轻微活动后就憋得厉害。

护士:您睡眠怎么样?

患者:老咳嗽,睡不好,憋得厉害时不能平卧。

护士:好的,大爷,您先休息。

护士完善采集资料,进行专科查体,通过护理评估,患者目前主要存在以下护理问题:

(1)气体交换受阻:与气道阻塞、通气不足、呼吸肌疲劳、分泌物过多有关。

(2)清理呼吸道无效:与分泌物增多而黏稠、气道湿度降低和无效咳嗽有关。

(3)活动无耐力:与疲劳、呼吸困难、氧供与氧耗失衡有关。

(4)睡眠形态紊乱:与呼吸困难、环境刺激有关。

(5)营养失调:低于机体需要量,与食欲缺乏、摄入减少、腹胀有关。

(6)潜在并发症:有感染的危险。

【情景三】遵医嘱为患者持续低流量吸氧

护士:大爷,您好!(核对腕带、床头牌)为了减轻您的喘憋,现在给您吸氧,请不要紧张(顺利为患者完成吸氧操作)。您翻身或做其他活动时注意管道,避免折叠、扭曲或掉出。我调好氧流量了,为2 L/min,这个流量是最适合您病情的,请不要随便自行调节或随便停用;不要在室内吸烟,不要出现火源;您尽量深呼吸,要是感到不舒服请及时告诉我们。

【情景四】遵医嘱为患者应用解痉化痰、平喘、抗感染药物治疗

护士:大爷,您好!(核对腕带、床头牌)现在给您打针(顺利完成静脉输液)。给您输的这瓶药是多索茶碱,是用来减轻喘憋的,需要缓慢输注,我已给您调好

滴速了,现在是 30 滴/分,您自己不要再调;请您注意输液侧肢体活动幅度不要过大,保持输液通畅;如有不适及时告诉我们。

【情景五】遵医嘱为患者雾化吸入

护士:大爷,您好!(核对腕带、床头牌)现在咱们进行雾化吸入。这是个雾化吸入器,里面加入了化痰药物,通过氧气的动力把药物变成气雾状颗粒,您用力深吸气,将药物吸进气道内,会达到化痰排痰、解痉平喘的作用,您的痰就会很容易咳出了。

患者:好啊!

(顺利为患者完成雾化吸入)

护士:请用力深吸气,正常呼气,保持正常呼吸频率就行,我会随时来看您。

(20分钟后,雾化结束,护士取下雾化器,协助患者漱口,擦净面颈部)

护士:大爷,雾化结束了,请您坐好,头略前倾,双肩放松,用力咳嗽(护士同时叩背),把气管内的痰尽量咳出。

患者:咳出这么多痰,喘气顺畅多了。(高兴地笑了)

【情景六】患者经过治疗,咳嗽、喘憋症状缓解,准备出院,责任护士进行出院指导

护士:大爷,您好!您病情稳定了,今天可以出院了,我来给你讲讲回家以后需要注意的一些事项。

患者:好。

护士:我先教给您两种呼吸方法,请跟我学,回家后您要坚持每天做 3~4 次,每次重复 8~10 次,这样对您的病情恢复有很大帮助。

(1)缩唇呼吸:闭嘴经鼻吸气,然后通过缩唇(吹口哨样)缓慢呼气,同时收缩腹部。吸气与呼气时间比为 1:2 或 1:3。

(2)腹式呼吸:两手分别放于前胸和腹部,用鼻缓慢吸气,腹肌放松,腹部突出,手感到腹部向上抬起。呼气时经口呼出,手感到腹部下降。

患者:我学会了,回家一定好好练习。

护士:大爷,您回家后还要注意以下几点:一是请您遵照医生的嘱咐,把带的药按时服用;二是适当进行一些体育锻炼,如步行、慢跑、气功等,以增强体质,避免或减少有害粉尘、烟雾或气体的吸入,注意避免受凉感冒;三是加强营养,采取高热量、高蛋白、高维生素饮食,可以少量多餐,尽量多饮水;四是如有不适及时就诊。

患者:你说的我都记住了,谢谢你们的照顾和关心(高兴)。

3.鉴别诊断

(1)思维导图：

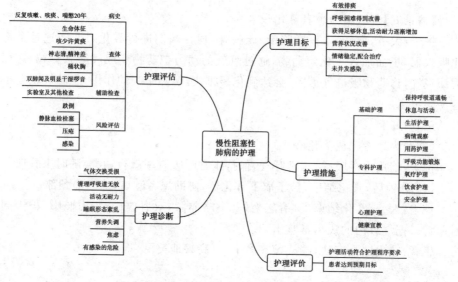

(2)循证实践(5A 循证)：

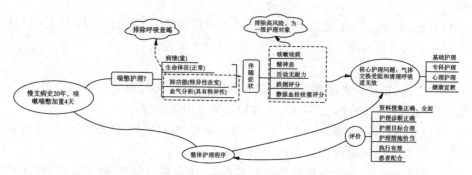

患者反复咳嗽、咳痰、喘憋 20 年,再发加重 4 天。现神志清,心率 90 次/分,呼吸 19 次/分,血压 133/85 mmHg。血常规示白细胞 10.83×10^9/L,中性粒细胞 92.5%;血气分析示总二氧化碳 30 mmol/L,pH 值 7.35,二氧化碳分压 49 mmHg,氧分压 82 mmHg,碳酸氢根 24 mmol/L,剩余碱 4 mmol/L;肺功能指标示 FEV_1/FVC 为 62%,FEV_1 为 45%,排除呼吸衰竭。核心护理问题是气体交换受阻和清理呼吸道无效。

七、知识要点

慢性阻塞性肺疾病的严重程度分级

分级	分级标准
Ⅰ级:轻度	$FEV_1/FVC < 70\%$,$FEV \geqslant 80\%$预计值
Ⅱ级:中度	$FEV_1/FVC < 70\%$,$50\% \leqslant FE < 80\%$预计值
Ⅲ级:重度	$FEV_1/FVC < 70\%$,$30\% \leqslant FEV < 50\%$预计值
Ⅳ级:极重度	$FEV_1/FVC < 70\%$,$FEV_1 < 30\%$预计值,$FEV < 50\%$预计值,伴慢性呼吸衰竭

八、客观结构化考核

考核项目		评分标准	分值	得分
患者评估(20分)	资料搜集	一般资料、主诉、现病史、目前状况、既往史、过敏史、家族史、个人史	4	
	体格检查	生命体征、身高体重、意识、瞳孔、营养状况以及主要阳性体征	4	
	辅助检查	实验室检查及其他检查	4	
	风险评估	根据患者情况评估相关护理风险	4	
	心理社会状况	精神状况、对疾病的认知情况、应对能力、人格类型、周围环境及人际关系	4	
护理计划(25分)	护理诊断	正确全面,首优护理问题明确	10	
	护理目标	制定正确,切合患者实际	5	
	护理措施	制定全面,具有可行性,有助于目标完成	10	
效果评价(10分)	护理活动	符合程序要求	5	
	患者状况	达到预期目标	5	

续表

考核项目		评分标准	分值	得分
健康教育（10分）	入院宣教	病区环境、病房设施、医护人员、规章制度、疾病指导、安全教育	2	
	住院期间宣教	疾病相关知识宣教、活动与休息、饮食、药物指导、特殊检查宣教、心理指导、安全教育	6	
	出院指导	休息与活动、饮食、服药、心理、康复、复诊指导	2	
情景模拟（25分）	情景准备	情景准备、物品准备	10	
	技术操作	相关护理技术操作熟练、符合规范	5	
	模拟过程	熟练完成各个情景的演练	5	
	讨论与反思	受训者对临床护理能力进行自我评价	5	
沟通技巧（10分）	爱伤观念	关心、体贴、爱护患者	4	
	治疗性沟通	及时汇报病情，与医生进行有效沟通	3	
	与患者及家属的沟通	掌握沟通技巧，传递有效信息	3	
总分			100	

扣分说明：根据权重，一项不符合要求扣1~2分，未执行不得分。

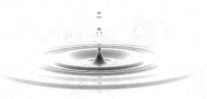

脑挫裂伤护理情景模拟教学培训教案

一、教学目标

（1）掌握脑挫裂伤的临床表现及并发症。
（2）正确实施护理评估，制订护理计划，做出护理评价。
（3）正确完成各项相关的护理技术操作。
（4）培养沟通能力，体现爱伤观念。

二、教学对象

（1）低年资医护人员、临床实习/见习生和进修生。
（2）能力尚未达到岗位要求或者具有自主学习意愿的医护人员。

三、教学内容

（1）病种：脑挫裂伤的护理。
（2）重点：脑挫裂伤的临床表现、护理评估、护理措施。
（3）难点：患者的护理诊断及病情变化的观察。

四、教学方法

（1）情景模拟教学和标准化患者。
（2）应用工具：思维导图和循证实践。

五、教学过程

（1）教学安排：情景模拟环节一般不少于 20 分钟，病例讨论及点评环节不少于 20 分钟。
（2）教学步骤：

课前准备 ▷ 案例介绍 ▷ 情景模拟 ▷ 点评反馈 ▷ 知识要点

六、教学案例

1.一般资料

姓名:王××	性别:男
年龄:60 岁	语言:方言
教育程度:高中	身高:175 cm
体重:73 kg	主诉:高处坠落,意识丧失 1 小时
现病史:患者因 1 小时前伤及头部,以"脑挫裂伤"收入院。	

2.情景模拟

【情景一】责任护士做入院宣教

护士:您好!请问您是大爷的陪床家属吗?大爷叫什么名字?

患者家属:王××。

护士:好的,大爷的主管医生是×××大夫,我是大爷的责任护士×××,我们的主任是×××,护士长是×××,我们科室是神经外科,我们会及时过来给大爷做治疗护理。您不要太担心,这是呼叫器,有什么需要可按它呼叫我们。

患者家属:好。

护士:我给大爷戴上腕带,这是大爷住院期间的"身份证",请不要自行取下。(示范病床摇床及床档的应用方法,带领陪人熟悉本病区环境,告知住院期间其他相关注意事项)

【情景二】遵医嘱静脉滴注 20%的甘露醇 250 mL

护士:(反问式进行身份核查,查看床头牌、腕带)我给大爷打吊瓶了,请帮我扶好大爷的胳膊。

患者家属:好。(穿刺顺利)

护士:大爷头部受伤后,会出现脑水肿,20%的甘露醇是减轻脑水肿的药物。(边说边固定)

患者家属:能不能慢点滴,怎么滴得这么快?(手伸向输液器调节夹)

护士:(急忙阻止)甘露醇是脱水、减轻脑水肿的药,要求 30 分钟内滴完效果才好,请您不要自己调节滴速。另外,您要扶好大爷的胳膊,以免针头脱出,造成液体外渗。

患者家属:好的。

【情景三】责任护士为患者做入院评估

护士：您好，我需要给大爷测一下体温和血压（脉搏、呼吸，拿出体温表和血压计）。

患者家属：好的。

护士：能跟您了解一下大爷受伤的经过吗？

患者家属：我父亲到房顶上摘南瓜，是从上面掉下来的。

护士：那大爷是怎么从平屋上掉下来的？平屋有多高？

患者家属：不知道，我听见"扑通"一声，赶紧出来一看，他躺在地上，叫不答应了，立即打120叫的救护车。平屋大概有3米高多点。

护士：大爷一直是这个状态吗？

患者家属：是的。

护士：大爷受伤后耳朵、鼻子有没有流血、流出液体？

患者：没有，就是吐了一次。

护士：大爷从平屋上掉下来，是哪个地方着的地？

患者家属：（用手摸着右颞部）这儿，这儿有点出血。

护士：（摇高床头，抬高15°）这样有利于减轻脑水肿，呕吐时把大爷的头偏向一侧，防止误吸。大爷以前有什么其他疾病吗？

患者家属：没有，我父亲平时身体很好，感冒都很少。

护士：大爷生活中有什么爱好吗？

患者家属：爱喝点酒，每天大约半斤吧，其他没有了。

护士：大爷对什么东西过敏吗？

患者家属：没有。我父亲怎么样？需要手术吗？（焦虑、恐惧）

护士：（拉起床档）大爷是脑挫裂伤，现在还不需要手术，因现在受伤时间比较短，病情有可能继续发展，如果形成血肿可能就要手术了，我们会密切观察的。您如果发现大爷烦躁、呕吐请及时告诉我们。现在患者意识不清，要防止坠床，我把床档拉起来了，注意安全。

患者家属：我们现在需要注意什么问题？

护士：要避免造成颅内压骤然增高的因素，如便秘、烦躁、剧烈咳嗽、癫痫等，现在先不要喝水、吃饭等，我们会通过补液来满足患者的营养需求。如有异常请及时告诉我们。

护士完整采集病史及查体，发现患者存在以下护理问题：

(1)意识障碍：与颅脑损伤有关。

(2)清理呼吸道无效：与伤后意识丧失有关。

(3)颅内压增高：与脑水肿有关。

(4)营养失调：低于机体需要量，与脑损伤后高代谢、呕吐、高热等有关。

(5)潜在并发症：有脑疝、蛛网膜下腔出血、癫痫发作、消化道出血。

【情景四】责任护士遵医嘱为患者持续低流量吸氧

护士：根据大爷的病情需要吸氧，请不要紧张。（顺利为患者完成吸氧操作）

患者家属：好的

护士：请您给大爷翻身或进行其他活动时注意管道，已调好氧流量了，请不要随便自行调节或随便停用，严禁在室内吸烟，若有不适请及时告知我们。

患者家属：嗯。

（入院2小时后患者意识逐渐转清，诉恶心，精神差，未进食；入院第二天患者可自主进食，未出现恶心、呕吐等不适）

【情景五】患者经过治疗，病情好转，准备出院，责任护士进行出院指导

护士：大爷，您好！您今天就要出院了。

患者：嗯，好。我这次受伤会不会留下什么后遗症？

护士：大爷，您现在还有什么不适吗？

患者：没有什么明显的感觉，只是头有时觉得昏沉沉的。（患者晃了两下头）

护士：大爷，头部受伤后，神经恢复一般需要3个月到1年，您出院后要注意以下几点：

(1)逐渐增加活动量，每次活动时间逐渐延长，循序渐进，经3～4个月的逐渐锻炼后酌情恢复体力劳动。

(2)养成良好的生活习惯，保持心情愉快，学会自我调节，避免情绪激动。注意保暖，预防感冒。

(3)如有不适，及时就诊。

患者：你说的我都记住了，谢谢你们这段时间的照顾。（高兴）

3.鉴别诊断

(1)思维导图：

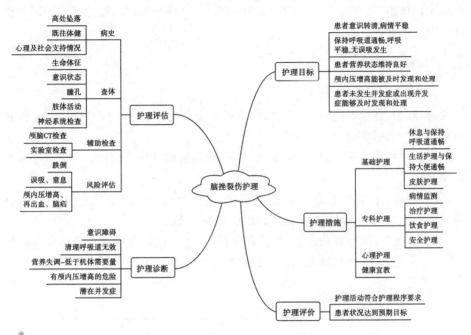

(2)循证实践(5A 循证)：

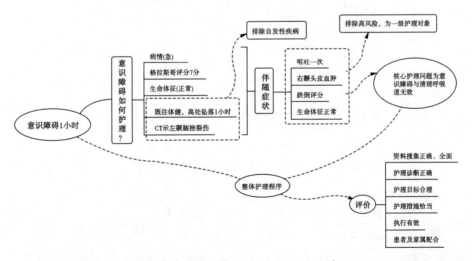

　　患者既往体健,外伤后 1 h,现浅昏迷,双瞳孔 2/2 mm,光反应灵敏,体温37.2 ℃,心律 90 次/分,呼吸 19 次/分,坐位血压 138/90 mmHg。右颞部扪及

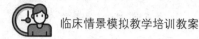

$3 \text{ cm} \times 3 \text{ cm}$ 头皮血肿,刺痛睁眼、发音、双侧肢体屈曲,格拉斯哥昏迷指数评分为 7 分;心肺听诊无异常,腹平软,肝脾肋下未触及。颅脑 CT 示左颞挫裂伤;血常规示白细胞 $10.6 \times 10^9 / \text{L}$,中性粒细胞 75.4%。核心护理问题为意识障碍和清理呼吸道无效。

七、知识要点

颅脑损伤伤情分类标准:

(1)轻型:昏迷不超过 30 分钟,仅有轻度头晕、头痛等自觉症状,神经系统和脑脊液检查无明显改变。

(2)中型:昏迷不超过 12 小时,轻度神经系统阳性体征,体温、脉搏、呼吸有轻度变化。

(3)重型:深昏迷、昏迷不短于 12 小时,意识障碍逐渐加重或出现再昏迷,有明显神经系统阳性体征,体温、脉搏、血压有明显变化。

(4)特重型:脑原发伤严重,伤后深昏迷,有去大脑强直或伴有其他部位的脏器伤、休克等,已有晚期脑疝,包括双侧瞳孔散大、生命体征紊乱或呼吸停止。

八、客观结构化考核

考核项目		评分标准	分值	得分
患者评估 (20 分)	资料搜集	一般资料、主诉、现病史、目前状况、既往史、过敏史、家族史、个人史	4	
	体格检查	生命体征、身高体重、意识、瞳孔、营养状况以及主要阳性体征	4	
	辅助检查	实验室检查及其他检查	4	
	风险评估	根据患者情况评估相关护理风险	4	
	心理社会状况	精神状况、对疾病的认知情况、应对能力、人格类型、周围环境及人际关系	4	
护理计划 (25 分)	护理诊断	正确全面,首优护理问题明确	10	
	护理目标	制定正确,切合患者实际	5	
	护理措施	制定全面,具有可行性,有助于目标完成	10	

续表

考核项目		评分标准	分值	得分
效果评价(10分)	护理活动	符合程序要求	5	
	患者状况	达到预期目标	5	
健康教育(10分)	入院宣教	病区环境、病房设施、医护人员、规章制度、疾病指导、安全教育	2	
	住院期间宣教	用药作用、不良反应,疾病相关知识,采取护理措施的宣教	6	
	出院指导	休息与活动、饮食、服药、心理、康复、复诊指导	2	
情景模拟(25分)	情景准备	情景准备、物品准备	10	
	技术操作	相关护理技术操作熟练、符合规范	5	
	模拟过程	熟练完成各个情景的演练	5	
	讨论与反思	学生对临床护理能力进行自我评价	5	
沟通技巧(10分)	爱伤观念	关心、体贴、爱护患者	4	
	治疗性沟通	及时汇报病情,与医生进行有效沟通	3	
	与患者及家属的沟通	掌握沟通技巧,传递有效信息	3	
总分			100	

扣分说明:根据权重,一项不符合要求扣1~2分,未执行不得分。

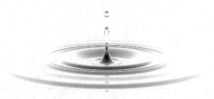

脑梗死护理情景模拟教学培训教案

一、教学目标

(1)掌握脑梗死的护理评估、护理诊断、护理措施及健康指导。

(2)熟悉脑梗死的临床表现、诊断及治疗要点。

(3)了解脑梗死的发病机制及病理。

(4)正确完成各项相关的护理技术操作。

(5)培养沟通能力,体会并思考"以人为本"的整体护理理念。

二、教学对象

(1)低年资医护人员、临床实习/见习生和进修生。

(2)能力尚未达到岗位要求或者具有自主学习意愿的医护人员。

三、教学内容

(1)病种:脑梗死。

(2)重点:脑梗死的护理评估、护理诊断、护理措施及健康指导。

(3)难点:脑梗死的治疗原则及措施。

四、教学方法

(1)情景模拟教学和标准化患者。

(2)应用工具:思维导图和循证实践。

五、教学过程

(1)教学安排:情景模拟环节一般不少于 20 分钟,病例讨论及点评环节不少于 20 分钟。

(2)教学步骤:

课前准备	案例介绍	情景模拟	点评反馈	知识要点

六、教学案例

1.一般资料

姓名:刘××	性别:女	年龄:65 岁
身高:160 cm	体重:69 kg	教育程度:小学
主诉:右侧肢体活动不灵伴言语不流利 6 小时		

现病史:6 小时前家属发现患者右侧肢体活动不灵,右手不能持物,右下肢不能正常行走,吞咽困难,饮水呛咳,但无头疼头晕,无恶心呕吐,无口角歪斜,无肢体抽搐

2.情景模拟

【情景一】责任护士对患者进行新入院护理评估

护士:您好,大娘! 请问您叫什么名字?(关切地注视患者,微笑问候)

患者:我叫刘××。(吐字不清)

护士:我是您的责任护士×××,以后您住院期间的护理工作就由我为您负责。您的主管医生是×××大夫,我们的科主任是×××,护士长是×××。您不要紧张,这是呼叫器,有什么不舒服或需要可以使用,我会随时来看您。

患者:好。

护士:大娘,我给您戴上个腕带,这是您住院期间的"身份证",请不要自行取下。

(简要介绍病区环境,示范摇床及床档的应用方法)

护士:大娘,我可以再问您几个问题吗?

患者:好的。(吐字不清)

护士:大娘是什么时间发病的? 怎样引起的?

家属:早上睡醒后发现的,说话不清楚,右边胳膊腿没劲儿,睡觉前还都正常。

护士:发病大约几个小时了?

家属:6 个多小时了。

护士:发病时有没有尿床?

患者:没有。

护士:大娘平时抽烟、喝酒吗?

家属:她不抽烟,不喝酒。我父亲抽烟厉害,每天 2 包。

护士:大娘食欲怎么样?

家属:生病后没吃东西,给她喝水呛得厉害。

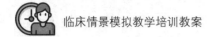

护士:大娘以前有其他病吗?

家属:有高血压、冠心病 10 多年了,药有时候吃有时候不吃。

护士:以前有药物过敏史吗?

家属:没有。

护士:大娘,您抬腿我看看。

家属:(不耐烦)CT 也做了,是不是先给我妈打上针?

护士:您别着急,好吗?医嘱下完后我们会立即执行,给大娘打针的。你们的心情我能理解,我们现在进行的是护理评估,还有最后的查体,马上就可以结束了。请配合一下,好吗?

家属:那好吧。

护士:大娘,我给您检查一下,查查体。(拉起帘子,开始体格检查)

(患者点头同意)

护士:谢谢您的配合。

通过护理评估,目前患者主要存在以下护理问题:

(1)躯体活动障碍:与运动中枢损害致肢体瘫痪有关。

(2)语言沟通障碍:与语言中枢损害有关。

(3)吞咽障碍:与延髓麻痹有关。

(4)焦虑、抑郁:与瘫痪、失语、缺少社会支持及担心疾病预后有关。

(5)有发生压疮、跌倒、窒息及误吸的危险。

(6)潜在并发症:坠积性肺炎、失用综合征、下肢深静脉血栓形成。

【情景二】责任护士执行医嘱,低流量吸氧

护士:大娘,为了增加您大脑的氧供应,利于疾病恢复,现在给您吸氧,请不要紧张。

患者:嗯。(顺利为患者完成吸氧操作)

护士:氧气已经给您吸上了,您可能会感到鼻腔稍有不适,但是这对病情恢复有帮助,请坚持一下,翻身或进行其他活动时注意管道。(转头向家属)为了患者的安全,吸氧期间请不要随意调节流量或自行停用,不要在病房内吸烟。

家属:好的。

护士:谢谢配合!

【情景三】责任护士为患者进行静脉输液

护士:大娘,咱们开始输液好吗?

患者:好。

护士:这是一瓶奥扎格雷钠,抗血小板聚集,就是抗血栓的,因为您头几天输入液体比较多,我给您使用留置针穿刺。

家属:这个东西有什么不一样吗?

护士:和一般钢针不同,这个针只留软管在血管内,您活动方便,不易脱出,使用时间长,可以减少每日的穿刺,从而减轻痛苦。(顺利完成输液操作)大娘,现在针已经给您打上了,滴速您不能随意调节,穿刺部位如有不适请及时告知我们,活动时不要过于用力,保持局部干燥。(护士帮患者把患肢置于良肢位,并指导家属)

患者:好的。

护士(转头对家属):每2～3小时要帮老人翻身变换一次体位,我们会协助您。老人喝水易呛咳,吃饭时尽量将床头抬高后再吃饭,先进食糊状或胶冻状食物,少食多餐,吞咽时头偏向健侧肩部,颈部稍前屈,避免食物呛至气管里。

家属:好的,我怕做不好。

护士:没关系,您有什么需要都可以随时找我们,吃饭时我会再来。

家属:谢谢。

【情景四】患者情绪低落,责任护士给予心理护理

(护士巡视病房,发现患者表情淡漠、焦虑,亲友探视时一直流泪)

护士:大娘,今天感觉怎么样?

患者(吐词不清):半边身子还是不会动,话也说不清,是不是你们没给我用好药? 什么也要别人伺候,我是个废人了,这样活着有什么劲儿?

护士:大娘,您的心情我完全理解,好好的一个人突然胳膊腿不会动了,任谁也接受不了。但是,我可以很负责任地告诉您,这个病没有您想象得那么可怕。我在这个科工作很多年了,见过很多比您重的患者都恢复得很好,都是走着出院的。

患者:我还能好吗? 会不会留后遗症?

护士:皮肤割破愈合后都会留个疤,这个病或多或少也会留一些后遗症。我们通过一段时间的用药治疗,再加上针灸康复训练,一个多月甚至不用一个月您站起来走路都是有可能的,说话也会越来越清楚。但是您必须有耐心,不能着急,这个病恢复是需要一个过程的,我们给您用的是最有效的药物,康复训练也会同步进行。您要好好配合治疗护理,康复训练越早,肢体、语言恢复越快。

患者:真的吗? 我还能站起来?(半信半疑)

家属:妈,你看护士都说了,你肯定能站起来!

护士:现在我们开始康复锻炼(患肢主动/被动活动、发音训练、吞咽障碍康

复训练,并指导示范),过几天理疗科会给您增加针灸治疗,一周后您就可以去康复科接受规范按摩训练,这样恢复得就更快了!(转头问家属)训练方法您掌握了吗?

家属:差不多了(做了一个上肢被动运动),是这样吗?

护士:是的,很好。咱们精神上对老人多提供帮助和支持,使老人体会到来自多方面的温暖,树立战胜疾病的信心。

家属:好的。

护士:(开玩笑)大娘,您每天在床上要按我教您的,上午活动50次,下午活动50次,这是我给您布置的作业,我会每天来检查作业的。大娘,你可不能偷懒哟!

患者:(咧嘴笑了笑)好,好!

(护士回办公室把患者的情绪波动报告了主管医师,医师医嘱口服帕拉西汀抗抑郁,改善情绪)

【情景五】患者出院,责任护士进行出院指导

(患者住院32天,病情好转,右侧肢体上下肢肌力4$^+$级,言语较前流利,准备出院)

护士:大娘,您好! 祝贺您今天康复出院了! 为了您的健康,由我来给您做一下出院指导。

患者:好。

护士:您回家后需要注意以下几点:

(1)生活要有规律,早睡早起。家属也要在物质和精神上对老人提供帮助和支持。

(2)按康复师的指导方法继续坚持锻炼,从事力所能及的家务劳动,日常生活不过度依赖他人。远离环境中的危险因素,不从事有危险的工作。

(3)平时要多吃新鲜蔬菜、水果、谷类、鱼类和豆类,忌肥肉、动物肝脏、鱼子,忌油炸、辛辣食物,不暴饮暴食,戒烟、限酒,限制钠盐的摄入,每天不超过6 g(约一牙膏盖)。

(4)遵医嘱规律用药,控制好血压、血脂,这一点一定要记住;降压药不能吃吃停停,血压一定要经常测量,保持在150/80 mmHg左右。

(5)睡觉醒来不要起床过猛,改变体位应缓慢,避免突然转动颈部,洗澡时间不宜过长,水温不宜过高,外出让人陪伴,气候变化时注意保暖,防止感冒。

(6)注意劳逸结合,保持心态平衡、情绪平稳,培养自己的兴趣爱好,多参加有益身心的社交活动。

（7）定期门诊复查,若出现肢体麻木、无力,语言、感觉或者头部不适,立即蹲、坐或者躺在安全地方,告知家人或者让路人帮忙,立即就医。按医嘱定时复诊。

患者:太谢谢你们了。

护士:您记住了吗?

患者:记住了。

护士:谢谢您的配合。

3.鉴别诊断:

（1）思维导图:

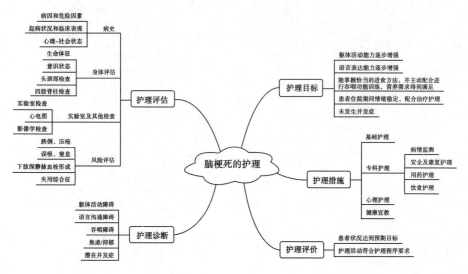

（2）循证实践(5A 循证):

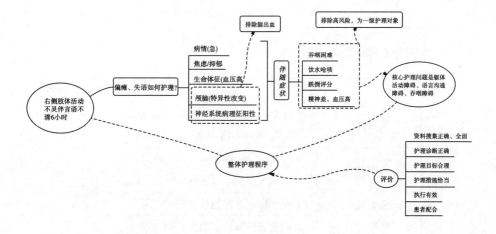

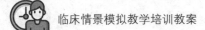

患者神志清,精神不振,不完全性运动性失语。右侧肢体肌力 2 级,病理征阳性,四肢肌张力正常。总胆固醇 6.56 mmol/L,低密度脂蛋白 3.76/L,白细胞 10.16×10^9/L,中性粒细胞 86.1%。颅脑 MRI 示左侧内囊梗死。心电图示 $V_1 \sim V_6$ 导联 T 波倒置,$V_4 \sim V_6$ 导联 ST 段下斜型压低。患者的核心护理问题是躯体活动障碍、语言沟通障碍、吞咽障碍。

七、知识要点

脑血栓形成和脑栓塞的区别要点

项目		脑血栓形成	脑栓塞
病因		脑动脉粥样硬化、脑动脉炎、血小板增多症等	心源性栓子、非心源性栓子、来源不明的栓子
发病机制		脑动脉粥样硬化所致管腔狭窄或血栓形成	血液中的各种栓子随血流进入颅内引起栓塞
临床特点	发病年龄	多见于 50 岁以上	任何年龄
	病史	有动脉粥样硬化、高血压、高血脂、糖尿病者	风湿性心脏病、冠心病及大动脉粥样硬化
	发病情况	起病缓慢,多在安静或休息状态下发病	起病急,安静与活动时均可发病,但以活动中发病常见
并发脑出血		极少	易并发
溶栓效果		较好	一般
复发		可复发	极易复发

八、客观结构化考核

考核项目		评分标准	分值	得分
患者评估（20分）	资料搜集	一般资料、主诉、现病史、目前状况、既往史、过敏史、家族史、个人史	4	
	体格检查	生命体征、身高体重、意识、瞳孔、营养状况以及主要阳性体征	4	
	辅助检查	实验室检查及其他检查	4	
	风险评估	根据患者情况评估相关护理风险	4	

续表

考核项目		评分标准	分值	得分
患者评估 (20分)	心理社会状况	精神状况、对疾病的认知情况、应对能力、人格类型、周围环境及人际关系	4	
护理计划 (25分)	护理诊断	正确全面,首优护理问题明确	10	
	护理目标	制定正确,切合患者实际	5	
	护理措施	制定全面,具有可行性,有助于目标完成	10	
效果评价 (10分)	护理活动	符合程序要求	5	
	患者状况	达到预期目标	5	
健康教育 (10分)	入院宣教	病区环境、病房设施、医护人员、规章制度、疾病指导、安全教育	2	
	住院期间宣教	休息与活动、饮食、用药、安全、生活、心理、功能锻炼	6	
	出院指导	休息与活动、饮食、服药、心理、康复、复诊指导	2	
情景模拟 (25分)	情景准备	情景准备、物品准备	10	
	技术操作	相关护理技术操作熟练、符合规范	5	
	模拟过程	熟练完成各个情景的演练	5	
	讨论与反思	受训者对临床护理能力进行自我评价	5	
沟通技巧 (10分)	爱伤观念	关心、体贴、爱护患者	4	
	治疗性沟通	及时汇报病情,与医生进行有效沟通	3	
	与患者及家属的沟通	掌握沟通技巧,传递有效信息	3	
总分			100	

扣分说明:根据权重,一项不符合要求扣1~2分,未执行不得分。

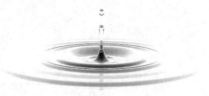

妊娠高血压疾病护理情景模拟教学培训教案

一、教学目标

(1)掌握妊娠高血压疾病的临床表现及分类。

(2)正确实施护理评估,制订护理计划,做出护理评价。

(3)正确完成各项相关的护理技术操作。

(4)培养沟通能力、爱伤观念和团队合作精神。

二、教学对象

(1)低年资医护人员、临床实习/见习生和进修生。

(2)能力尚未达到岗位要求或具有自主学习意愿的医护人员。

三、教学内容

(1)病种:妊娠高血压疾病。

(2)重点:妊娠高血压疾病的临床表现、护理评估、护理措施。

(3)难点:妊娠高血压疾病的鉴别及护理诊断。

四、教学方法

(1)情景模拟教学和标准化患者。

(2)应用工具:思维导图和循证实践。

五、教学过程

(1)教学安排:情景模拟环节一般不少于 20 分钟,病例讨论及点评环节不少于 20 分钟。

(2)教学步骤:

| 课前准备 | 案例介绍 | 情景模拟 | 点评反馈 | 知识要点 |

六、教学案例

1.一般资料

姓名:王××	性别:女	年龄:41 岁
身高:165 cm	体重:80 kg	教育程度:大专
主诉:停经 39 周,偶感头痛 2 天		

现病史:孕妇停经 39 周,2 天前开始偶感头痛,末次月经 2017 年 3 月 20 日,预产期 2017 年 12 月 27 日,停经 4 个多月自觉胎动至今,定期行产科检查,未发现异常及血压升高,现无宫缩,无阴道流血流液情况,无头晕及恶心呕吐

2.情景模拟

【情景一】孕妇入院,责任护士及时进行护理评估

护士:您好! 我是您的责任护士×××,请问您叫什么名字?

孕妇:您好,×护士,我叫王××。

护士:您现在感觉怎么样? 我可以给您做一下入院介绍吗?

孕妇:好的,我感觉还行,你说吧。

(护士介绍住院环境、主治医生、病房的规章制度等,引导孕妇到床旁)

护士:您现在有什么不舒服吗?

孕妇:这两天感觉有时头痛。

护士:是一直疼吗? 厉害吗?

孕妇:偶尔疼,休息不好或者累的时候就明显,不过能忍受

护士:那您现在有没有宫缩及阴道流血流液的情况? 有没有头晕、恶心、呕吐?

孕妇:没有这些情况。

护士:您以前得过什么病吗? 做过手术吗? 有家族性疾病吗?

孕妇:没有,我一直很健康,没得过什么大病,没做过手术,也没有家族性疾病。

护士:噢,好的。 您生过孩子吗? 这是第几次怀孕?

孕妇:我儿子 8 岁了,这是第二次怀孕。

护士:噢,您的末次月经是什么时间?

孕妇:2017 年 3 月 20 日。

护士:您现在已经怀孕 39 周了。 您是从几个月感觉有胎动的?

孕妇:4 个多月的时候。

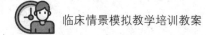

护士:孕期检查有没有异常情况?

孕妇:都没有,一切正常。

护士:好的,那我现在为您测量一下生命体征,好吗?

孕妇:好的。

护士:您半小时内有没有用餐?有没有剧烈活动?

孕妇:没有。

护士:那很好。

旁白:护士为孕妇测量体温、脉搏、呼吸、血压(体温 37.1 ℃,脉搏 96 次/分,呼吸 21 次/分,血压 169/112 mmHg)

护士:您现在除了血压偏高,其余都正常。我现在就请您的主治医生为您做详细的检查,好吗?

孕妇:好的。

(主治医生为孕妇做了详细的体格检查,心肺无异常,水肿阳性,腹膨隆,宫高 30 cm,腹围 102 cm,单胎头位,胎心 140 次/分,胎头 -2,宫颈 60%,宫口开大 1 cm,骨盆测量无异常)

护士:谢谢您的配合,您先好好休息,我一会儿再来为您抽血化验,通知彩超室为您做彩超检查。

孕妇:好的,护士谢谢您!

[孕妇的检查结果:尿常规示尿蛋白(+++)。血常规示血小板 174×10^9/L,红细胞 3.45×10^{12}/L。血生化示血清肌酐 52 μmol/L,谷丙转氨酶 3 U/L。产科彩超示晚妊头位单活胎,胎盘前壁Ⅱ级,羊水深度 4.9 cm,双顶径 9.4 cm,脐动脉 S/D 2.0,估测胎儿体重(3400±500)g]

通过以上资料采集,对孕妇的初步诊断是:39 周妊娠,重度子痫前期。目前孕妇主要存在以下护理问题:①有受伤的危险:与子痫发作,发生抽搐有关;②体液过多,水肿:与下腔静脉受增大的子宫压迫使血液回流受阻或钠重吸收增多有关;③潜在并发症:胎盘早期剥离。

【情景二】根据孕妇的病情,遵医嘱静脉滴注硫酸镁

(护士准备好用物,携用物到孕妇床旁,认真核对孕妇的床头牌、腕带信息与输液卡信息完全一致)

护士:根据您的病情需要,遵医嘱应静滴硫酸镁,您现在准备好了吗?

王××:好的,我准备好了。

(护士严格按照静脉输液的技术操作要求,完成静脉输液,协助孕妇取舒适的卧位)

护士:我现在已经为您打好针了,您现在的症状是由于血管痉挛引起的,这种药的主要作用就是解除血管痉挛,滴速不可过快,每分钟25滴,我已经调好了滴速,您自己不要再调节。我会经常巡视病房,如果您感觉下肢没有力气,有憋气,或者有其他感觉不舒服的情况,请及时告诉我好吗?

王××:好的,谢谢护士!

护士:您现在好好休息,谢谢您的配合。

【情景三】护士在夜班巡视病房的时候,孕妇自述头痛较前加重

护士:王××女士,您现在感觉怎么样? 好点了吗?

王××:护士,我怎么感觉头痛比以前厉害了,晚上也睡不好觉,我是病情加重了吗? 对孩子有影响吗?

护士:您不要紧张,保持情绪稳定好吗? 我现在就把您的情况告知医生,您稍等。

(护士告知家属减少陪人,避免大声喧哗,并立即到医生办公室找到主治医师×××)

护士:×医生,××床的王××头痛加重了,晚上睡眠质量差,您现在去看一下孕妇好吗?

医师:好的。

(医师携病历迅速来到了孕妇床前,护士为孕妇测量血压,持续胎心监护)

医师:王××女士,您不要紧张,我们会为您提供最好的治疗,也会密切监护胎儿情况,让我为您检查一下好吗?

王××:好的。

护士:×医生,孕妇的血压是146/89 mmHg,胎心监护基本正常。

医师:王××女士,您晚上能睡几个小时?

王××:睡得特别不好,断断续续也就两三个小时吧。

医师:王××女士,您现在的血压比刚入院的时候降了一些,孩子的胎心也很好,初步考虑您头痛加重是因为夜间睡眠质量差引起的,我为您开点促进睡眠的药物,一会护士会为您送过来。

王××:好的。

(护士携药物来到患者床前)

护士:您不是睡不好觉吗? 这是医生为您开的促进睡眠的药物,我为您倒上热水,现在服药吧?

王××:好的。

(护士协助患者口服药物,并告知家属避免在病房内喧哗及发出响声,保持

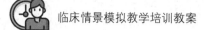
病房安静,关掉大灯,保证患者安静休息)

3.鉴别诊断

(1)思维导图:

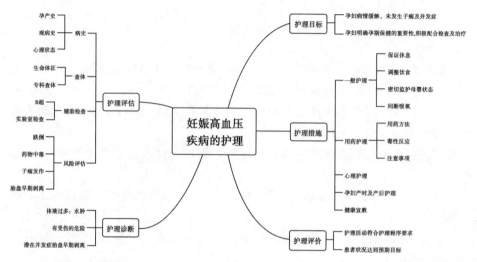

(2)循证实践(5A 循证):

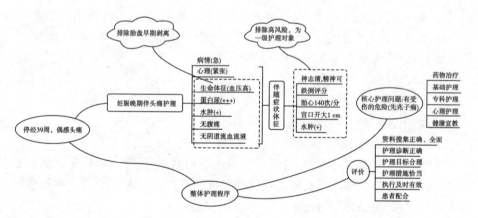

孕妇现神志清,精神可,体温 37.1 ℃,脉搏 96 次/分,呼吸 21 次/分,血压 169/112 mmHg。8 年前经阴分娩一健康男婴,水肿阳性,腹膨隆,宫高 30 cm,腹围 102 cm,单胎头位,胎心 140 次/分,胎头−2,宫颈 60％,宫口开大 1 cm,骨盆测量无异常。尿常规示尿蛋白(＋＋＋)。血常规示血小板 $174×10^9$/L,红细胞 $3.45×10^{12}$/L。血生化示血清肌酐 52 μmol/L,谷丙转氨酶示 3 U/L。产科彩超示胎盘前壁Ⅱ级,羊水深度 4.9 cm,双顶径 9.4 cm,脐动脉 S/D 2.0,估测胎儿体重(3400±500)g。核心护理问题为有受伤的危险(先兆子痫)。

七、知识要点

妊娠高血压疾病与慢性肾炎合并妊娠的鉴别诊断

疾病名称	发病时间	病史	临床症状、体征
妊娠高血压疾病	妊娠 20 周以后	妊娠前无水肿及蛋白尿(慢性高血压合并妊娠者妊娠前有高血压史)	发病后多先有水肿,高血压和蛋白尿发生较晚,重者伴有头晕、头痛、恶心、呕吐、视物不清等
慢性肾炎合并妊娠	妊娠 20 周以前	妊娠前有急性或慢性肾炎病史	尿常规以蛋白尿为主,并有红细胞及管型,或伴有水肿、高血压

八、客观结构化考核

考核项目		评分标准	分值	得分
患者评估(20分)	资料搜集	一般资料、主诉、现病史、目前状况、既往史、过敏史、家族史、个人史	4	
	体格检查	生命体征、身高、体重、意识、瞳孔、营养状况以及主要阳性体征	4	
	辅助检查	实验室检查及其他检查	4	
	风险评估	根据患者情况评估相关护理风险	4	
	心理社会状况	精神状况、对疾病的认知情况、应对能力、人格类型、周围环境及人际关系	4	
护理计划(25分)	护理诊断	正确全面,首优护理问题明确	10	
	护理目标	制定正确,切合患者实际	5	
	护理措施	制定全面,具有可行性,有助于目标完成	10	
效果评价(10分)	护理活动	符合程序要求	5	
	患者状况	达到预期目标	5	

续表

考核项目		评分标准	分值	得分
健康教育（10分）	入院宣教	病区环境、病房设施、医护人员、规章制度、疾病指导、安全教育	2	
	住院期间宣教	疾病相关知识宣教、活动与休息、饮食、药物指导、心理指导、安全教育	6	
	出院指导	休息与活动、饮食、服药、心理、康复、复诊指导	2	
情景模拟（25分）	情景准备	情景准备、物品准备	10	
	技术操作	相关护理技术操作熟练、符合规范	5	
	模拟过程	熟练完成各个情景的演练	5	
	讨论与反思	受训者对临床护理能力进行自我评价	5	
沟通技巧（10分）	爱伤观念	关心、体贴、爱护患者	4	
	治疗性沟通	及时汇报病情，与医生进行有效沟通	3	
	与患者及家属的沟通	掌握沟通技巧，传递有效信息	3	
总分			100	

扣分说明：根据权重，一项不符合要求扣1~2分，未执行不得分。

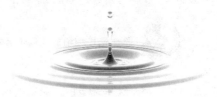

胃癌护理情景模拟教学培训教案

一、教学目标

(1)掌握胃癌的病因、临床表现、治疗原则、并发症。

(2)正确实施护理评估和制订护理计划,做出护理评价。

(3)正确完成各项相关的护理操作。

(4)培养沟通能力、爱伤观念和合作精神。

二、教学对象

(1)低年资医护人员、临床实习/见习生和进修生。

(2)能力尚未达到岗位要求或者具有自主学习意愿的医护人员。

三、教学内容

(1)病种:胃癌。

(2)重点:胃癌患者围手术期的护理和健康教育。

(3)难点:胃癌患者的护理评估和术后管道护理。

四、教学方法

(1)情景模拟教学和标准化患者。

(2)应用工具:思维导图和循证实践。

五、教学过程

(1)教学安排:情景模拟环节一般不少于 20 分钟,病例讨论及点评环节不少于 20 分钟。

(2)教学步骤:

课前准备 ＞ 案例介绍 ＞ 情景模拟 ＞ 点评反馈 ＞ 知识要点

六、教学案例

1.一般资料

姓名:李××	性别:男	年龄:52 岁
身高:175 cm	体重:74 kg	文化程度:高中
主诉:上腹部隐痛不适、嗳气 6 个月,加重 10 天		

现病史:患者半年前出现上腹部隐痛不适、嗳气,不伴腹泻、恶心、呕吐、呕血、黑便,因近10 天上腹部隐痛加重、食欲减退收入院。体格检查:体温 36.4 ℃,脉搏 100 次/分,呼吸19 次/分,血压 104/68 mmHg,神志清楚,精神一般,体型偏瘦,浅表淋巴结无肿大,心肺无异常,腹平坦,无压痛、反跳痛,腹部无包块,肝脾肋下未触及。来院行胃镜检查示幽门前壁占位病变,活检病理示幽门前区前侧壁高分化腺癌

2.情景模拟

【情景一】入院介绍

护士:大叔,您好,请问您叫什么名字?(面带微笑,关切地注视患者)

患者:李××。

护士:我是您的责任护士×××,您的主管医生是×××,您住的是普外科,主任是×××,护士长是×××,我们会配合好给您做治疗护理,有什么要求或需要帮助的,可以随时告诉我们,这是呼叫器,有什么需要可按它呼叫我们。

患者:好。

护士:李大叔,这是您的腕带,是您住院期间的"身份证",我帮您戴上。

(示范摇床的使用方法,告知住院相关制度,并带领陪人熟悉病区环境)

【情景二】询问病情,做好入院评估

护士:李大叔,您好,需要了解一下您的情况。(微笑)

患者:嗯。(表情紧张)

护士:不要紧张,我们先测量血压和体温。

患者:好。(配合测量生命体征)

护士:我们慢慢来,您多大年龄了?干什么工作?

患者:52 岁了,在工厂上班。

护士:平时抽烟喝酒吗?

患者:不抽烟,少量喝酒。

护士:现在哪里不舒服?多长时间了?

患者:肚子这里隐隐疼,不舒服半年了,近10天疼得厉害了。(手指着剑突下)

护士:吃饭怎么样?平时吃饭规律吗?

患者:这段时间吃饭少了,嗝气,上夜班,吃饭不规律。

护士:恶心、呕吐、肚子胀吗?

患者:没有。

护士:大便怎么样?颜色黑吗?

患者:没改变,不黑,两天一次。

护士:嗯,以前生过什么病没有?

患者:没得过什么病,感冒都很少,没打过几次针。

护士:以前有过敏的药物吗?

患者:没有。

护士:家里老人都健在吗?身体怎么样?

患者:都76岁了,父亲气管炎,母亲身体健康。

护士:嗯,好的,李大叔,看您还是紧张。

患者:护士,胃镜结果我看过,知道自己得了胃癌,医生说我属于早期,轻型,做手术就会好的,但我还是非常害怕担心。

护士:请相信医生,他们经验很丰富。您先不要担心,放松休息,我回去看一下医生给您制订的手术方案及治疗措施,再回来告诉您,好吗?

护士完整地采集患者资料,进行腹部查体,患者目前主要存在以下护理诊断:

(1)焦虑、恐惧:对疾病的发展及预后缺乏了解,对治疗效果没有信心。

(2)疼痛:与肿瘤刺激及手术切口有关。

(3)生活自理能力缺陷:与术后伤口疼痛及管路束缚有关。

(4)知识缺乏:缺乏有关胃癌的医护知识及术后锻炼活动方面的知识。

(5)潜在并发症:出血、感染、吻合口漏、梗阻。

【情景三】术前宣教

护士:李叔您好,手术的具体时间安排到了明日上午8点,一些相关的事项再和您交待一下。

患者:嗯,好的。

护士:您的手术是由×主任和×医生来做,他们技术精湛,已经很熟练,科室每天都做这种手术,很安全,已有很多成功案例,效果都很好,要有信心。

患者:嗯嗯,我信任他们。(表情已经放松了些)

护士:根据胃镜病理报告,您的疾病属于高分化类型,结合临床表现,您的疾

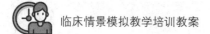

病属于早期,预后比较好,治愈率比较高。

患者:嗯,主任和主管医生也告诉我,自己也从网上查过,和你说的一样,我也认识了自己的疾病,也算幸运吧。

护士:对,相信以我们现在的医疗技术条件,树立信心,乐观对待,一定能克服疾病。

患者:我会的。(表情坚定)

护士:明天需要在全麻下做胃大部切除术,把局部病灶切除,医生根据病情结合特殊药物治疗,会尽快恢复的。

患者:嗯嗯。(表情轻松了)

护士:手术采取气管插管全麻术,吸进麻醉药,睡一觉,手术就做好了。

患者:那我就不害怕了。

护士:气管插管术后可能有痰不易咳出,现在我教您咳嗽方法,胸式深呼吸,用手轻按住刀口,用力一咳,痰就会出来。

(患者正确地咳了一次)

护士:为保证手术安全,术前禁食 12 小时,禁饮 4 小时,今晚 8 点后就不能再吃东西,明早 4 点后水也不能喝了,今晚早休息,迎接明天的手术。

(护士为患者做好术前宣教及肠道准备、术区皮肤清洁准备,教会患者有效咳嗽、床上大小便、翻身等,患者情绪平稳,配合治疗)

【情景四】术前准备

护士:李大叔,昨晚睡得好吗?

患者:10 点后就睡了,挺好的。(表情放松)

护士:今早没再吃饭喝水吧?

患者:没有。

好的,李大叔,还有几项术前准备需做好,8 点就可以手术了,放轻松,配合一下。(微笑)术后需要禁食,引流出胃液,便于尽早恢复胃肠功能,需要做胃肠减压,从鼻腔插个细的硅胶胃管到胃内,插到鼻咽部嘱您做吞咽动作,希望您配合,可能稍有不舒服,我会轻柔地为您操作,适应一会就会缓解。

患者:我会的。(顺利置好胃管)

护士:术中全麻没有排尿意识,术后活动受限,不便下床排尿,所以为了便于排尿通畅及观察尿量,需要留置导尿管,请再配合一下。(微笑解释)

患者:好的。(顺利完成留置导尿)

护士:现在还有术前针需要注射,药理作用是镇静和抑制腺体分泌,预防麻醉中分泌物堵塞气道引起窒息。(顺利完成臀部肌内注射)

护士:现在术前准备已经全部做好,一会儿手术室护士来接您去手术室进行手术,她们会很好地照顾您,放松,保持好心情,手术顺利,加油!

患者:好。(微笑)

【情景五】术后护理

(手术顺利结束,患者复苏清醒,返回病房,护士妥善安置患者平卧位,头偏向一侧,评估患者的神志、呼吸情况,为患者吸氧,行心电监护,查看输液管、胃管、腹腔引流管、导尿管通畅情况,并妥善固定,拉起床档,观察手术切口敷料,做好护理评估,交代注意事项)

护士:李大叔,睡醒了,手术很顺利,现在感觉怎么样,有什么不适吗?

患者:还行,没力气。

护士:这是手术后的正常反应,会慢慢恢复,现在向您介绍一下术后注意事项:全麻术后需要去枕平卧 6 小时,头偏向一侧,若无不适,血压平稳,6 小时后可以取半坐卧位,利于渗液吸收;2 小时翻身一次,预防压疮,有痰时按压刀口,尽力咳嗽;手术引流管较多,2 小时帮助挤捏一次,保持通畅,翻身时避免拽出;协助活动下肢,预防静脉血栓形成;术后禁饮食,静脉用药补充能量,待胃肠蠕动恢复排气后方可拔管进饮食。我们会随时巡视帮助您。

(患者点头示意)

护士:(指导家属)协助患者保持舒适卧位,保持各管道通畅,固定牢固,床上活动注意安全,防跌倒;保持病房安静,留一陪人,室内禁止明火和吸烟。

患者家属:好的,谢谢。

护士:如果有不明白的地方可以随时咨询,我也会经常巡视病房,先让患者好好休息。

家属:好,谢谢!

【情景六】出院指导

(患者经过治疗护理,切口甲级愈合,病情恢复良好,准备出院,责任护士进行出院指导)

护士:李大叔,您手术治疗效果很好,今天可以出院了,给您讲一讲出院回家的健康知识。

患者:好的。

护士:回家后应注意以下几点:

(1)养成良好的生活规律,劳逸结合,注意休息,适当活动。

(2)保持心情愉快,避免情绪激动。

（3）养成定时定量细嚼慢咽的良好饮食习惯,主食选软、易消化的食物,避免进食生、冷、硬、辛辣、油腻、刺激性食物,注意营养搭配,少量多餐,开始每日5～6餐,以后逐渐减少进餐次数并增加每次进餐量,逐步恢复正常饮食。

（4）每周门诊随访,检查肝功、血常规,1个月后回院进行药物疗程治疗,如出现下列情况随时就诊:上腹部不适、疼痛、恶心、呕吐、呕血、黑便、体重减轻、疲乏无力、食欲减退等。

患者:我都记着了,会遵照执行,谢谢你们的关心和照顾!

3.鉴别诊断

（1）思维导图:

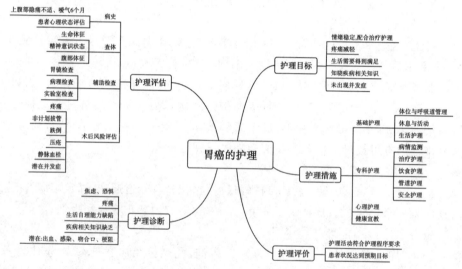

（2）循证实践（5A循证）:

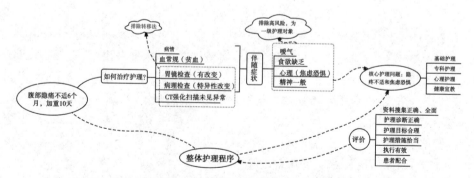

患者上腹部隐痛不适、嗳气6个月,加重10天,既往体健。现患者神志清,

血压 104/68 mmHg,血常规示血红蛋白 104 g/L,红细胞 $2.60×10^{12}/L$;胃镜检查示幽门前壁占位病变,病理诊断报告示幽门前区前侧壁高分化腺癌;CT 示胸部、上下腹部、盆腔平扫＋增强扫描未见明显异常;诊断为胃癌。核心护理问题为腹部隐痛不适和焦虑恐惧。

七、知识要点

胃癌的病理分期如下表所示。

胃癌的病理分期

分期	N0	N1	N2	N3
T1	ⅠA	ⅠB	Ⅱ	
T2	ⅠB	Ⅱ	ⅢA	
T3	Ⅱ	ⅢA	ⅢBⅣ	
T4	ⅢA	ⅢB		
M1				Ⅳ

注:T 代表原发肿瘤,T1:肿瘤侵犯固有层或黏膜下层;T2:肿瘤侵犯固有肌层或浆膜下组织;T3:肿瘤穿透浆膜但未侵犯邻近结构;T4:肿瘤侵犯邻近组织结构。N 代表区域淋巴结,N0:区域淋巴结转移;N1、N2、N3 分别代表转移的淋巴结数目为 1～6 个、7～15 个、16 个以上。M 代表肿瘤远处转移,M0:无远处转移;M1:有远处转移。

八、客观结构化考核

考核项目		评分标准	分值	得分
患者评估（20分）	资料搜集	一般资料、主诉、现病史、目前状况、既往史、过敏史、家族史、个人史	4	
	体格检查	生命体征、身高、体重、意识、瞳孔、营养状况以及主要阳性体征	4	
	辅助检查	实验室检查及其他检查	4	
	风险评估	根据患者情况评估相关护理风险	4	
	心理社会状况	精神状况、对疾病的认知情况、应对能力、人格类型、周围环境及人际关系	4	

续表

考核项目		评分标准	分值	得分
护理计划（25分）	护理诊断	正确全面，首优护理问题明确	10	
	护理目标	制定正确，切合患者实际	5	
	护理措施	制定全面，具有可行性，有助于目标完成	10	
效果评价（10分）	护理活动	符合程序要求	5	
	患者状况	达到预期目标	5	
健康教育（10分）	入院宣教	病区环境、病房设施、医护人员、规章制度、疾病指导、安全教育	2	
	术前宣教	手术流程、术前注意事项、术前准备、心理护理	3	
	术后宣教	术后注意事项、早期康复、功能锻炼	3	
	出院指导	休息与活动、饮食、服药、心理、康复、复诊指导	2	
情景模拟（25分）	情景准备	情景准备、物品准备	10	
	技术操作	相关护理技术操作熟练，符合规范	5	
	模拟过程	熟练完成各个情景的演练	5	
	讨论与反思	受训者对临床护理能力进行自我评价	5	
沟通技巧（10分）	爱伤观念	关心、体贴、爱护患者	4	
	治疗性沟通	及时汇报病情，与医生进行有效沟通	3	
	与患者及家属的沟通	掌握沟通技巧，传递有效信息	2	
总分			100	

扣分说明：根据权重，一项不符合要求扣1～2分，未执行不得分。

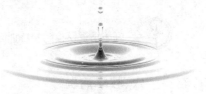

小儿肺炎护理情景模拟教学培训教案

一、教学目标

(1)掌握小儿肺炎的临床表现、并发症。
(2)正确实施护理评估,制定护理计划,做出护理评价。
(3)正确完成各项相关的护理技术操作。
(4)培养沟通能力、爱伤观念和团队合作精神。

二、教学对象

(1)低年资医护人员、临床实习/见习生和进修生。
(2)能力尚未达到岗位要求或者具有自主学习意愿的医护人员。

三、教学内容

(1)病种:小儿肺炎的护理。
(2)重点:小儿肺炎的临床表现、护理评估、护理措施。
(3)难点:患者的护理诊断和护理措施的制定。

四、教学方法

(1)情景模拟教学和标准化患者。
(2)应用工具:思维导图和循证实践。

五、教学过程

(1)教学安排:情景模拟环节一般不少于 20 分钟,病例讨论及点评环节不少于 20 分钟。
(2)教学步骤:

课前准备 ▷ 案例介绍 ▷ 情景模拟 ▷ 点评反馈 ▷ 知识要点

六、教学病例

1.一般资料

姓名:王××	性别:男	年龄:3 个月
身高:60 cm	体重:6 kg	
主诉:咳嗽、吐沫 5 天,加重伴喘憋 2 天		

现病史:患儿于 5 天前无明显原因及诱因出现咳嗽,呈阵发性非痉挛性咳嗽,痰不易咳出,伴吐沫。在家治疗效果欠佳,2 天前咳嗽加重,伴喘憋。查体见体温 37 ℃,脉搏150 次/分,呼吸 40 次/分

2.情景模拟

【情景一】责任护士行入院宣教

护士:您好(面带微笑注视家属)!请问您的孩子叫什么名字?这是儿二科病房,我是您的责任护士×××,您的主管医生是×××大夫,我们科室主任是×××,护士长是×××,您不要紧张,这是呼叫器,有什么事您可以按它呼叫我们,我们也会随时巡视病房的。

家属:好的,我的孩子叫王××。

护士:我给宝贝戴个腕带,请不要自行取下,另外不在宝贝身旁的时候您把床档拉上,以防意外发生。(介绍病区环境,告知住院期间其他的注意事项)

【情景二】责任护士为患儿做入院评估

护士:我现在为宝贝测一下生命体征。(同时查看患儿的面色、精神,皮肤黏膜有没有发绀,观察喘憋情况)

护士:王××之前有什么症状吗?

家属:之前发过烧,体温 37.8 ℃,在外面诊所看过,说是嗓子发红。现在就是咳嗽、嘴里吐沫,憋得厉害。

护士:那最近活动后是不是就喘憋更厉害?

家属:是啊,手脚活动时或者吃奶时感觉呼吸就快。

护士:那睡眠怎么样?

家属:睡得不好,老咳嗽,感觉有痰上不来,有时候憋得哇哇地哭。

护士:好的,我知道了。

护士完整地采集资料,进行查体,患儿目前主要存在以下护理问题:

(1)气体交换受损:与肺部炎症、气道阻塞、通气不足、分泌物过多有关。

（2）清理呼吸道无效：与呼吸道分泌物增多而黏稠，无效咳嗽有关。

（3）睡眠形态紊乱：与呼吸困难有关。

（4）潜在并发症：心力衰竭。

【情景三】责任护士遵医嘱为患儿持续低流量吸氧。

护士：为了减轻王××的喘憋情况，现在要给宝贝吸氧，您不要紧张。（顺利为患儿完成操作）。

家属：好的。

护士：请您在患儿活动时注意管道情况，另外氧流量我已经调好，请您不要随便自行调节或随便停用；不能见明火，以防火灾；如果患儿突然出现烦躁不安、面色苍白、呼吸加快等情况，请及时通知我，我也会随时过来巡视的。

【情景四】责任护士遵医嘱为患儿应用止咳平喘药物治疗。

护士：我现在给患儿打针。（顺利完成静脉输液）输注的药物是喘定，是止咳平喘的，我已经调节好滴速为 28 mL/h，您不要随便调节，另外注意保持输液管道通畅，有任何问题请及时告诉我们。

【情景五】责任护士遵医嘱为患儿进行雾化吸入

护士：现在遵医嘱为患儿进行氧驱雾化吸入，您不要紧张，雾化吸入是把止咳化痰药加到雾化器里，让孩子以气雾状的形式吸进气道内，从而达到解痉平喘、稀化痰液的作用。

家属：好的，可我怕他不配合，我应该怎么做呢？

张护士：随着他正常呼吸，您只要把雾化吸入器放在患儿口鼻处就好。

（15 分钟后，雾化结束，护士取下雾化吸入器，帮助患儿擦净面部）

护士：雾化结束了，喘憋是否较前减轻了？

家属：是啊，感觉他呼吸顺畅多了，谢谢！

护士：我教给您一种叩背以利于宝宝排痰的方法，把患儿直立抱起，拍背的手五指并拢成空杯状，利用腕力从肺底由下向上、由外向内，快速有节奏地叩击胸背部。

家属：好的，我学会了。非常感谢！

【情景六】患儿经过治疗，咳嗽、喘憋症状缓解，准备出院，责任护士进行出院指导。

张护士：恭喜，今天要出院啦，我来为您作一下出院健康指导。

家属:好的。

张护士:要根据季节及气温的变化及时增减衣物;多陪孩子晒晒太阳,能促进宝宝的新陈代谢和生长发育,预防佝偻病和贫血;少带婴幼儿去人多的公共场所,减少呼吸道感染的发生;按需哺乳,喂奶后给予孩子拍嗝,以免引起吐奶;定期健康检查,按时预防接种。要是有什么问题及时来就诊。

家属:好的,那晒太阳时该注意什么?

护士:晒太阳时应该注意以下几点:一是晒太阳时间每天不能超过 1 个小时,最好的时间段是上午 9～10 点和下午的 4～5 点;二是不要隔着玻璃晒太阳;三是宝宝在接受阳光照射的时候,不要让阳光直射宝宝的头部;四是晒太阳前不要给宝宝洗澡。

家属:嗯,我都记住了,谢谢你,×护士。

3.鉴别诊断

(1)思维导图:

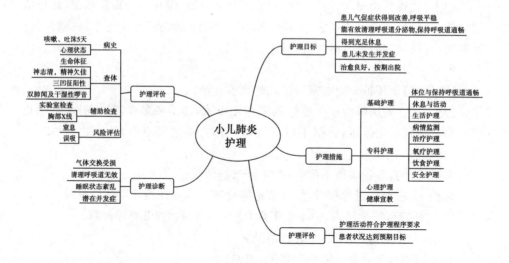

(2)循证实践(5A 循证):

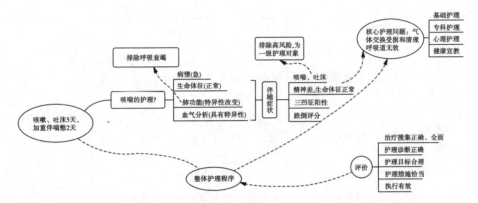

患儿于 5 天前无明显原因及诱因出现咳嗽,患儿现神志清楚,精神欠佳,呼吸急促,喘憋貌,咽部充血,三凹征阳性,听诊双肺呼吸音粗,闻及干、湿性啰音。血常规示白细胞 $11.95 \times 10^9/L$,淋巴细胞 56.9%,中性粒细胞 34.7%,血红蛋白 $90 g/L$。血气分析示 pH 值 7.4,二氧化碳分压 36 mmHg,氧分压 68 mmHg,碳酸氢根 21 mmol/L,剩余碱 2 mmol/L。胸部 X 线片示双肺纹理增粗,见斑片状阴影。

七、知识要点

小儿急性心力衰竭的诊断标准:

(1)呼吸急促:呼吸次数婴儿超过 60 次/分,幼儿超过 50 次/分,儿童超过 40 次/分。

(2)心动过速:心率婴儿超过 160 次/分,幼儿超过 140 次/分,儿童超过 120 次/分,与体温升高和呼吸困难不相称。

(3)心音低钝、奔马律。

(4)骤发极度烦躁不安,面色发白或发灰,指(趾)甲微血管充盈时间延长。

(5)肝脏迅速增大:婴幼儿肋下等于或超过 3 cm,儿童等于或超过 1 cm,进行性肝大或触痛者更有意义。

八、客观结构化考核

考核项目		评分标准	分值	得分
患者评估（20分）	资料搜集	一般资料、主诉、现病史、目前状况、既往史、过敏史、家族史、个人史、预防接种史	4	
	体格检查	生命体征、身高、体重、意识、面色及四肢末梢、营养状况以及主要阳性体征	4	
	辅助检查	实验室检查及其他检查	4	
	风险评估	根据患者情况评估相关护理风险	4	
	心理社会状况	精神状况、对疾病的认知情况、周围环境	4	
护理计划（25分）	护理诊断	正确全面，首优护理问题明确	10	
	护理目标	制定正确，切合患者实际	5	
	护理措施	制定全面，具有可行性，有助于目标完成	10	
效果评价（10分）	护理活动	符合程序要求	5	
	患者状况	达到预期目标	5	
健康教育（10分）	入院宣教	病区环境、病房设施、医护人员、规章制度、疾病指导、安全教育	3	
	住院期间指导	药物的作用、不良反应、疾病的相关知识、采取的护理	3	
	出院指导	休息与活动、饮食、服药、心理、康复、复诊指导	4	
情景模拟（25分）	情景准备	情景准备、物品准备	10	
	技术操作	相关护理技术操作熟练、符合规范	5	
	模拟过程	熟练完成各个情景的演练	5	
	讨论与反思	受训者对临床护理能力进行自我评价	5	

续表

考核项目		评分标准	分值	得分
沟通技巧（10分）	爱伤观念	关心、体贴、爱护患者	4	
	治疗性沟通	及时汇报病情，与医生进行有效沟通	3	
	与患者及家属的沟通	掌握沟通技巧，传递有效信息	3	
总分			100	

扣分说明：根据权重，一项不符合要求扣 1～2 分，未执行不得分。

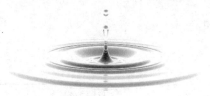

异位妊娠护理情景模拟教学培训教案

一、教学目标

(1)掌握异位妊娠的病因和临床表现。
(2)正确实施护理评估,制订护理计划,做出护理评价。
(3)正确完成各项相关的护理技术操作。
(4)培养沟通能力、爱伤观念和团队合作精神。

二、教学对象

(1)低年资医护人员、临床实习/见习生和进修生。
(2)能力尚未达到岗位要求或者具有自主学习意愿的医护人员。

三、教学内容

(1)病种:异位妊娠。
(2)重点:异位妊娠的临床表现、护理评估、护理措施。
(3)难点:异位妊娠的护理诊断。

四、教学方法

(1)情景模拟教学和标准化患者。
(2)应用工具:思维导图和循证实践。

五、教学过程

(1)教学安排:情景模拟环节一般不少于 20 分钟,病例讨论及点评环节不少于 20 分钟。
(2)教学步骤:

课前准备 ▶ 案例介绍 ▶ 情景模拟 ▶ 点评反馈 ▶ 知识要点

六、教学案例

1.一般资料

姓名:程××	性别:女	年龄:39 岁
身高:165 cm	体重::60 kg	文化程度:高中
主诉:停经 48 天,8 天前不规则阴道流血伴下腹隐痛,加重 1 小时		

现病史:患者平素月经规律,末次月经为 48 天前。8 天前无明显原因及诱因出现阴道流血,量少,暗红色,未行妇科彩超检查。2 天前出现左下腹隐痛不适,未诊治。1 小时前无诱因出现腹痛突然加重,呈撕裂样疼痛,伴恶心、呕吐、肛门坠胀感。门诊以"异位妊娠"收入院,现患者神志清,精神差,痛苦貌,体温 36.5 ℃,脉搏 90 次/分,呼吸 20 次/分,血压90/60 mmHg

2.情景模拟

【情景一】入院宣教

护士:大姐,您好! 请问您叫什么名字?(关切地注视患者)

患者:程××。

护士:我是您的责任护士×××,您的主管医生是×××大夫,您住院的科室是妇科,我们的主任是×××,护士长是×××,我们会随时过来给您做治疗护理。您不要紧张,这是呼叫器,有什么需要可按它呼叫我们。

患者:好。

护士:大姐,我给您戴上个腕带,这是您住院期间的"身份证"(微笑),请不要自行取下。

(示范病床摇床及床档的应用方法,带领陪人熟悉本病区环境,告知住院期间其他相关的注意事项)

【情景二】入院评估

护士:大姐,您好,现在我给您测一下体温和血压。(配合测量生命体征,同时查看患者皮肤、眼睑)

护士:大姐,您好! 我可以问您几个问题吗?(微笑、期待)

患者:可以。

护士:您多大年龄了? 是干什么工作的?

患者:39 岁了,在家务农。

护士:您平时抽烟、喝酒吗?

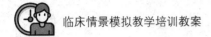

患者:不抽烟,也不喝酒。

护士:您今天感觉有什么不舒服?多长时间了?

患者(痛苦表情):隐隐约约腹痛2天了,没在意,1小时前突然疼得厉害。

护士:什么样的疼痛?

患者(手捂着左下腹):刚开始是胀痛,不严重,现在是撕裂样疼。

护士:还有什么症状?想不想大便?

患者:恶心,呕吐了1次,肛门坠胀得很,总想排大便。

护士:还做过其他检查吗?

患者:做过尿早孕检测,是阳性,还做了妇科B超。

(家属递过妇科彩超报告,上面所示结果为宫腔内未见妊娠囊,左侧附近区探及异常包块,超声提示宫外孕可能性大,盆腹腔积液)

护士:您还有什么别的病吗?

患者:没有其他的病。

护士:您最近食欲怎么样?

患者:不想吃东西,有时会恶心、呕吐。

护士:以前有药物过敏史吗?

患者:没有。

护士:好的,大姐,您先休息。

患者:护士,我觉得腹痛得更严重了,而且头晕。

护士复测血压80/50 mmHg,血压下降,遵医嘱立即做好相关的术前准备,尽快手术治疗。完整地采集资料,腹部查体,患者目前主要存在以下护理问题:

(1)体液不足:与异位妊娠腹腔内出血有关。

(2)疼痛:与异位妊娠破裂失血及手术伤口疼痛有关。

(3)恐惧:与疾病突发对生命的威胁及担心手术治疗对今后生育的影响有关。

(4)有感染的危险:与失血导致机体抵抗力下降及手术创面、留置尿管有关。

(5)潜在并发症:出血性休克。

【情景三】术前准备

护士:为了控制您的腹腔内出血,医生需要给您尽快行剖腹探查术,从现在开始您应该禁食、禁水,我先给您做个皮试(核对腕带、床头牌),您有过敏的药物吗?

患者:没有过敏的药物。

(护士迅速为患者建立静脉通道,快速输液,提升血容量,备血)

护士：手术之前我还需要给您做一些手术前的准备，包括备皮、留置尿管，请不要紧张。（患者配合，顺利完成备皮及留置尿管操作）

护士：备皮就是所谓的"刮汗毛"，不会给您带来痛苦，刮后几天就能长出来，目的是怕汗毛里藏着脏东西，细菌多，预防术后感染的；留置尿管是为了手术中使膀胱保持空虚状态，避免手术中误伤。

患者：好的，可是我带着尿管很不舒服。

护士：尿管属于异物侵入，会有尿道刺激症状，这都是正常现象，您不必紧张。您还得注意要保持导尿管的通畅，不要扭曲、折叠管道，引流袋不得超过膀胱高度并避免挤压，防止尿液返流，预防感染的发生。

患者：好的。

护士：现在给您打个术前针，这个药物有镇静、抑制腺体分泌的作用。打完这个针后可能会口干、口苦、口涩，这都属于正常现象，是药物的反应。打完针后最主要的是不要再活动了，就在床上等着手术室护士来接您，因为打完这个针后会抑制神经中枢，活动过大会摔倒。（患者配合，完成肌内注射）

护士：现在术前准备已经完成，一会儿手术室护士就会来接您去进行手术。请您保持心情放松，不要紧张。

患者：好的。

【情景四】

术后护理手术结束，患者安返病房，妥善安置舒适体位，评估患者的意识及生命体征，为患者吸氧及行心电监测；查看患者的输液及引流管路是否通畅，有无扭曲、折叠，按要求做好标记；观察麻醉注射部位有无渗血，刀口敷料是否干燥整洁。

护士：手术已经做完了，您可以放松心情，现在我给您介绍一下手术后需要注意的一些问题。首先，因为您是腰硬联合麻醉，所以手术后6小时内需要保持去枕平卧位，以免引起头疼及术后呕吐引起误吸；在刀口处放置沙袋压迫预防渗血，6小时后就可以取下；我们还会用下肢气压治疗仪帮助按摩您的双下肢，以预防下肢静脉血栓，6小时后可以在床上翻身活动；同时还需要保持导尿管路的通畅，注意活动的时候不要牵拉导尿管，避免尿管扭曲、折叠；6小时内不能吃饭喝水，6小时后可以适当喝些温水；如果没有恶心、呕吐，就可以吃一些流质饮食，奶、糖除外，等肠蠕动恢复后就可以正常吃饭了。

护士（转身对陪人）：病房内有氧气管路，由于氧气的助燃性质，请不要在室内吸烟及应用明火，也请不要随意调节氧流量，不要把手机等电磁设备放在心电监护仪周围，以免受电磁波影响而产生干扰。手术后因患者机体抵抗力弱，故留一位家属陪床就可以,以免探视人员过多引起术后感染。

患者及家属:好的!

护士:如果还有什么不明白的地方可以随时咨询,我也会经常巡视病房,有什么需要可以告诉我。先让患者好好休息吧!

家属:好的,谢谢!

【情景五】出院指导

(患者经过治疗护理,刀口恢复良好,准备出院,责任护士进行出院指导)

护士:大姐,您好! 您的刀口恢复很好,今天就可以出院了,为了您的健康,由我来给您做一下出院指导。

患者:好的。

护士:您回家后需要注意以下几点:

(1)注意休息,预防感染。

(2)要保持心情愉快,避免情绪过于激动。

(3)在生活中要注意饮食搭配,养成良好的进食习惯,定时定量进餐,不要暴饮暴食。可进食高热量、高蛋白、高维生素饮食,保持排便通畅。

(4)忌房事及盆浴 1 个月,避孕半年以上,保持外阴清洁,注意经期卫生。若发生盆腔炎须立即彻底治疗,以免延误病情。

(5)定期体检,每周复查血 HCG,直至正常。

(6)再次妊娠前要到医院检查,在医生的指导下怀孕。

患者:我现在很好了,你说的我都记住了,谢谢你们的照顾和关心(高兴)。

3.鉴别诊断

(1)思维导图：

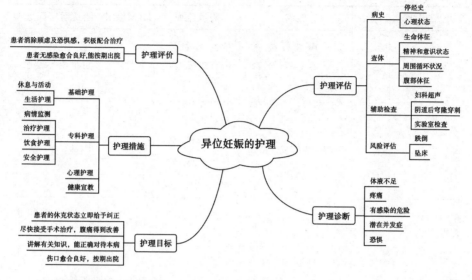

(2)循证实践(5A 循证)：

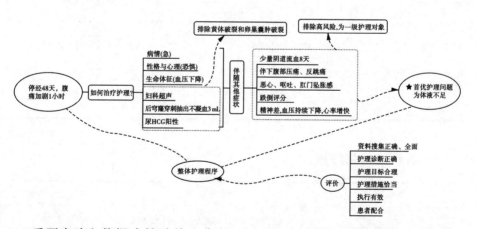

重要实验室数据或辅助检查素材：①尿早孕：阳性。②血常规：血红蛋白 80 g/L，白细胞 6.8×10^9/L，中性粒细胞 59%，凝血功能正常。③妇科彩超：左侧附件区探及一大小约 3.5 cm×3.0 cm 异常包块，内见大小约 1.0 cm×0.8 cm 妊娠囊样回声。子宫后方探及深约 3.0 cm 液性暗区，腹腔内可见液性暗区，最深处约 2.0 cm。④后穹隆穿刺：抽出不凝血 3 mL。⑤阑尾彩超、泌尿系彩超及肝胆胰脾肾彩超未见异常。

七、知识要点

几种疾病的鉴别

类型症状	停经	腹痛	阴道流血	HCG测定	阴道后穹隆穿刺
异位妊娠	多有	突然撕裂样疼痛，自下腹一侧开始，向全腹扩散	量少，暗红色，可有蜕膜管型排出	阳性	可抽出不凝血
流产	有	下腹中央阵发性坠痛	开始量少，后增多，鲜红色，有小血块或绒毛排出	阳性	阴性
急性输卵管炎	无	两下腹持续性疼痛	无	阴性	可抽出渗出液或脓液
急性阑尾炎	无	持续性疼痛，从上腹开始，经脐周转移至右下腹	无	阴性	阴性
黄体破裂	多有	下腹一侧突发性疼痛	无或有如月经量	阴性	可抽出血液
卵巢囊肿蒂扭转	无	下腹一侧突发性疼痛	无	阴性	阴性

八、客观结构化考核

考核项目		评分标准	分值	得分
患者评估（12分）	资料搜集	一般资料、主诉、现病史、目前状况、既往史、过敏史、家族史、个人史	4	
	体格检查	生命体征、身高、体重、意识、瞳孔、营养状况以及主要阳性体征	4	
	辅助检查	实验室检查及其他检查	4	

续表

考核项目		评分标准	分值	得分
患者 评估 （8分）	风险评估	根据患者情况评估相关护理风险	4	
	心理社会状况	精神状况、对疾病的认知情况、应对能力、人格类型、周围环境及人际关系	4	
护理 计划 （25分）	护理诊断	正确全面，首优护理问题明确	10	
	护理目标	制定正确，切合患者实际	5	
	护理措施	制定全面，具有可行性，有助于目标完成	10	
效果评价 （10分）	护理活动	符合程序要求	5	
	患者状况	达到预期目标	5	
健康 教育 （10分）	入院宣教	病区环境、病房设施、医护人员、规章制度、疾病指导、安全教育	2	
	术前宣教	手术流程、术前注意事项、术前准备、心理护理	3	
	术后宣教	术后注意事项、早期康复、功能锻炼	3	
	出院指导	休息与活动、饮食、服药、心理、康复、复诊指导	2	
情景 模拟 （25分）	情景准备	情景准备、物品准备	10	
	技术操作	相关护理技术操作熟练、符合规范	5	
	模拟过程	熟练完成各个情景的演练	5	
	讨论与反思	受训者对临床护理能力进行自我评价	5	
沟通 技巧 （10分）	爱伤观念	关心、体贴、爱护患者	4	
	治疗性沟通	及时汇报病情，与医生进行有效沟通	3	
	与患者及家属的沟通	掌握沟通技巧，传递有效信息	3	
总分			100	

扣分说明：根据权重，一项不符合要求扣1～2分，未执行不得分。

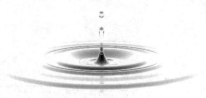

心肌梗死护理情景模拟教学培训教案

一、教学目标

(1)掌握心肌梗死的护理评估、护理诊断、护理措施及健康指导.

(2)熟悉心肌梗死的临床表现、诊断及治疗要点。

(3)了解心肌梗死的发病机制及病理。

(4)培养沟通能力,体会并思考"以人为本"的整体护理理念。

二、教学对象

(1)低年资医护人员、临床实习/见习生和进修生。

(2)能力尚未达到岗位要求或者具有自主学习意愿的医护人员。

三、教学内容

(1)病种:心肌梗死。

(2)重点:心肌梗死的护理评估、护理诊断、护理措施及健康指导。

(3)难点:心肌梗死的治疗原则及抢救措施。

四、教学方法

(1)情景模拟教学和标准化患者。

(2)应用工具:思维导图和循证实践。

五、教学过程

(1)教学安排:情景模拟环节一般不少于 20 分钟,病例讨论及点评环节不少于 20 分钟。

(2)教学步骤:

> 课前准备 > 案例介绍 > 情景模拟 > 点评反馈 > 知识要点

六、教学案例

1.一般资料

姓名:王××	性别:女
年龄:68 岁	身高:159 cm
文化程度:高中	语言:普通话
体重:62 kg	主诉:持续性胸痛 1 天,呕吐 1 次

现病史:患者 10 天前开始出现胸痛,为发作性,多在活动时发作,体力劳动后加重,放射至左侧背部,每次持续 5 分钟左右,休息后可逐渐缓解,发作时无喘憋,无头痛、头晕,无意识不清,在家未行特殊处理。1 天前胸痛加重,呈持续性,休息后不能缓解,伴呕吐 1 次及背部放射痛,门诊以"急性心肌梗死"收入院

2.情景模拟

【情景一】责任护士遵医嘱给患者应用止痛药物

护士:阿姨,您好! 我是您的责任护士×××,请问您叫什么名字?(核对)

患者:王××。

护士:王阿姨,您哪里不舒服?

患者:我胸膛这里很疼,很难受。(患者侧卧,痛苦貌)

护士:王阿姨,我现在给您用止痛药物(立即遵医嘱肌内注射盐酸哌替啶 50 mg)

患者:好!

(护士协助患者摆体位,完成注射)

护士:王阿姨,已经给您用了止痛药,发挥药效需要一点时间,您现在需要绝对卧床,如有不适请及时告诉我们。

【情景二】责任护士遵医嘱为患者给予高流量鼻导管吸氧

护士:我给您吸上氧,吸氧可以增加您心脏的氧供应,利于疾病恢复,请不要紧张。(顺利地为患者完成吸氧操作)

(患者点头同意)

护士:氧气已经接好,您正常呼吸就可以,您在吸氧过程中翻身或做其他活动时要注意管道,有什么不舒服吗?

患者:我感觉鼻子里面气流太大,不舒服。(患者用手去拿吸氧管)

护士:王阿姨,您的病情需要高氧流量氧气吸入,如果您感觉很不舒服,我可

以与您的主管医师汇报。

患者:可以低一点吗?

护士:您稍等一下好吗?请不要随便自行调节或随便停用,我去找您的主管医师。(护士离开病房,汇报医师后返回病房,调节为中流量氧气吸入,患者耐受)

【情景三】责任护士遵医嘱给予患者心电监护

护士:阿姨,您的胸疼是因为心脏出现了点问题,请不要紧张,我现在要给您做个监护,这样就能观察到您心脏的情况。(护士拉起帘子)

患者:嗯。

(护士为患者完成心电监护)

护士:王阿姨,请不要自行移动或摘除电极片,您及您的家属要避免在监护仪附近使用手机,以免干扰监测波形,电极片周围的皮肤如有痒痛感,请及时告诉我们。

患者:现在就能观察到我的心脏情况了吗?

护士:是的。(护士同时点头示意)

患者:我有什么问题吗?

护士:现在显示正常,但我们需要持续不断地动态监测一段时间,来判断和及时发现您的问题。

患者:噢(点头),那你们不在这里怎么观察呀?

护士:这台监护仪跟我们护士站的中央监护是连着的,我们可以随时观察到您的情况。

患者:噢,我明白了!

【情景四】责任护士对患者进行入院评估

护士:王阿姨,您现在感觉怎么样? 还疼吗?(患者平卧位,精神差)

患者:好多了。

护士:(微笑)现在我需要给您测一下体温和血压(呼吸、脉搏),再给您查查体。(患者伸出胳膊;护士拉起帘子,开始查体)

护士:阿姨,您好! 我可以再问您几个问题吗?(微笑、期待)

患者:你问吧!

护士:您多大年纪? 干过什么工作?

患者:我今年68岁了,一直在家干农活,现在老了,干得少点了。

护士:您平时吃饭口味很重吗? 喜欢吃肥肉、甜的还是咸的? 吃蔬菜水果多

吗?(微笑问)

患者:年轻时没有肉吃,口味重,喜欢吃咸,现在生活好了,爱吃熟肉、甜点心,每天菜和水果都不缺。

护士:您平时吸烟喝酒吗?(微笑着问)

患者:不好这个,老伴喝点。

护士:好的,阿姨,谢谢您!您先休息会儿,我跟您儿子聊聊。

(护士跟患者儿子打招呼)

护士:您跟阿姨生活在一起吗?阿姨最近吃饭怎么样?

家属:我跟我妈住在一起,她吃饭一直都很好,但从昨天吐了以后就说不想吃了。

护士:嗯,阿姨吃东西或打针有没有过敏的?大小便正常吗?

家属:没有过敏的,也没听她说过大小便有异常情况。

护士:阿姨以前住过院或哪里不舒服过吗?

家属:我妈 20 年前做手术把子宫切了,一直没再去过医院,10 天前听她说有时感觉胸膛这里不好受,歇一会儿就好了,没在意。

护士:她有没有说怎么不舒服?

家属:有几次看她正干着活就停下来,问她只说很多天了,可能是累得,歇歇就好。

护士:您稍等一下,(转向患者)王阿姨,问一下您感觉胸膛这里不舒服有多长时间了?怎么不舒服?

患者:有 10 天了,感觉胸膛这里一阵阵地疼,一会儿就过去了,慢慢疼得越来越长,干活时更明显,有时左侧背也疼,从昨天开始一直疼,整个后背都难受,还吐了 1 次。

护士:好的,阿姨,谢谢,您先休息。(转向患者儿子)

家属:我妈很倔强,谁说都不听,她说不去医院就不去,不是疼得受不了她不来。

护士:好的,谢谢您!

护士通过搜集资料,发现患者存在以下护理问题:

(1)疼痛:与心肌缺血、坏死有关。

(2)活动无耐力:与氧的供需失调有关。

(3)恐惧:与疼痛、担心预后有关。

(4)知识缺乏:与医疗信息来源受限有关。

(5)有便秘的危险:与紧张恐惧、卧床、活动少、进食少有关。

(6)有出血的危险:与使用抗凝剂有关。

(7)潜在并发症:心律失常、心力衰竭。

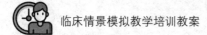

【情景五】责任护士进行宣教,指导患者活动与休息

护士:王阿姨,现在感觉怎么样? 还疼吗?

患者:好多了。

护士:您需要上厕所吗?

患者:我想小便。

护士:阿姨,咱一定要卧床休息,不能下床上厕所,能做到吗?

患者:我在床上尿不下来怎么办?

家属:这胸膛疼,还不能去上厕所吗?

护士:绝对卧床休息对阿姨的病很重要,阿姨心脏出了问题,休息可以减少心肌耗氧量,利于缓解疼痛。阿姨不仅大小便不能下床、不能用力,翻身活动也要慢慢来,有什么需要我们可以帮助您,用力或剧烈翻身活动会加重阿姨的病情。我说明白了吗?

患者:明白了。(点头)

护士:(转向家属)我们的目标都是为了让阿姨尽快好起来,对吗?

家属:对。

护士:好,(转向患者)阿姨,您得配合我们,我们一起努力,好吗?

患者:好的(点头),我什么时候能下床活动?

护士:心脏需要时间休息和恢复,绝对卧床休息要根据您的病情,一般 1 周左右,我会随时给予您指导。

患者:好的。

护士:(转向家属)咱们还要保持阿姨休息环境的安静,告诉家里人尽量减少探视,避免阿姨情绪波动。我会随时巡视病房,有什么事可以及时告知医护人员。

家属:好的。

护士:谢谢您的配合!

【情景六】责任护士进行宣教,指导患者饮食及床上排便

护士:王阿姨,吃饭了吗?

患者:吃了。

护士:您吃了多少? 怎么样? 有食欲吗?

患者:不太想吃,喝了点稀饭,哎! 吃多了,拉尿都在床上……(表情有些沮丧、无奈)

护士:王阿姨,您是担心大小便吗?

家属:我妈是不习惯在床上大小便。

护士:开始时肯定是不习惯,但我们生病了,必须得适应呀!(微笑着)在床上排便是为了控制病情,避免诱发更严重的心脏问题,严重时可以导致猝死,是很危险的,咱们必须配合。我说明白了吗?

家属:小便会好些,我妈在床上大便不下来怎么办呢?

护士:阿姨有便意,大便不下来可以告诉我们,我们会及时给予帮助和护理。

家属:能具体说说怎么做吗?

护士:我们可以协助阿姨取较舒适的体位,排便时在旁边(叮嘱千万不要屏气和用力排便),指导放松情绪,张口哈气以减轻腹压,并做好床边监护,必要时可预防性用药,含服心痛定 10 mg 或给予缓泻剂,以免发生意外。另外注意,一定要保持大便通畅,预防便秘。

家属:好的,怎么才能预防便秘呢?

护士:您问得非常好,首先咱们要建立正常的排便条件反射和排便功能。一般的排便时间在早餐后 15~30 分钟,我们训练排便容易建立条件反射,日久便可养成定时排便的好习惯。饮食应以低脂、清淡、易消化食物为主,要少食多餐,避免过饱,选食纤维丰富的水果、蔬菜如芹菜、韭菜、香蕉等,食用鲜奶、豆浆、核桃、芝麻、蜂蜜等润肠食物,并保证每日饮水 1000 mL 左右,禁忌烟、酒、茶、辣椒、可乐等刺激性的食品饮料。还可以给予腹部按摩通便等。

家属:我明白了。谢谢你这么耐心!

护士:不客气,具体做的过程还需要您和阿姨的配合!

家属:好,一定!

护士:王阿姨,您呢?能做到吗?(微笑)

患者:我也配合。

护士:好的,为了阿姨的康复,我们一起努力,再次感谢你们的配合!(握拳加油动作)

【情景七】患者经过治疗护理,病情好转,准备出院,责任护士进行出院指导

护士:阿姨,您好!您今天可以出院了,高兴吗?

患者:高兴。(开心地笑)

护士:为了您以后的健康,出院前由我来给您做一下出院指导好吗?

患者:好。(心情很好,故意拖长音说"好")

护士:阿姨,咱回家后要注意以下这些:

一是养成良好的生活习惯,保持心情愉快,学会自我调节,避免情绪激动;注意保暖,预防感冒。

二是出院后逐渐增加活动量,每次活动时间逐渐延长,循序渐进,经 3~4 个

月的逐渐锻炼后,可酌情恢复部分轻体力劳动。

三是适合进食高维生素、低热量、低动物脂肪、低胆固醇、适量蛋白质、易消化的清淡饮食,少量多餐,避免过饱及摄入刺激性食物与饮料,禁烟酒,多食蔬菜、水果。保持排便通畅,戒烟酒,肥胖者控制体重,加强营养,尽量多饮水。

四是按时服药,如胸痛发作频繁、程度较重、时间较长、服用硝酸酯类制剂疗效差时,应及时就医。定期复查心电图。如有不适,及时就诊。

患者:你说的我都记住了,谢谢你们这段时间的照顾。(高兴)

3.鉴别诊断

(1)思维导图:

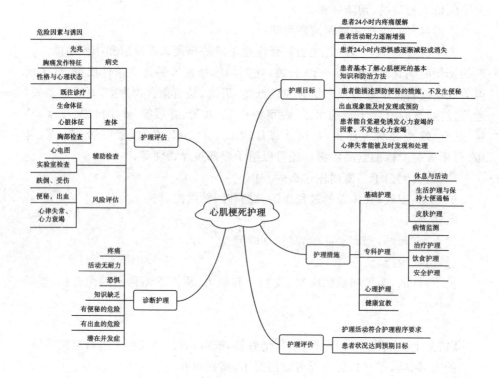

（2）循证实践（5A 循证）：

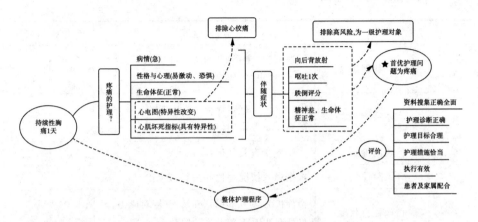

患者平日性格倔强、易激动，10 天前开始出现胸痛，加重 1 天。现神志清，精神差，痛苦貌，体温 36.8 ℃，脉搏 75 次/分，呼吸 17 次/分，血压 122/69 mmHg，双肺呼吸音清，未闻及干、湿性啰音，心尖搏动视诊不清，心界正常，心率 75 次/分，律齐，心音低钝。心电图示窦性心律，$V_2 \sim V_4$ 导联 ST 段抬高，V_1、aVR 导联为 Qs 波。实验室检查示三酰甘油 2.5 mmol/L，总胆固醇 7.2 mmol/L，低密度胆固醇 4.1 mmol/L，高密度胆固醇 1.21 mmol/L，心肌肌钙蛋白 17 ng/mL，血清肌酸激酶同工酶 50.3 U/L，凝血酶原时间 18 s。首优护理问题为疼痛。

七、知识要点

心肌梗死与心绞痛的区别要点

项目		心绞痛	心肌梗死
疼痛	部位	胸骨上中段之后	相同，但可在较低位置或上腹部
	性质	压榨性或窒息性	相似，但更剧烈
	诱因	劳力、情绪、受寒、饱餐等	不常有
	时限	短，1～5 分钟或 15 分钟以内	长，数小时或 1～2 天
	频率	频繁发作	不频繁
	硝酸甘油疗效	显著缓解	作用较差
坏死物质吸收表现		无	常有
心电图变化		无变化或暂时性 ST 波、T 波变化	有特征性和动态变化

八、客观结构化考核

考核项目		评分标准	分值	得分
患者评估（20分）	资料搜集	一般资料、主诉、现病史、目前状况、既往史、过敏史、家族史、个人史	4	
	体格检查	生命体征、身高、体重、意识、瞳孔、营养状况以及主要阳性体征	4	
	辅助检查	实验室检查及其他检查	4	
	风险评估	根据患者情况评估相关护理风险	4	
	心理社会状况	精神状况、对疾病的认知情况、应对能力、人格类型、周围环境及人际关系	4	
护理计划（25分）	护理诊断	正确全面，首优护理问题明确	10	
	护理目标	制定正确，切合患者实际	5	
	护理措施	制定全面，具有可行性，有助于目标完成	10	
效果评价（10分）	护理活动	符合程序要求	5	
	患者状况	达到预期目标	5	
健康教育（10分）	入院宣教	病区环境、病房设施、医护人员、规章制度、疾病指导、安全教育	2	
	住院宣教	避免诱因、休息与活动、床上排便、生活、饮食、用药、安全、心理指导	6	
	出院指导	休息与活动、饮食、服药、心理、康复、复诊指导	2	
情景模拟（25分）	情景准备	情景准备、物品准备	10	
	技术操作	相关护理技术操作熟练、符合规范	5	
	模拟过程	熟练完成各个情景的演练	5	
	讨论与反思	受训者对临床护理能力进行自我评价	5	

续表

考核项目		评分标准	分值	得分
沟通技巧（10分）	爱伤观念	关心、体贴、爱护患者	4	
	与医师的沟通	及时汇报病情，与医生进行有效沟通	3	
	与患者及家属的沟通	掌握沟通技巧，传递有效信息	3	
总分			100	

扣分说明：根据权重，一项不符合要求扣1～2分，未执行不得分。

第六章

重症医学专业教案

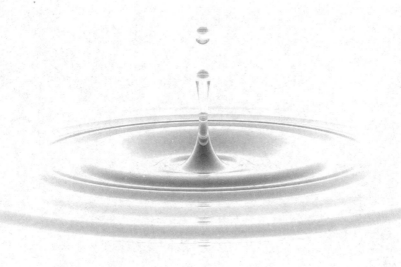

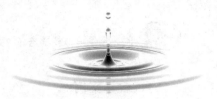

急性肺血栓栓塞症情景模拟教学培训教案

一、教学目的

（1）提高急性肺血栓栓塞症的诊断率。
（2）掌握心肺复苏 2016 年版最新技术。
（3）患者参与。

二、教学对象

（1）低年资医护人员、临床实习/见习生和进修生。
（2）能力尚未达到岗位要求或具有自主学习意愿的医护人员。

三、教学内容

（1）病种：急性肺血栓栓塞症。
（2）重点：提高对急性肺血栓栓塞症的认知度。
（3）难点：掌握鉴别诊断，减少误诊率、漏诊率。

四、教学方法

（1）情景模拟教学和标准化患者。
（2）应用工具：思维导图和循证实践。

五、教学过程

（1）教学安排：情景模拟环节一般不少于 20 分钟，病例讨论及点评环节不少于 20 分钟。
（2）教学步骤：

课前准备　＞　案例介绍　＞　情景模拟　＞　点评反馈　＞　知识要点

六、教学案例

1.一般资料:

姓名:马×	年龄:54 岁	性别:男
身高:170 cm	体重:70 kg	职业:农民

主诉:突发呼吸困难,胸痛半小时

现病史:患者马某,54 岁,于 5 天前体力劳动时腰部扭伤,一直卧床,于今晨开始下床活动,在行走约 5 分钟时突然出现呼吸困难、咳嗽,痰中带血,同时出现胸痛、喘憋,自我感觉有濒死感,在上床过程中患者出现晕厥(约 30 秒)。患者儿子立即拨打 120 送入我院急诊科

既往史:既往高血压病史 5 年,血压 160/100 mmHg,未服用降压药物;抽烟 20 余年,每日 15 支

2.情景模拟

重症医学科医师甲及患者儿子推平车,将患者送入重症医学科(途中患者口中大喊"快憋死了",同时烦躁不安,面露惊恐表情,呼吸急促)。到达重症医学科病房后,护士甲给予鼻导管吸氧,护士乙连接多参数监护仪,完成对血氧饱和度、血压、心率、呼吸频率的基础监测;同时,重症医学科医师甲给予查体及抽血血气分析,重症医学科医师乙下医嘱。时间为 8 点 30 分。

(1)医嘱:①吸氧。②持续血氧、血压、呼吸、心率监测。③绝对卧床,保持大便通畅,避免用力。④适度镇静镇痛:右美托咪定＋瑞芬太尼。⑤抗休克:休克者可补充液体(避免肺水肿),如仍无效可给多巴胺或阿拉明。⑥完善检查:血气分析、血常规、凝血功能(包括 D-二聚体),再次复查心电图,床旁双下肢血管及心脏彩超。

(2)物品:转运担架车、氧气包、输液瓶及输液器、吸氧瓶、病床、监护仪、面罩、针管、药物(低分子肝素)、抢救车、除颤仪。

(3)人物:重症医学科医师甲、乙,重症医学科护士甲、乙,介入科医生,患者儿子、患者。

(4)五个要点:①必要相关检查:D-二聚体、心电图、血气分析、B 超、冠状动脉 CT 血管造影(CTA)。②吸氧。③绝对卧床。④心肺复苏 C-A-B。⑤患者沟通。

情景模拟从 8 点 20 分开始。

【情景一】

ICU 病房门口(1 分钟) 重症医学科医师甲及患者儿子推平车,将患者送入重症医学科,患者烦躁不安	患者:我快憋死了,救救我。 医师甲:放心吧,到了医院我们会尽全力救你的,再说你的病也不是什么大病。 患者儿子:放心吧爸爸,医生一定会治好你的病的。
到达病床边(2～3 分钟) 护士甲、乙,医师甲、乙,患者儿子一起将患者抬到 ICU 科病床上,患者儿子走出病房,护士甲给予鼻导管吸氧,护士乙连接多参数监护仪,完成对血氧饱和度、血压、心率、呼吸频率的基础检查	医师甲:马叔叔,我们科是无家属陪护病房,等会您的儿子就出去了,您的亲属不在这里陪你,有我们照料您,您有什么吩咐就告诉我们,我们一定会令你满意的。 患者:只要治好病,怎么样都行。 医师甲:您一定不能下床,尽量减少活动,我们医学术语叫"绝对卧床"。 患者:嗯。
医师甲向医师乙交代事项后进行查体,查体后做心电图(2 分钟)	医师甲:这位患者考虑肺动脉栓塞症,先给他吸氧,适当镇静镇痛,补液升压,必要时应用多巴胺,行血气分析、血常规、凝血功能(包括 D-二聚体)检查,再次复查心电图、床旁双下肢血管彩超。(对医师乙)你先下医嘱,让护士抽血,我再详细查体,防止漏诊。
护士甲抽血,护士乙给予输液,患者吸氧后血氧饱和度为 85%,仍喘憋。护士甲更换面罩高流量吸氧(2 分钟),更换后血氧饱和度升至 95%,喘憋减轻 患者参数:脉搏 95 次/分,血压降至 100/60 mmHg,血氧分压 95%	患者:大夫啊,怎么还憋得慌? 医师甲:叔叔别急,等会儿就好了。 医师甲:(对护士甲)小×,给叔叔换面罩高流量吸氧。 护士甲:好的。(去拿面罩)叔叔我给您戴上一个面罩,从面罩吸氧,您就会憋得轻了,好吗? 患者:好的。(等换上面罩后)大夫啊,憋得轻点了,感觉好多了。
检查结果:D-二聚体 13.08 mg/L(正常 0～0.55 mg/L) 心电图:$S_1 Q_{III} T_{III}$ 血气分析:二氧化碳分压 27 mmHg,氧分压 56 mmHg,pH 值 7.46 下肢静脉彩超:右髂外静脉血栓形成 心脏彩超:肺动脉压力 77 mmHg,心脏右室扩大,其余心腔大小正常 特殊治疗:9 点 30 分医师乙给予低分子肝素 5000 IU 皮下肌注	结合结果显示患者为肺动脉栓塞症

续表

	医师甲:这位患者肺动脉栓塞症的可能性很大,为排除主动脉夹层及明确诊断,行肺动脉 CTA 检查吧,你感觉呢? 医师乙:很有必要。 你去向患者及患者儿子征求意见,我去准备。 医师甲:叔叔,您现在感觉怎么样了? 患者:好点了,但是还是感觉憋得慌。 医师甲:那就对了,您的这个病就是有点憋得慌,现在为了进一步治疗,需要到 CT 室做个检查,向您的血管里打一种造影剂,能查出你的病来,但是有可能影响你的肾功能,您愿意吗? 患者:我还是那句话,只要不憋了,干什么都行。 医师甲:那您签个字,咱们这就去吧,越快越好。 患者:好的。 医师甲快速和患者儿子沟通并获同意
医师甲及医师乙相互商议后准备行肺动脉 CTA 检查,明确诊断及了解梗阻情况。医师甲与患者及患者儿子沟通病情,签特殊检查治疗同意书;医师乙准备转运氧气瓶、气管插管、抢救药物等物品,医师甲、乙与护士甲、乙推着病床着向 CT 室方向走去(3 分钟)	

【情景二】突发心跳呼吸骤停

患者想下床大便,护士阻止未果,患者坚持,在起床过程中,患者突发意识丧失,心电监护示室颤,展开抢救。心肺复苏操作要点: (1)仰头举颏法:将一只手置于患者的前额,轻压患者的头部使后仰,将另一只手的食指和中指指尖放于患者颏骨的下方,提起下颏开放气道,使口角和耳垂连线与地面垂直,并清除口腔异物和假牙 (2)体位:仰卧位。背部垫以硬板或硬地面,头颈躯干直线无扭曲,两臂置于身旁,救助者双膝跪于患者右侧,解开患者的衣领、皮带、领带、纽扣。按压部位:胸骨下段 1/2,两侧乳头连线中点 (3)胸外按压的速率是 100~120 次/分,胸外按压的深度成人是 5~6 cm,按压与吹气时间比例维持在 30:2	患者:护士,我要大便。 护士:叔叔,护理单都铺好了,直接在床上就行,您这个病不能活动,要求卧床制动。 患者:不行,我在床上大便不出来。 护士在劝说的过程中,患者坐起来了,刚坐起来突然摔在床上,意识不清。 护士甲拍打肩部大声问:"喂,您怎么啦?" 护士甲发现心电监护示室颤,大声喊:"室颤了!" 医师乙跑过来,立即给予胸外心脏按压。 护士乙推过电除颤仪,给予双向波电除颤一次 150 J,继续心肺复苏一个周期,患者意识恢复,自助呼吸恢复,心电监护示窦性心律。 患者:我怎么这么难受,刚才怎么了? 医师乙:没事,刚才您做了个梦。 医师乙对护士甲耳语:赶快准备 CTA 检查。

【情景三】医患沟通

医师甲向患者儿子介绍病情,患者儿子有点激动	医师甲:你父亲刚才突然室颤,经过我们的抢救已经恢复正常,但是在抢救过程中我们采用了胸外心脏按压,并用了电除颤,有可能对心肌有损伤或产生心包压塞,这个需要你的理解。 患者儿子:刚才还好好的,怎么这样了? 医师甲:这个病就是非常凶险,随时有生命危险,为了明确诊断,现在需要做个检查,叫CTA,需要造影剂,有可能对肾脏有损害。为了老人的健康,我建议你快作决定,马上检查后采取进一步的治疗。 (患者儿子有点犹豫) 医师甲:我简单给你普及一下肺血栓栓塞症的知识,这个病大体就是从下肢血管掉下一个栓子,阻塞了肺血管,非常严重,如果栓子足够大的话,那是会致命的。我们下一步就是做个造影,看看血管阻塞的情况,然后决定下一步的治疗,所以我建议你快作决定,我们也是为了老人的生命考虑。 患者儿子:那就做吧,但是我要求你们一定救活我父亲的命。 医师甲:医学是很复杂的,我们可以尽力救治你的父亲,虽然没法保证一定能行,但是我们会尽我们的全力。 患者儿子:行吧。
CTA返回结果:左肺动脉主干及其分支、右肺下叶肺动脉分支多发充盈缺损,双肺动脉栓塞,患者安返病房	
医师甲联系血管科医生会诊,会诊意见行接入下腔静脉滤器植入术,如条件允许可行肺动脉栓塞摘除术	医师甲同时与患者及其儿子沟通,获得同意后去介入科行介入治疗
在数字减影技术(DSA)下行下腔静脉滤器植入及肺动脉溶栓术,过程顺利	患者从介入科返回病房后,喘憋明显减轻,评估风险后给予尿激酶溶栓治疗。尿激酶12 h溶栓:尿激酶4400 IU/kg+生理盐水20 mL静脉滴注10分钟,随后尿激酶2200 IU/(kg·h)+生理盐水250~500 mL静脉滴注12 h

续表

治疗3天后患者无喘憋症状,转入呼吸内科继续治疗	医师甲:大叔,您的病好得真快,可以到普通病房治疗,不用再在我们科了。 患者:谢谢大夫的治疗,救了我一命啊,多亏了你向我介绍了这个病的来龙去脉,我有点明白了,谢谢啊! 医师甲:不客气,治好了您,我也很高兴。还有,您这个病要长期服药和定期复查,等会儿我给您写下来,您到时候多看看就是。有什么不舒服的时候,直接打我电话,我的电话和注意事项都写在纸上了。 患者:谢谢啊,真是比亲人还亲,等好利索了我一定来看你!
	出院后开始每周监测1次,当凝血酶原时间国际标准化比值(PT-INR)维持在1.5～2.5倍时,每2～4周监测PTINR、临床及相关辅助检查情况,并调整华法林剂量1次。一般抗凝治疗3～6个月,危险因素短期消除的3个月,来源不明的首发者6个月,复发、合并肺心病、危险因素长期存在者12个月以上甚至终生

3.鉴别诊断

(1)思维导图:

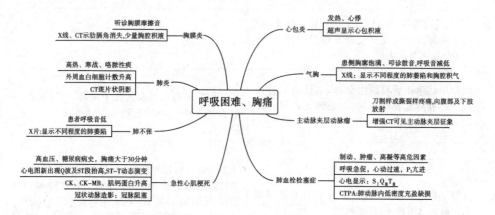

（2）循证实践（5A 循证）：

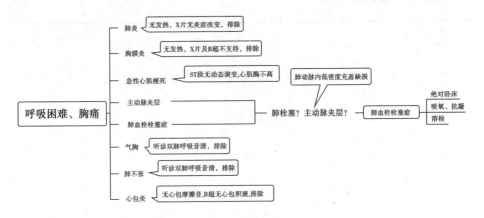

1）收集证据：

①查体：患者体温 36.5 ℃，心律 100 次/分，呼吸 30 次/分，坐位血压 100/60 mmHg。急性病容，坐卧不宁，喘憋貌，颈静脉怒张，呼吸急促，30 次/分，听诊双肺呼吸音清，未闻及干湿性啰音。心率 100 次/分，肺动脉听诊区第二心音亢进（P_2 大于 A_2）。

②辅助检查：血常规示白细胞 5.1×10^9/L，D-二聚体 13.08 mg/L（正常 0～0.55 mg/L）；心电图：$S_I Q_{III} T_{III}$；血气分析示二氧化碳分压 27 mmHg，氧气分压 56 mmHg；下肢静脉彩超示右髂外静脉血栓形成；心脏彩超示肺动脉压力 77 mmHg，心脏右室扩大；床旁胸片示楔形阴影；CTA 示左肺动脉主干充盈缺损。

2）证据评价：

①查体：双肺呼吸音清，未闻及啰音，无发热，排除气胸及肺不张。

②进一步检查：心电图、血气分析、血常规、心肌酶、心脏及双下肢 B 超、床旁胸片等排除肺炎、急性心肌梗死、胸膜炎、心包炎等。

③CTA 检查：排除夹层动脉瘤。

3）临床决策：确诊肺血栓栓塞症。

七、知识要点

（1）定义：肺血栓栓塞征是来自静脉系统或右心的血栓阻塞肺动脉或其分支所致疾病，以肺循环和呼吸功能障碍为主要临床和病理生理特征。

（2）三联征：临床上有时会出现所谓的"三联征"，即患者同时出现呼吸困难、胸痛及咯血。

八、客观结构化考核

考核项目	评分标准	分值	得分
仪容仪表 （5分）	态度端正、服装整洁	5	
病史采集 重点内容 （15分，每 缺一项扣 相应分值）	病史（是否有制动、高凝等病史）	2	
	主要症状的特点及持续时间	2	
	病因与诱因（突然活动）	2	
	病情的发展与演变	2	
	伴随症状	2	
	诊治经过，包括过程、疗效，有无检查及结果	2	
	一般情况：精神状态、饮食、睡眠、大小便	2	
	个人史、婚育史、家族史	1	
体格检查 重点内容 （15分）	检查者洗手（六步洗手法）	3	
	测量体温、脉搏、呼吸、血压、血氧饱和度	2	
	详细的肺部查体（呼吸音、啰音）	2	
	详细的心脏查体（心界大小、心音、杂音、心律失常）	3	
	详细的腹部查体（腹肌紧张度、压痛、反跳痛、肠鸣音）	3	
	神经系统查体（肱二头肌反射、膝反射、巴彬斯基征）	2	
辅助检查判读 （考察辅助检查， 10分）	心电图：$S_1 Q_{III} T_{III}$	5	
	血气分析（能分析出）	5	
临床技能操作： 心肺复苏术 （30分）	判断意识及呼吸	5	
	准备除颤监护仪、简易呼吸器和面罩	5	
	胸外心脏按压	5	
	开放气道	5	
	人工呼吸	5	
	复检（判断大动脉搏动是否恢复）	5	

续表

考核项目	评分标准	分值	得分
病案分析 （15分）	诊断	5	
	治疗原则	5	
	与患者及其家属的沟通能力	5	
提问 （10分）	根据本病案进行综合性提问：肺栓塞的定义和三联征是什么？	10	
总分		100	

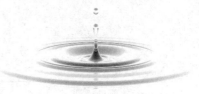

急性心肌梗死合并肾功能不全情景模拟教学培训教案

一、教学目标

(1)掌握急性心肌梗死(AMI)合并肾功能不全(CRF)的诊治流程。

(2)培养学生多学科协作(MDT)诊治患者的理念。

二、教学对象

(1)低年资医护人员、临床实习/见习生和进修生。

(2)能力尚未达到岗位要求或者具有自主学习意愿的医护人员。

三、教学内容

(1)病种:急性心肌梗死合并肾功能不全。

(2)重点:AMI 诊治流程。

(3)难点:培养学生 MDT 诊治患者的理念。

四、教学方法

(1)情景模拟教学和标准化患者。

(2)应用工具:思维导图和循证实践。

五、教学过程

(1)教学安排:情景模拟环节一般不少于 20 分钟,病例讨论及点评环节不少于 20 分钟。

(2)教学步骤:

课前准备 ▷ 案例介绍 ▷ 情景模拟 ▷ 点评反馈 ▷ 知识要点

六、教学案例

1.一般资料

姓名:刘××	民族:汉
性别:男	体重:70 kg
年龄:42 岁	职业:工人

主诉:突发胸痛,伴向左肩背部放射约 40 分钟

现病史:患者 40 分钟前饭后突发心前区压榨样疼痛,并向左肩背部放射,疼痛持续性不缓解,自服硝酸甘油无效,伴有大汗、濒死感、恶心,未呕吐,轻微头晕但无头痛、晕厥,急入院。当时血压测不到,心电图提示 $V_1 \sim V_6$ 导联 ST-T 段弓背向上性抬高,考虑广泛前壁心肌梗死,救治过程中患者突发意识丧失,心跳呼吸骤停,立即予心肺复苏术,3 分钟后复苏成功,患者神志恢复,介入科和心内科予以冠脉造影确诊为左前降支(LAD 近端已完全闭塞,且钙化极其严重),于 LAD 近端植入支架 1 枚,成功完成血管再通,血流分级 Ⅲ 级。

既往史:有高血压病(控制在 140/90 mmHg 左右)8 年,糖尿病(血糖控制在 8 mmol/L)8 年,发现肾功损害半年以上,无冠心病史,无手术外伤史,无输血史,无食物及药物过敏史,预防接种史不详

个人史与婚育史:平时吸烟,每天 2 盒,饮酒每天 3 两。

2.情景模拟

【情景一】上午 9 点 45 分,急症科接到会诊电话

急症科医师甲(负责病例会诊):患者刘某,男,42 岁,突发心前区压榨样疼痛,并向左肩背部放射约 40 分钟,在外未做特殊处理来院。当时血压测不到,心电图提示 AMI,开通静脉通道,采血送检过程中突发意识丧失。

急症科医师乙:快! 患者胸廓无起伏,心音听不到,心跳呼吸骤停,立即实施心肺复苏术(3 分钟后复苏成功)。

ICU 医师:你们是家属吧? 患者原来有什么疾病?

患者家属:有高血压病 8 年了,平时控制在 140/90 mmHg 左右,具体药物我不记得了;再就是有糖尿病 8 年(血糖控制在 8 mmol/L),发现肾功损害半年以上,无冠心病史。

心内科医师:胸痛症状及心肌酶、心电图均支持 AMI;复苏时间短,神志转清,不存在 PCI 禁忌证,征求家属建议,尽快行 PCI。

【情景二】患者发病 48 小时后病情变化

ICU 医师甲:患者目前情况如下:

(1)神志清,拉姆塞(Ramsay)评分 2 级,气管插管,呼吸机辅助呼吸,口腔内见较多分泌物,有诱发吸入性肺炎的可能;双肺呼吸音粗,闻及湿啰音;心率 115 次/分,律齐,未闻及杂音。

(2)持续导尿,呋塞米持续泵入(10 mg/h),24 小时尿量约 200 mL,血肌酐 880 μmol/L。

(3)氧和指数 180 mmHg,24 小时总入量 4000 mL,总出量小于 1000 mL。

ICU 医师乙:结合患者病史及目前情况,建议:

(1)联系心内科、肾内科、呼吸内科、彩超科会诊,目前诊断为:①冠心病(左前降支)、心功能不全(Killip 分级Ⅳ级);②心肾综合征;③慢性肾功能不全急性加重;④高血压病;⑤2 型糖尿病;⑥急性呼吸窘迫综合征;⑦吸入性肺炎。

(2)治疗方案:

①连续性血液净化治疗,脱水,改善心肾功能,清除肾脏毒素。

②应用新活素改善心肾功能;并继续常规抗凝、扩冠、营养心肌等治疗。

③控制血压(140/90 mmHg)、血糖,稳定内环境。

④短时间不能拔管,及早行气管切开;声门下吸引套管、震动排痰,必要时俯卧位通气,痰培养协助调整抗生素,减轻吸入性肺炎。

⑤完善炎性指标 C-反应蛋白、降钙素原、血常规检查,完善痰培养、肺 CT 检查,协助诊治。

3.鉴别诊断

(1)思维导图:

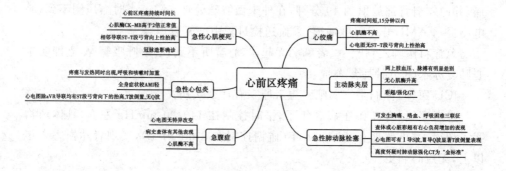

（2）5A 循证实践：

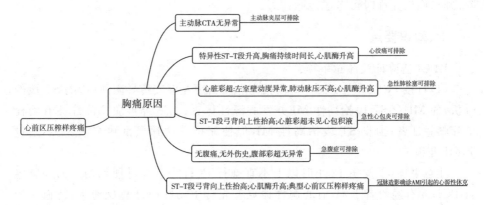

1）收集证据：

①主诉：胸痛，伴向左肩背部放射约 40 分钟。

②心电图：$V_1 \sim V_6$ 导联示 ST-T 段弓背向上型抬高。

③双肺听诊闻及湿啰音。

④心肌肌钙蛋白：2.25 ng/mL。

⑤心脏彩超：左室前壁活动度减弱，无心包积液；肺动脉压正常。

⑥患者既往有高血压病（平时控制在 140/90 mmHg 左右）8 年，糖尿病（血糖控制在 8 mmol/L）8 年，发现肾功损害半年以上，无冠心病史。

⑦神志清，精神差，痛苦面容，双瞳孔等大等圆，直径约 4 mm，对光反射及调节反射灵敏；颈软，颈静脉怒张；双肺呼吸音粗，闻及弥漫性湿啰音，心率 110 次/分，律齐，未闻及杂音；腹软，略胀气，肠鸣音 3～4 次/分，四肢活动灵活，双侧病理征未引出。

⑧心电图（9 点 45 分）：$V_1 \sim V_6$ 导联 ST-T 段弓背向上型抬高。心电图（10 点 30 分刚入 ICU）：$V_1 \sim V_6$ 导联抬高的 ST 段回落至基线，T 波低平；心肌肌钙蛋白 2.25 ng/mL，肌酸激酶同工酶 35 U/L，脑钠肽 1100 pg/mL，血尿素氮 8.2 mmol/L，肌酐 280 μmol/L，血糖 10.2 mmol/L，D-二聚体大致正常，心脏彩超示左室前壁活动度明显下降，无心包积液，左室射血分数 38%，肺动脉压正常。

⑨冠脉造影：LAD 近端完全闭塞。

2）证据评价：据①②④诊断本病并不困难；若症状不典型，可再考虑心脏彩超或主动脉 CTA 以排除诊断；⑨冠脉造影为诊断本病的"金标准"。

3）临床决策：

①典型临床表现、特征性心电图改变及实验室检查示心肌酶升高，按 AMI 处理。

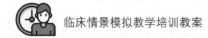

②若证据不足或表现不典型,则行心脏彩超、主动脉 CTA 等辅助检查以排除诊断,病情允许时可考虑冠脉造影。

七、知识要点

1.PCI 适应证及注意事项:

(1)直接 PCI:适应证:①ST 段抬高和新出现左束支传导阻滞(影响 ST 段的分析)的 MI;②ST 段抬高性 MI 并发心源性休克;③适合再灌注治疗而有溶栓治疗禁忌证者;④非 ST 段抬高性 MI,但梗死相关动脉严重狭窄,血流不超过 TIMI Ⅱ级。

注意事项:①发病 12 小时以上不宜施行 PCI;②不宜对梗死相关的动脉施行 PCI;③有经验者手术,有心源性休克者先行主动脉内球囊反搏术,待血压稳定后再手术。

(2)补救 PCI:溶栓治疗后仍有明显胸痛,抬高的 ST 段无明显降低者,应尽快造影,若显示 TIMI 0～Ⅱ级血流,说明相关动脉未再通,应立即施行补救 PCI。

(3)溶栓治疗 7～10 天后,冠脉造影如果残留狭窄病变且适宜 PCI,可行 PCI 治疗。

2.溶栓适应证及禁忌证:

(1)适应证:①2 个或 2 个以上相邻导联 ST 段抬高(胸导不低于 0.2 mV,肢导不低于 0.1 mV),或病史提示 AMI 伴左束支传导阻滞,起病短于 12 小时,年龄小于 75 岁;②ST 段显著抬高的 MI 患者年龄超过 75 岁,权衡利弊可考虑溶栓;③ST 段抬高性 MI,发病时间已达 12～24 小时,但仍有进行性缺血性胸痛,广泛 ST 段抬高者也可考虑。

(2)禁忌证:①既往发生过出血性脑卒中,1 年内发生过缺血性脑卒中或脑血管事件;②颅内肿瘤;③近期(2～4 周)有活动性内脏出血;④未排除主动脉夹层;⑤入院时有严重且未控制的高血压(超过 180/110 mmHg)或慢性严重高血压病史;⑥目前正在使用治疗剂量的抗凝药或已知有出血倾向;⑦有近期(2～4 周)创伤史,包括头部外伤、创伤性心肺复苏或较长时间(超过 10 分钟)的心肺复苏;⑧近期(小于 3 周)接受过外科大手术;⑨近期曾有在不能压迫部位的大血管行穿刺术。

八、客观结构化考核

考核项目	评分标准	分值	得分
素质要求 （8分）	仪表大方、举止端庄、态度和蔼	4	
	服装、鞋帽整洁	4	
病史采集 （15分）	有无冠心病史	5	
	有无慢性肾功能损害病史	5	
	有无糖尿病、高血压病史	5	
体格检查 （30分）	胸廓无起伏	6	
	心音消失	6	
	血压测不到	6	
	大动脉搏动消失	6	
	意识丧失	6	
辅助检查 （12分）	心肌酶	3	
	心电图	3	
	心脏彩超	3	
	主动脉CTA	3	
诊治处理 （35分）	见情景模拟	35	
总分		100	

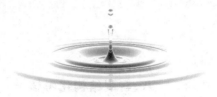

感染性休克情景模拟教学培训教案

一、教学目的

(1)熟悉休克的血流动力学分类。
(2)掌握感染性休克的早期诊断、早期治疗。

二、教学对象

(1)低年资医护人员、临床实习/见习生和进修生。
(2)能力尚未达到岗位要求或具有自主学习意愿的医护人员。

三、教学内容

(1)病种名称:感染性休克。
(2)重点:掌握感染性休克的集束化治疗方案。
(3)难点:休克病因的分析,休克的早期目标导向治疗(EGDT)。

四、教学方法

(1)情景模拟教学和标准化患者。
(2)应用工具:思维导图和循证实践。

五、教学过程

(1)教学安排:情景模拟环节一般不少于 20 分钟,病例讨论及点评环节不少于 20 分钟。
(2)教学步骤:

课前准备 ＞ 案例介绍 ＞ 情景模拟 ＞ 点评反馈 ＞ 知识要点

六、教学案例

1.一般资料：

姓名：赵××	性别：男
年龄：67 岁	职业：农民
体重：62 kg	过敏史：无
主诉：腹痛 3 天，伴口渴、意识模糊 4 小时	
现病史：患者 3 天前骑自行车摔伤，腹部被车把撞伤，自觉腹痛进行性加重，4 小时前患者出现明显口渴，表情淡漠，意识模糊，入急诊科测血压 85/50 mmHg。患者脉搏细速，尿量明显减少，考虑低血压休克，收重症医学科进一步治疗	
既往史：患者既往有高血压病史 10 年，应用缬沙坦口服控制收缩压在 140～150 mmHg	

2.情景模拟

【情景一】考察重症医学科接收患者程序，考察病史采集能力

医师甲：接急诊会诊通知，有一休克患者确定转入 ICU，通知科室接受患者。

（患者由平车推入，大喊口渴，躁动不安，查体不配合）

护士甲迅速予以吸氧，接心电监护，接脉搏氧饱和度监护，接无创血压监测袖带，并与转出科室护士乙交接：液体、各种管路、入科前治疗情况、皮肤压痕、填写转科交接记录单。

医师甲快速查看患者（烦渴，毛细血管充盈时间 4 秒，四肢湿冷，脉搏细速，腹部压痛、反跳痛），抽血行血气分析，化验室送血急查，安排床旁 X 线及床旁超声检查，24 小时内完成 APACHEⅡ评分。

患者儿子甲（试图闯入 ICU，大喊）：医生，快救救我爸爸，他这是怎么了？尽说胡话！

医师甲：（进一步询问病史）这是你爸爸？能简单告诉我怎么出现这种情况的吗？

患者儿子甲：我爸爸 3 天前骑自行车时摔倒，被自行车把顶在肚子上了，当时有点肚子疼，父亲能忍住，觉得休息一下就会好。可这几天肚子疼不但没减轻，还越来越口渴，这不，4 小时前尽说胡话，也不理我们，也不知道怎么了！

医师甲：这几天吃饭怎么样？大小便什么情况？

患者儿子甲：这 3 天只喝稀饭，喝了后肚子疼得更厉害，吃饭越来越少，没大便，小便也很少。

医师甲：（经过详细查体，腹腔穿刺液考虑肠内容物，诊断指向腹内空腔脏器破裂）你爸爸现在休克了，肠破裂的可能性较大，我们先尽快纠正休克，行锁骨下

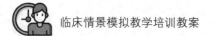

静脉置管输液及检测,需要你的签字配合,并尽快完善血常规、凝血指标、生化及彩超和 X 线检查。

【情景二】考察病例分析能力,考察多学科协同能力

患者测量中心静脉压(CVP)为 4 cmH$_2$O,平均动脉压(MAP)为 49 mmHg;血气分析提示动脉血乳酸 85 mmol/L,X 线示膈下游离气体,进一步复查 CT 腹腔可见游离气体,腹腔积液,横结肠脾区肠壁增厚,肠间隙积液;心脏彩超示射血分数 60%,肺动脉压力 19 mmHg。

补液后 CVP 升至 12 cmH$_2$O,MAP 升至 60 mmHg,乳酸下降不明显,加用血管活性药物维持血压,考虑肠破裂导致腹膜炎,感染性休克。

医师甲:现在我们来说说你爸爸的病情,我们考虑为外伤导致肠破裂,引发腹腔感染、休克。现在经过补液,应用升压药物,血压基本正常,要想彻底治好,还需要手术探查腹腔,找出病因,控制感染,有针对性地治疗。

患者儿子甲:行! 我们听您的,我爸爸现在好多了,谢谢您,拜托您了!

(联系普外科,普外科医生到场)

普外科手术医生(听取医师甲汇报,详细了解病情经过):你好,我是普外科医生。你爸爸的病情经过我们会诊讨论,考虑结肠破裂,现在生命体征逐渐稳定,需要马上手术治疗,因为患者年龄大,发病 3 天,感染重,手术有一定风险,我们需要详细交代手术过程以及手术的替代方案……

医师甲(补充):由于患者全身感染重,手术需要全麻,术后可能有脱机困难、并发急性呼吸窘迫综合征、多器官功能障碍综合征的风险,甚至有可能出现心脏骤停,有必要详细向您交代一下。

患者儿子甲:我们明白了,感谢你们和我说得这么详细,做手术哪能没有风险,我们不能眼看着他受罪,手术我们做。

(完善术前准备后,患者推进手术室手术)

【情景三】考察医患沟通能力

(患者手术后返回重症医学科,腹部结肠造瘘,但由于营养状况差,自主咳痰无力,暂未拔除气管插管,血压仍需要去甲肾上腺素维持,需要继续加强监护)

患者儿子乙:医生,我爸爸手术完了怎么还住 ICU 啊? 手术了不就好了吗?

医师甲:你是患者的小儿子吧? 听你哥说你在外地,刚回来吧? 你爸爸的病情比较急,你哥哥可能了解比较多,我再和你详细说一下。

患者儿子乙:是的,我坐飞机赶回来的,我没想到爸爸的病这么厉害!

医师甲:我理解你的心情,出现这种情况我们也考虑到了,手术只是解决原

发病的一种手段,并不是手术了就没事了,还需要我们加强监护与精心护理。

患者儿子乙:我明白。

医师甲:你爸爸这几天吃饭不好,他年龄大,体质差,感染发热消耗又很大,疾病恢复有个过程。比如感冒,我们就是用了药也至少需要1周才能见好。我看你爸爸术后生命体征很好,希望我们共同努力,及早转科!

患者儿子:这么说我明白了,是我太心急了,谢谢医生。

(患者1天后拔出气管插管,停用升压药物,3天后转入普外科)

3.鉴别诊断

(1)思维导图:

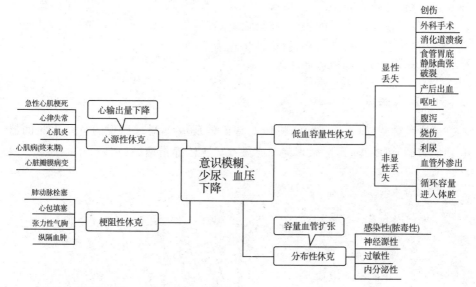

(2)5A循证实践:

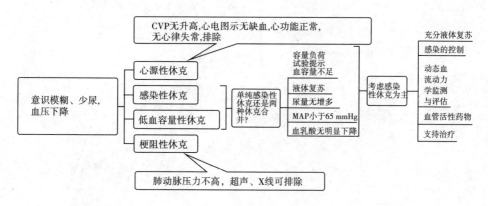

1)收集证据:患者体温 38 ℃,脉搏 125 次/分,血压 70/38 mmHg。全身皮肤花斑,毛细血管充盈时间 4 s,血常规示白细胞 $21×10^9/L$,中性粒细胞 95%。血气分析示 pH 值 7.15,二氧化碳分压 31 mmHg,氧分压 65 mmHg,碱剩余-10 mmol/L,动脉血乳酸 85 mmol/L。心电图示窦性心动过速,心脏彩超示射血分数 60%,肺动脉压力 19 mmHg。

腹部彩超示腹部气体较多,腹腔积液中量,可见絮状回声。CT 示胸部未见异常,腹腔可见游离气体,腹腔积液,横结肠脾区肠壁增厚,肠间隙积液。无创心排示前负荷降低,心功能正常,后负荷降低。

2)证据评价:患者心功能正常,CVP 不高,心电图示无缺血,可排除心源性休克;超声肺动脉压力不高,心电图无特异性改变,胸部 CT 无异常,排除梗阻性休克;患者存在灌注不足的表现,感染血象,容量负荷试验存在容量不足,乳酸增高,考虑存在低血容量性休克,感染性休克为主要原因。

3)临床决策:明确感染性休克。

七、知识要点

感染性休克(Sepsis-3.0)为机体对感染的反应失调时出现的危及生命的器官功能障碍,可参见《国际脓毒症与感染性休克治疗指南(2016)》。

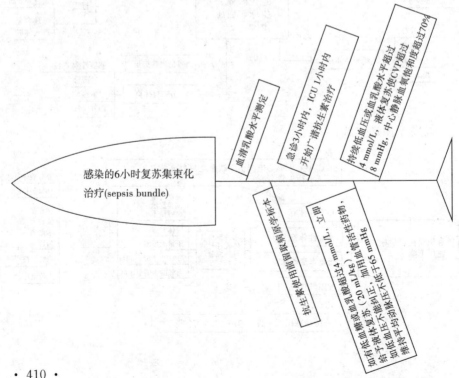

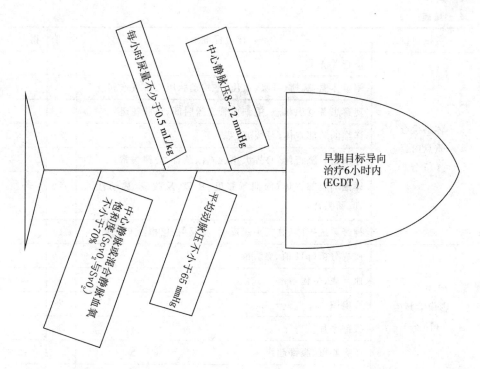

八、客观结构化考核

考核项目	评分标准	分值	得分
仪容仪表 （5分）	态度端正、服装整洁	5	
病史采集 重点内容 （15分）	既往病史	2	
	主要症状的特点及持续时间	2	
	病因与诱因（外伤后出现腹痛）	2	
	病情的发展与演变	2	
	伴随症状	2	
	诊治经过，包括过程、疗效，有无检查及结果	2	
	一般情况：精神状态、饮食、睡眠、大小便	2	
	个人史、婚育史、家族史	1	

续表

考核项目	评分标准		分值	得分
体格检查 重点内容 (15分)	检查者洗手		1	
	测量体温、脉搏、呼吸、血压(平均动脉压)、血氧饱和度		3	
	观察患者意识状态、毛细血管充盈时间、皮肤花斑		3	
	详细的肺部查体(呼吸音、啰音)		2	
	详细的心脏查体(心界大小、心音、杂音、心律失常)		2	
	详细的腹部查体(腹肌紧张度、压痛、反跳痛、移动性浊音、肠鸣音)		3	
	神经系统查体(肱二头肌反射、膝反射、巴彬斯基征)		1	
影像学判读 (15分)	血气分析(pH值、血乳酸)		3	
	血常规、生化		3	
	心电图		2	
	腹部平片		3	
	床旁心脏、腹部超声		2	
	无创心输出量测定		2	
基本操作 (15分)	腹部穿刺		10	
	容量负荷试验		5	
休克相关考察 (10分)	休克血流动力学分类	低血容量性休克:失血性休克	2.5	
		心源性休克:急性心肌梗死	2.5	
		梗阻性休克:肺动脉栓塞,心包压塞	2.5	
		分布性休克:感染性休克	2.5	
	早期目标导向治疗6小时内(EGDT)	中心静脉压8~12 mmHg	2.5	
		平均动脉压不低于65 mmHg	2.5	
		每小时尿量不低于0.5 mL/kg	2.5	
		中心静脉或混合静脉血氧饱和度不低于70%	2.5	

续表

考核项目	评分标准	分值	得分
病案分析 (15 分)	诊断	5	
	治疗原则	5	
	与患者及其家属的沟通能力	5	
提问 (10 分)	培训者根据本病案进行综合性提问： (1)休克的血流动力学分类是什么？ (2)休克液体复苏的目标是什么？	10	
总分		100	

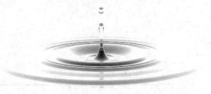

脑干出血情景模拟教学培训教案

一、教学目标

(1)提高脑干出血的诊断率。

(2)掌握心肺复苏2016年版最新技术。

二、教学对象

(1)低年资医护人员、临床实习/见习生和进修生。

(2)能力尚未达到岗位要求或具有自主学习意愿的医护人员。

三、教学内容

(1)病种:脑干出血。

(2)重点:提高对脑干出血这一疾病的认知度。

(3)难点:掌握脑干出血的鉴别诊断,减少误诊率、漏诊率。

四、教学方法

(1)情景模拟教学和标准化患者。

(2)应用工具:思维导图和循证实践。

五、教学过程

(1)教学安排:情景模拟环节一般不少于20分钟,病例讨论及点评环节不少于20分钟。

(2)教学步骤:

课前准备 〉 案例介绍 〉 情景模拟 〉 点评反馈 〉 知识要点

六、教学案例

1.一般资料

姓名:王×	年龄:37 岁	体重:12 kg
职业:公务员	主诉:突发意识丧失、抽搐半小时	

现病史:患者王×,男,37 岁,活动中突然倒地,呼之不应,伴抽搐,同事急送我院就诊,送医院途中出现恶心、呕吐,呕吐物为胃内容物。到我院时患者出现呼吸暂停。接脉搏血氧饱和度检测氧分压 85%。急诊科给予经口气管插管、球囊辅助呼吸等对症支持治疗,联系重症医学科会诊,行颅脑及双肺 CT 检查示脑干出血,考虑患者病情重,遂收入重症医学科

既往史:患者平素体健,否认高血压、糖尿病、冠心病史,否认结核、肝炎等传染病史,无重大外伤及手术、输血史,否认食物、药物过敏史

2.情景模拟

(1)物品包括转运担架车、氧气包、输液瓶及输器、吸氧瓶、病床、监护仪、面罩、针管、气管插管箱、抢救车、除颤仪。

(2)人物包括重症医学科医生、护士、脑外科医生、患者家属及在场同事。

接到急诊科会诊电话,有一突发昏迷患者,伴抽搐及呼吸暂停,已行气管插管,急会诊。重症医学科立即派医师前往急诊室会诊。

医师:患者什么时候意识丧失的?

家属:半小时前工作中突然倒地、四肢抽动。

医师:当时有没有恶心、呕吐?

家属:当时没有,来院途中恶心、呕吐一次。

医师:患者以前有没有类似发作情况? 以前有什么病?

家属:以前身体很健康,平时没怎么查体,血压也没怎么测过,平时也不吃药。

医师:患者做过什么检查?

急诊科医师:心电图示窦性心动过速,血气分析示二氧化碳分压 25 mmHg,氧分压 58 mmHg,pH 值 7.45。查体见双肺底闻及湿啰音,余未见明显异常,刺痛肢体呈强直状态,肌张力高,病理征阳性。

医师:根据患者目前的查体情况及辅助检查,考虑患者急性脑血管病的可能性大,下一步去 CT 室行颅脑 CT 检查。我们在带心电监护及球囊辅助呼吸的情况下去做检查,医生、护士陪同检查,检查过程仍有一定风险,希望家属配合。

家属:好的,准备好去做检查吧。

医师(5分钟后):检查结果出来了,是脑干出血。患者病情危重,联系重症医学科,同时联系脑外科医师急会诊。

患者收住重症医学科后,接呼吸机辅助呼吸,按照脑外科会诊意见,应用甘露醇脱水降低颅内压,密切观察瞳孔变化及呼吸、心率、体温等生命体征变化。在后期治疗中,患者突然出现呼吸心跳停止,重症医学科医生、护士立即开始心肺复苏,成功后静滴甘露醇250 mL,立即复查颅脑 CT 示脑干出血较前明显增多,脑室系统梗阻,急性脑积水,再急请脑外科会诊,行侧脑室外引流术及脑室钻孔引流术,术后患者呼吸逐渐恢复,生命体征逐渐稳定,但仍处于昏迷状态。

3.鉴别诊断

(1)思维导图:

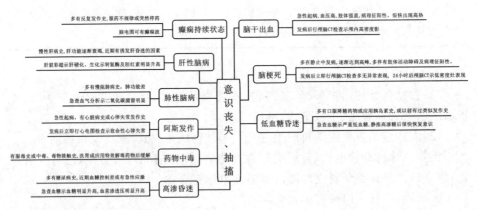

(2)循证实践(5A 循证):

1)收集证据:

①查体:患者处于昏迷状态,双侧瞳孔等大等圆,直径约 1 mm,对光反应无;口唇轻度发绀,听诊双肺呼吸音粗,双肺底闻及湿性啰音;心率 120 次/分,律齐,未闻及杂音,心音有力;四肢肌力查不清,肌张力高,刺痛肢体强直,双侧病理征阳性。

②进一步辅助检查:心电图示窦性心动过速。血气分析示二氧化碳分压25 mmHg,氧分压 58 mmHg,pH 值 7.45,血糖 6.2 mmol/L。血生化及血常规、凝血指标、颅脑及双肺 CT 检查排除脑梗死或蛛网膜下腔出血,明确肺部情况。

2)证据评价:通过问诊,了解患者一般健康状况,有无类似发作史,基本排除癫痫持续状态、低血糖及高渗昏迷、药物中毒等可能。根据查体有无腹水、肝掌、蜘蛛痣等表现,有无桶状胸等慢性肺病症状,基本排除肝性脑病及肺性脑病的可能。通过实验室检查及心电图、颅脑 CT 等辅助检查进一步明确诊断。

3)临床决策:诊断为脑干出血。

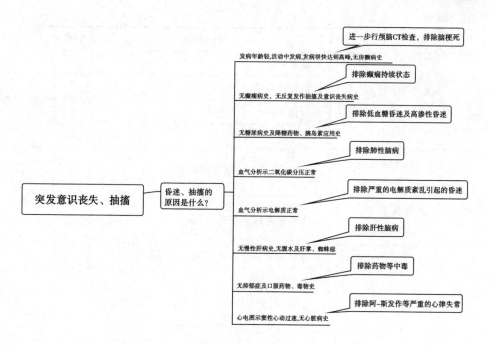

七、知识要点

相关知识要点见《神经外科学》教材。

八、客观结构化考核

考核项目	评分标准	分值	得分
仪表 （2分）	仪表端庄,服装整洁,态度严肃	2	
准备 （2分）	戴手套,准备纱布、弯盘、手电筒、胸外按压板	2	
评估环境 （2分）	观察周围环境,确定安全	2	

续表

考核项目	评分标准		分值	得分
判断意识及呼吸 （8分）	拍患者双肩		2	
	分别对双耳呼叫,呼叫声响亮有效		2	
	判断自主呼吸动作规范		2	
	判断时间5～10 s		2	
启动基础生命支持 （2分）	准备除颤监护仪、简易呼吸器和面罩		2	
摆放体位 （2分）	医生与患者体位正确		2	
胸外心脏按压 （59分）	检查颈动脉搏动方法正确		2	
	判断时间5～10 s		2	
	扣手,两肘关节伸直		4	
	以上半身重量垂直下压,压力均匀		4	
	有效按压（仅绿灯亮 为有效,每次0.3分）	第一周期	9	
		第二周期	9	
		第三周期	9	
		第四周期	9	
		第五周期	9	
	观察患者面色		2	
开放气道 （5分）	观察口腔有无异物		2	
	开放气道方法正确		3	
人工呼吸 （7分）	进行有效的人工呼 吸（仅绿灯亮为有 效,每次0.5分）	第一周期	1	
		第二周期	1	
		第三周期	1	
		第四周期	1	
		第五周期	1	
	观察患者胸廓起伏情况		2	

续表

考核项目	评分标准	分值	得分
复检 (6分)	判断大动脉搏动是否恢复	2	
	判断呼吸是否恢复	2	
	判断时间 5～10 s	2	
提问 (5分)	(1)心脏骤停的四大指征？ (2)胸外心脏按压的并发症？ (3)心脏骤停的心电图表现？	5	
总分		100	

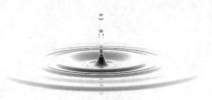

急性呼吸窘迫综合征情景模拟教学培训教案

一、教学目标

(1)提高急性呼吸窘迫综合征(ARDS)的诊断率。
(2)掌握气管插管操作技术。

二、教学对象

(1)低年资医护人员、临床实习/见习生和进修生。
(2)能力尚未达到岗位要求或者具有自主学习意愿的医护人员。

三、教学内容

(1)病种名称:急性呼吸窘迫综合征。
(2)重点:提高对 ARDS 疾病的认知度。
(3)难点:掌握 ARDS 的鉴别诊断,减少误诊率、漏诊率。

四、教学方法

(1)情景模拟教学和标准化患者。
(2)应用工具:思维导图和循证实践。

五、教学过程

(1)教学安排:情景模拟环节一般不少于 20 分钟,病例讨论及点评环节不少于 20 分钟。
(2)教学步骤:

课前准备 > 案例介绍 > 情景模拟 > 点评反馈 > 知识要点

六、教学案例

1.一般资料

姓名:刘×	年龄:35 岁	性别:男
职业:工人	体重:75 kg	婚姻状况:已婚

主诉:患者头胸腹部等处外伤 5 天,突发气促、呼吸困难 1 小时

现病史:患者于 5 天前下班途中被车撞伤,伤及头、胸、腹等部位,头部流血不止,多处疼痛,意识尚清,无恶心呕吐,无四肢抽搐,急拨 120 入当地卫生院,头胸腹部 CT 示蛛网膜下腔出血(SAH)、双肺挫伤。予清创缝合后收住院,行常规抗感染、营养神经、脱水降颅压等对症治疗,1 小时前病情加重,突发气促、呼吸困难,病情重,为求进一步治疗转入我院。入院后接心电监护示血氧饱和度为 65%,为行呼吸支持治疗,急诊以"ARDS,SAH"收入重症医学科

既往史:既往体健

2.情景模拟

重症医学科医师甲及患者妻子推平车,将患者送入重症医学科(途中患者神志清,喘憋貌,烦躁不安)。到达重症医学科病房后,护士甲给予患者鼻导管吸氧,护士乙连接多参数监护仪,完成对血氧饱和度、血压、心率、呼吸频率的基础检查。同时,重症医学科医师甲给予查体及抽血血气分析,重症医学科医师乙下医嘱。患者体征:头部辅料包扎,未见明显渗出,双侧瞳孔等大等圆,对光反射灵敏,听诊双肺呼吸音粗,肺部可闻及湿啰音,四肢活动可,无明显水肿,时间为 10 点整。

(1)医嘱:持续面罩吸氧,持续行血氧、血压、呼吸、心率监测,适度镇静镇痛(右美托咪定＋瑞芬太尼),完善检查:血气分析、血常规、凝血功能、血生化。

(2)物品:转运担架车、氧气包、输液瓶及输液器、吸氧装置、监护仪、面罩、药物(右美托咪定及瑞芬太尼)。

(3)人物:重症医学科医师甲、乙,重症医学科护士甲、乙,患者妻子及患者。

【情景一】患者急救

ICU 病房门口(1 分钟) 重症医学科医师甲及患者妻子推平车,将患者送入重症医学科,患者意识欠清,喘憋貌	患者:大夫,快救救我,我现在憋气很明显,快想办法救救我。 医师甲:放心吧,到了医院我们会尽全力的。 患者妻子:麻烦你们,一定要治好他的病。
到达病床边(2~3 分钟) 护士甲、乙,医师甲、乙,患者妻子一起将患者抬到 ICU 科病床上。患者妻子走出病房。护士甲给予患者面罩吸氧,护士乙连接多参数监护仪,完成对血氧饱和度、血压、心率、呼吸频率的基础检查	医师甲:您好,我们科是无家属陪护病房,等会儿您的妻子就出去了,您的亲属不在这里陪您,有我们照料您,您有什么吩咐就告诉我们,我们一定会令您满意的。 患者:只要能把我治好,怎么都行。 医师甲:放心吧,只要配合我们治疗就行。
医师甲向医师乙交代事项后进行查体(2 分钟)	医师甲:(对医师乙)这位患者考虑 ARDS,先给他面罩吸氧,适当镇静镇痛,行血气分析、血常规、凝血功能、血生化检查。另查床旁心脏及双下肢血管彩超。你先下医嘱,让护士抽血,我再详细查体,防止漏诊。
护士甲抽血,护士乙给予患者输液,患者吸氧后血氧饱和度升至 70%,仍喘憋明显。护士甲给予患者面罩高流量吸氧(2 分钟)。面罩吸氧后患者仍未见明显好转。 患者参数:脉搏 134 次/分 血压 150/95 mmHg 血氧饱和度 70%	患者:大夫啊,我还憋得厉害。 医师甲:别急,等会儿就好了。 医师甲:××(护士甲),给患者改为高流量吸氧。 护士甲:好的。(对患者)现在觉着憋得轻了吗? 患者:大夫,还是不行,憋得很厉害。
检查结果: 血常规及凝血基本正常,心电图示大致正常心电图,血气分析二氧化碳分压 90 mmHg,氧分压 45 mmHg,pH 值 7.19,下肢静脉彩超示无深静脉血栓形成,心脏彩超示各心腔大小基本正常,肺动脉压力不高	结合结果,考虑患者诊断为 ARDS 的可能
经过对症处理,患者血氧未见明显好转,医师甲及医师乙相互商议后准备行气管插管,呼吸机辅助呼吸。医师甲向家属交代病情,医师乙做好气管插管准备(3 分钟)	医师甲:这位患者是 ARDS 的可能性很大,经过处理,病情仍比较重,我建议行气管插管、呼吸机辅助呼吸。你觉着呢? 医师乙:很有必要。 医师乙:(对医师甲)你去向患者及患者妻子交代病情,我去准备。 医师甲:您现在感觉怎么样了? 患者:还是比较憋得慌。 医师甲:您现在病情比较重,我们建议您气管插管、呼吸机辅助呼吸,您愿意吗? 患者:我还是那句话,只要不憋了,干什么都行。 医师甲:那您签个字。 患者:好的。 医师甲快速和患者妻子沟通并获同意

【情景二】气管插管

患者仍喘憋明显,心电监护示血氧饱和度为70%左右,血气分析是低氧血症,经检查,决定给予气管插管。 气管插管要点: 操作者站床头,患者取仰卧位,肩部垫一小枕(抬高约 10 cm),头后仰,使口、咽、喉在一直线上,检查口腔有无异物。准备喉镜、导管、牙垫,试气囊是否漏气,插入导管芯并塑形,检查喉镜灯光,用石蜡油纱布润滑导管及镜片前端,备好牙垫。暴露声门:右手拇、食、中三指分开患者上、下唇,左手持喉镜沿口角右侧置入口腔,用镜片侧翼将舌体左推,使喉镜片移至正中位,然后左臂用力上提暴露咽腔(不能以牙做支点上撬,以免损伤牙齿),看到咽腔后镜片继续向前,可见如小舌样会厌。用镜片前端挑起会厌,暴露声门,右手持气管导管借助喉镜插入气管(气管导管选择合适),在气管导管的气囊过声门后,将导管芯拔出,继续插至所需深度(成年女性插管深度距门齿约 22 cm,成年男性约 24 cm)。用呼吸机连接气管插管,听诊双肺,确定导管在气管内,放入牙垫(牙垫大小合适,不压口唇)、退出喉镜。用注射器向气囊内注气 6~8 mL,密闭气道,固定导管及牙垫	患者:护士,我憋得厉害。 护士:我们马上给您气管插管,用上呼吸机后,您的症状就改善了。 医师甲准备好后,快速来到患者床头,准备气管插管,护士协助给患者摆好体位;医师甲嘱护士甲依托咪酯 10 mg 静推,予以镇静治疗 医师甲开始插管。气管插管结束后,用呼吸机连接气管插管,听诊双肺,确定导管在气管内,固定导管及牙垫。医师乙嘱护士甲加大右美托咪定组镇静剂量

【情景三】医患沟通

气管插管结束后,医师甲向患者妻子交代病情	医师甲:您好,我是您丈夫的主管医生,通过我们的检查,他这次的疾病考虑是因为以前的多发导致的急性呼吸窘迫综合征。 患者妻子:大夫,他的病严重吗? 医师甲:当然严重,多亏你们治疗及时。我们现在已经给他气管插管和用上呼吸机了,下面就是通过我们的治疗,改善肺部及全身的症状。 患者妻子:谢谢你们,我们家属一定配合你们治疗。

续表

治疗 10 天后患者症状明显改善,血气分析基本正常,现处于试脱机状态。医师向患者交代病情	医师甲:您好,您肺部的情况已经基本好转了,现在呼吸机参数不高,我们决定给予试脱机,您自己好好喘气。 患者:好的(点头)。
治疗 12 天后,患者试脱机成功,自主呼吸较稳定,一般情况可,血气分析正常,给予拔出气管插管	医师甲:您现在自主呼吸比较平稳,检查结果也基本正常,我们今天给您把气管插管拔出来,这个过程可能有点难受,请您配合。 患者点头同意,医师甲开始拔管。 医师甲嘱护士甲吸痰,并拔出气管插管。 医师甲:我现在给您把气管插管拔出来了,您自己好好喘气,有不舒服的地方赶快跟我们说。 患者:好的,谢谢你们。 医师甲:我们再观察一天,如果一般情况好的话,您明天就可以转到普通病房了。 患者:谢谢你们,救了我一命。 医师甲:不用谢,这是我们应该做的。
治疗 13 天后,患者自主呼吸稳定,持续鼻导管吸氧,血氧饱和度维持在 97% 左右,其余生命体征比较稳定,遂转入脑外科继续治疗	医师甲:您丈夫自从拔管后,生命体征比较稳定,现在我们准备转到普通病房,来征询下你们的意见。 患者妻子:谢谢你们,我们听你们的。

患者于当天下午转入脑外科继续治疗

3.鉴别诊断

（1）思维导图：

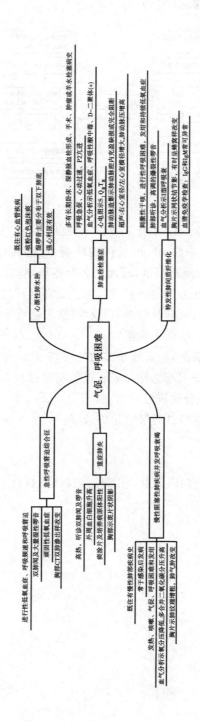

（2）循证实践（5A 循证）：

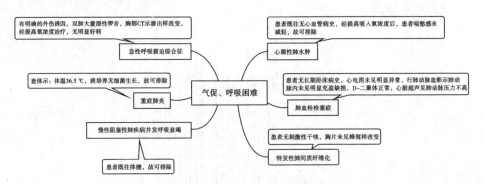

1）收集证据：

①查体：脉搏 125 次/分，呼吸 35 次/分，血压 145/75 mmHg，神志清，喘憋貌，烦躁不安，右颞部见一约 10 cm 长的皮肤裂口，已缝合，双瞳孔等大等圆，直径约 3 mm/3 mm，对光反射灵敏，面部见多处擦伤，听诊双肺呼吸音粗，闻及大量湿啰音，左胸部见皮肤擦伤，肠鸣音可，四肢无异常，双侧病理征阴性。

②进一步辅助检查：颅脑及胸部 CT 示颅脑未见明显异常，双肺大量渗出性改变，双侧胸腔积液。心电图大致正常。

2）证据评价：结合病史，患者既往肺功能可，5 天前因明确的车祸致肺挫伤，突发呼吸困难，符合创伤引起急性呼吸窘迫的病理过程。进一步检查，完善床旁胸片或双肺 CT，可见双肺弥漫性渗出。

3）临床决策：诊断为急性呼吸窘迫综合征。

七、知识要点

关于 ARDS 的相关知识要点，可参见《内科学》教材。

八、客观结构化考核

考核项目		评分标准	分值	得分
问诊部分 （44分）	问诊内容 （28分）	医师的自我介绍及患者身份情况问诊	2	
		主诉	2	
		起病情况与患病时间	2	
		主要症状的特点	2	
		病因与诱因	2	
		病情的发展与演变	2	
		伴随症状	2	
		诊治经过，包括治疗过程、疗效，有无检查及结果	2	
		一般情况：意识、大小便	2	
		询问既往病史，有无毒物、药物接触史	2	
		询问个人史及婚育史	2	
		询问家族史	2	
		病史采集可信度	2	
		与患者讨论一下可能的诊断、诊疗计划及预后	2	
	问诊技巧 （16分）	衣冠整洁、得体	2	
		按问诊顺序系统提问，无重复性、诱导性、诘难性提问	2	
		不用医学术语提问，如果使用术语，应向患者解释	2	
		询问时注意聆听，不轻易打断患者谈话；引证核实患者提供的信息	2	
		态度友好，给予患者肯定或鼓励；尊重患者，获得患者的信任；有同情心，使患者感到温暖	4	
		问诊应用结束语	2	
		问诊不超过10分钟	2	

续表

考核项目		评分标准	分值	得分
查体部分（32分）	查体内容（22分）	检查者洗手	2	
		测量体温、脉搏、呼吸、血压	6	
		观察患者的一般情况	4	
		与病案相关的专科检查	10	
	查体技巧（10分）	根据假设的诊断，进行有顺序的重点体格检查	2	
		按视、触、叩、听的顺序，认真仔细地检查患者腹部的情况	2	
		重点进行呼吸系统查体	2	
		检查动作熟练	2	
		检查中注意监测患者的生命体征	2	
医患沟通（4分）		对被考核者的医患沟通能力进行综合性评价	4	
病案分析部分（20分）		诊断	2	
		诊断依据	4	
		鉴别诊断	4	
		进一步检查，如心脏彩超、CT等	2	
		治疗原则	4	
		提问：根据本病案进行综合性提问	4	
总分			100	

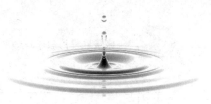

附录

气管插管技术操作评分标准(满分 100 分)

考核项目	评分标准	分值	得分	评分细则
准备 质量 (10 分)	(1)仪表端庄,衣帽整洁	2		一项不符合要求扣 1 分
	(2)规范洗手,戴口罩	2		一项不符合要求扣 1 分
	(3)用物备齐,放置有序 用物:①无菌盘内备:气管导管、导管芯、10 mL 注射器、喉镜(1 套)、石蜡油纱布(2 块)、无菌纱布(2 块)、牙垫(1 个);②另备:听诊器、手套、压舌板、呼吸气囊、备用气管导管、胶布、小枕、弯盘;③(口述)必要时备:氧气、吸痰器、无菌吸痰管(2 根)、咽喉喷雾器、利多卡因	6		少一样扣 0.5 分,物品摆放无序扣 1 分,不符合操作要求扣 2 分
操作 流程 质量 (80 分)	举手示意计时开始 (1)备用物至床边,操作者站床头	2		操作者位置不当扣 1 分
	(2)准备体位:患者仰卧,肩部垫一小枕(抬高约 10 cm),头后仰,使口、咽、喉在一直线上	5		一项不符合要求扣 1 分
	(3)检查口腔(口述取出异物及活动义齿、无舌后坠),准备胶布 2 条,挂听诊器	4		一项不符合要求扣 1 分
	(4)打开无菌盘,戴手套	7		一项不符合要求扣 3 分
	(5)准备喉镜、导管、牙垫,检查试气囊是否漏气,插入导管芯并塑型,检查喉镜灯光,用石蜡油纱布润滑导管及镜片前端,备好牙垫	8		一项不符合要求扣 2 分
	(6)暴露声门:右手拇、食、中三指分开上、下唇,左手持喉镜沿口角右侧置入口腔,用镜片侧翼将舌体左推,使喉镜片移至正中位,然后左臂用力上提暴露咽腔(不能以牙做支点上撬,以免损伤牙齿)	15		插管一次不成功扣 5 分,插入喉镜动作重扣 3 分,未上提喉镜暴露声门扣 3 分
	(7)看到咽腔后镜片继续向前,可见如小舌样会厌,用镜片前端挑起会厌,暴露声门,右手持气管导管借助喉镜插入气管(气管导管选择合适)	15		一项不符合要求扣 3 分(手法错误者不通过)

续表

考核项目	评分标准	分值	得分	评分细则
操作流程质量（80分）	(8)在气管导管的气囊过声门后,将导管芯拔出,继续插至所需深度(成年女性插管深度距门齿约22 cm,成年男性约24 cm)	10		一项不符合要求扣3分(深度错误者不通过)
	(9)用简易呼吸器连接气管插管(由助手协助挤压气囊,8~10次/分),听诊双肺,确定导管在气管内,放入牙垫(牙垫大小合适,不压口唇),退出喉镜	6		一项不符合要求扣1分(牙垫在牙齿外、唇外扣1分)
	(10)用注射器向气囊内注气6~8 mL,密闭气道,固定导管及牙垫	5		一项不符合要求扣1分
	(11)口述拔管要点(清除口腔、咽腔及导管内分泌物;放气囊;边吸边引边拔管,清洁患者口唇)举手示意操作结束,停止计时	1		一项未口述扣1分
全程质量（10分）	(1)操作动作轻柔,避免造成损伤	2		手法重不得分
	(2)关心患者,体贴患者	3		做不到一次扣1分
	(3)反复插管时避免时间过长,中间要注意给患者供氧	2		一项不符合扣1分
	(4)操作熟练,沉着冷静,手法正确	2		一项不符合扣1分
	规定时间(2.5分钟)内完成,未完成者或插管结束后气管插管不在气管内者扣60分(包含在满分100分内)	60		
总分		100		

评价:

受训者及师生一起课后总结:

(1)该受训者处理是否得当,部分措施是否耽误时间。

(2)诊疗先后顺序是否科学。

(3)医师及护士是否做到了尊重患者的人格与权利。

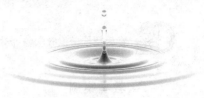

急性肾功能衰竭情景模拟教学培训教案

一、教学目标

（1）提高急性肾功能衰竭的诊治率。
（2）掌握股静脉置管及肾脏替代疗法。

二、教学对象

（1）低年资医护人员、临床实习/见习生和进修生。
（2）能力尚未达到岗位要求或具有自主学习意愿的医护人员。

三、教学内容

（1）病种：急性肾功能衰竭。
（2）重点：提高对急性肾功能衰竭肾脏替代疗法的认知。
（3）难点：掌握导致肾功能衰竭的常见病因及股静脉置管的方法。

四、教学方法

（1）情景模拟教学和标准化患者。
（2）应用工具：思维导图和循证实践。

五、教学过程

（1）教学安排：情景模拟环节一般不少于 20 分钟，病例讨论及点评环节不少于 20 分钟。
（2）教学步骤：

课前准备　＞　案例介绍　＞　情景模拟　＞　点评反馈　＞　知识要点

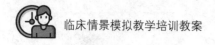

六、教学案例

1.一般资料:

姓名:张××	年龄:60 岁	性别:男
职业:农民	体重:72 kg	过敏史:无
主诉:全身水肿伴喘憋、恶心 3 天,加重 2 小时		
现病史:患者男性,60 岁,1 周前因皮疹自服中药治疗,3 天前开始出现全身水肿,以双下肢为著,伴喘憋,自觉尿量较前减少,于当地行输液治疗。2 小时前喘憋加重,急入院。急诊行胸部 CT 检查,收入重症医学科		
既往史:无高血压、糖尿病、心脏病史,有自服中药史,具体成分不详		

2.情景模拟

(1)物品转运担架车、氧气包、输液瓶及输液器、吸氧瓶、病床、监护仪、面罩、针管、气管插管箱、床旁血滤机、深静脉置管包、抢救车。

(2)人物:重症医学科医师甲、乙,急诊科医师,重症医学科护士甲、乙。

患者入重症医学科,予坐位、吸氧,并静推速尿利尿、西地兰强心,新康组泵入控制血压治疗,急查血生化示肾功能损害、高钾血症,应用钙剂对抗高钾的心脏毒性。利尿效果差,征得家属同意后,行右股静脉单针双腔置管术,并持续床旁血滤。

急诊科抢救室,急诊科医师收治一喘憋患者,请重症医学科急会诊,重症医学科医师甲到达现场	患者:我憋得难受,喘不动了。 急诊科医师:不要紧张,到医院了,不要说话,我先检查一下。 患者儿子:放心吧爸爸,医生一定会治好你的病的。 重症医学科医师甲:患者考虑急性肾功能衰竭,目前喘憋明显,建议住院,加强监护,可能需要床旁血滤和机械通气。 患者儿子:好,怎么好怎么治。

续表

到达重症医学科床边 护士甲、乙,医师甲、乙,患者儿子一起将患者抬到 ICU 科病床上。患者儿子走出病房。护士甲给予患者鼻导管吸氧,护士乙连接多参数监护仪,完成对血氧饱和度、血压、心率、呼吸频率的基础检查	医师甲:大叔,我们科是无家属陪护病房,等会您的儿子就出去了,由我们照料您,您有什么不舒服就告诉我们。 患者:只要不憋了,怎么都行。 医师甲:不要用力,减少活动,一会儿需要躺低点,我们做些治疗。 患者:好,我尽量。
医师甲向患者儿子交代病情,签署深静脉置管及床旁血滤知情同意书,向医师乙交代,查体后做心电图,准备置管	医师甲:(对医师乙)这位患者考虑急性肾功能衰竭、心衰,嘱坐位、吸氧,行利尿、强心治疗,行血气分析、血常规、凝血功能、生化检查,做心电图,准备置管、血滤。你先下医嘱,让护士抽血,静推速尿利尿,再详细查体,防止漏诊,我去签字,追问病史。
护士甲抽血,护士乙开通静脉通道,患者吸氧后血氧饱和度 87%,仍喘憋。护士甲更换面罩高流量吸氧,更换后患者血氧饱和度升至 90%	患者:大夫啊,怎么还憋得慌。 医师甲:大叔,放松,喘到底。 医师甲:(对护士甲)改面罩高流量吸氧。 护士甲:好的(去拿面罩),叔叔我给您戴上一个面罩,从面罩吸氧,您就会憋得轻了,好吗? 患者:好的。(等换上面罩后)大夫啊,憋得轻点了,感觉好多了。
化验结果:血气分析示二氧化碳分压为 25 mmHg,氧分压为 45 mmHg,pH 值为 7.26,血糖为 11.3 mmol/L,血肌酐为 786 μmol/L,血尿素氮为 32.6 mmo/L,脑钠肽为 468 pg/mL。CT 检查示双肺大量渗出,考虑肺水肿	
医师甲及医师乙准备行股静脉单针双腔管术,护士甲由仪器间推出床旁血滤机,护士乙准备滤器、管路、血滤置换液,并配置肝素盐水,准备冲管上机	医师甲:大叔,一会我们要从大腿这儿做个穿刺,需要躺下,做了治疗,就不会憋了,做的时候不能动,需要您配合一下。 患者:行,我尽量坚持。 医师甲:好,有什么不舒服,您可以直接和我说,千万不能自己动,好不好? 患者:行,只要不憋,怎么都行。
患者仰卧,右下肢伸直,略外展位,医师甲予右股静脉置管术,过程顺利。护士甲、乙同时安装管路、滤器,开始预冲洗	医师甲:大叔,管放好了,您挺配合的,现在我们预冲完机器,就可以开始做了。

续表

	医师甲:大叔,现在我们开始治疗,刚上机的时候,可能有轻微的不舒服,不要紧张,治疗以后喘憋会明显减轻,有什么不舒服,及时告诉我,好不好?
预冲洗完毕,医师甲调节治疗参数,护士甲、乙准备连接患者,上机治疗	患者:行,快开始吧,只要能不憋了就行,太难受了
	护士甲、乙连接股静脉导管,开始持续床旁血滤治疗

3.鉴别诊断

(1)思维导图:

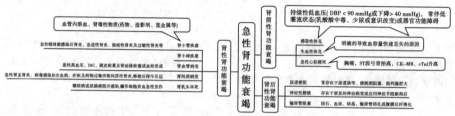

(2)5A循证实践:

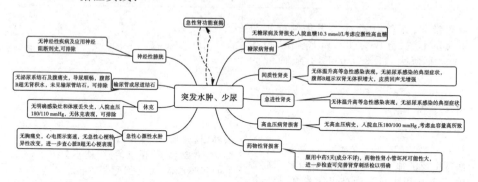

1)收集证据:

①查体:患者水肿、少尿,并突发喘憋,无高血压、糖尿病、心脏病史;呈端坐位,双肺满布湿啰音。血气分析示二氧化碳分压 25 mmHg,氧分压 45 mmHg,pH 值 7.26。血常规大致正常,尿潜血阴性。

②进一步辅助检查:心脏及胸部、泌尿系 B 超示左心舒张功能减退,心肌活动可,双侧胸腔少量积液,腹部未见明显异常。肾功能示血肌酐 523 μmol/L,血尿素氮 36.8 mmol/L。胸片考虑肺水肿。

2)证据评价:结合病史,通过问诊无高血压、糖尿病、心脏病史,排除相关肾损害。无明显体液丢失,入院血压偏高,未发现明显感染灶,肢体末梢循环好,排除休克;自服中药史,具体成分不详,服药后出现少尿及水肿;端坐位,双肺满布湿啰音。进一步检查见尿潜血阴性,泌尿系彩超示双肾、输尿管、膀胱未见明显异常,查体双肾区无叩痛,排除尿路梗阻及神经性尿潴留。

3)临床决策:诊断为急性肾功能衰竭并心衰发作。

七、知识要点

急性肾衰竭是临床上常见的一种疾病,它是由各种病因导致肾脏的排泄功能在短期内迅速降低,尿量减少,血尿素氮及血肌酐水平迅速升高,并出现水、电解质及酸碱平衡失调等急性尿毒症症状。

八、客观结构化考核

考核项目	评分标准	分值	得分
仪容仪表 (5分)	态度端正,着装整洁	5	
病史采集 重点内容 (20分)	病史(既往无高血压、糖尿病、尿路感染史)	3	
	主要症状的特点及持续时间	3	
	病因与诱因(服药史)	3	
	病情的发展与演变	3	
	伴随症状	2	
	诊治经过,包括过程、疗效,有无检查及结果	2	
	一般情况:精神状态、饮食、睡眠、大小便	2	
	个人史、婚育史、家族史	2	
体格检查 重点内容 (15分)	检查者洗手(六步洗手法)	3	
	测量体温、脉搏、呼吸、血压、血氧饱和度	2	
	详细的肺部查体(呼吸音、啰音)	2	
	详细的心脏查体(心界大小、心音、杂音、心律失常)	3	
	详细的腹部查体(腹肌紧张度、压痛、反跳痛、肠鸣音)	3	
	神经系统查体(肱二头肌反射、膝反射、巴彬斯基征)	2	

续表

考核项目	评分标准		分值	得分
辅助检查判读 （10分）	血常规（血红蛋白正常），脑钠肽升高		5	
	生化：血肌酐、血尿素氮异常升高		5	
临床技能操作 （25分）	股静脉单针双腔置管术	体位（仰卧，右下肢略屈曲外旋，暴露腹股沟，备皮）	5	
		定位（右侧股动脉搏动最强点内侧 0.5 cm）	5	
		麻醉（注药前回抽无回血或液体时方可注药）	5	
		穿刺（指向头端，回抽，成功后判别动静脉、扩皮、置入导丝）	5	
		置管深度 18 cm，封管，缝扎及敷贴固定	5	
病案分析 （15分）	诊断		5	
	治疗原则		5	
	与患者及其家属的沟通能力		5	
提问 （10分）	根据本病案进行综合性提问：急性肾衰的定义是什么？		10	
总分			100	

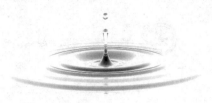

热射病情景模拟教学培训教案

一、教学目标

(1)提高热射病的诊断率。

(2)掌握热射病的早期治疗、鉴别诊断。

二、教学对象

(1)低年资医护人员、临床实习/见习生和进修生。

(2)能力尚未达到岗位要求或具有自主学习意愿的医护人员。

三、教学内容

(1)病种:热射病。

(2)重点:提高对热射病体外快速降温的认知。

(3)难点:热射病的诊断及治疗。

四、教学方法

(1)情景模拟教学和标准化患者。

(2)应用工具:思维导图和循证实践。

五、教学过程

(1)教学安排:情景模拟环节一般不少于 20 分钟,病例讨论及点评环节不少于 20 分钟。

(2)教学步骤:

课前准备 〉 案例介绍 〉 情景模拟 〉 点评反馈 〉 知识要点

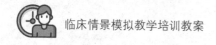

六、教学案例

1.一般资料

姓名:周×	年龄:43 岁	性别:男
身高:165 cm	体重:65 kg	职业:工人
主诉:高热伴意识丧失 1.5 小时		

现病史:患者周某,男,43 岁,于 1.5 小时前在工作中出现发热及恶心、呕吐,呕吐物为胃内容物,当时意识清,在工厂内进行物理降温等,效果差,后患者意识逐渐丧失,急到当地卫生室就诊,因病情危重,给予对症处理后来我院就诊。在急诊科测体温 41.3 ℃,出现抽搐、呼吸表浅,给予经口气管插管及对症处理后,以"劳力型热射病、呼吸衰竭"收住我科

既往史:既往体健

2.情景模拟

(1)物品:转运担架车、球囊、氧气包、输液瓶及输液器、吸氧瓶、病床、监护仪、面罩、针管、气管插管箱、深静脉置管包、冰块、冰毯。

(2)人物:重症医学科医师甲、乙,重症医学科护士甲、乙,急诊科医师,患者的工友、弟弟。

急诊科抢救室,急诊科医师甲收治一高热患者,考虑中暑,请重症医学科急会诊,重症医学科医师甲到达现场	患者工友:他正在干着活,突然恶心、呕吐,我们一摸身上很热,接着就拿凉毛巾给他擦,很快他就不知道事了,我们就送医院来了。 医师甲:你们在什么厂工作?工作环境热不热? 患者工友:铝合金厂,热。 医师甲:考虑热射病,病情很重,呼吸不好,赶紧联系家属,住重症医学科病房
护士甲、乙,医师甲、乙,患者工友一起把患者抬到 ICU 科病床上。患者工友走出病房。护士甲给予患者呼吸机辅助呼吸,护士乙连接多参数监护仪,完成对体温、血氧饱和度、血压、心率、呼吸频率等的基础检查	医师甲:(对患者工友)我们科是无陪护病房,你们先联系患者家属,患者病情比较重,等下再详细向你们交代,我们先做紧急处理。 患者工友:好的,你们一定要努力抢救,我也跟单位领导汇报一下。 医师甲:患者血压不好,我们需要做个深静脉穿刺快速补液用,你能签字吗? 患者工友:家属没来,那我先签字。

续表

医师甲向医师乙交代事项后进行查体,查体后给予抽血、做心电图等	医师甲:(对医师乙)这位患者考虑热射病,先给予降温,使用冰块、冰毯、冰帽、冬眠合剂,冰盐水灌肠,补液升压,必要时应用多巴胺,行血气分析、血常规、凝血五项、肝肾功、心肌损伤标志物等检查,联系床旁心脏超声,条件许可行颅脑 CT 检查。你先下医嘱,让护士抽血,根据检验结果决定床旁血滤时机。
护士甲抽血,护士乙给予患者输液,体温较前有所下降,血压应用升压药物 返回检验结果示活化部分凝血活酶时间105 s,凝血酶时间测不出,血小板数量下降,肌酸激酶、谷丙转氨酶、谷草转氨酶明显升高	患者工友:患者弟弟来了。 医师甲:您好,患者目前考虑热射病,病情很重,现在已经出现凝血功能损害,血小板下降,肝肾功、肌酸激酶升高等表现,无尿,目前需要紧急股静脉置管,床旁血液滤过治疗,预后很差,可能出现突发心跳停止。 患者弟弟:大夫,希望你们尽全力抢救。 医师甲:肯定会的,那我们现在就准备置管、血滤,您跟我来签字。 患者弟弟:好的。
护士甲发现患者抽血部位止血效果不好,锁穿部位渗血明显	医师甲:复查血常规及凝血四项。 护士甲:好的。
检验结果返回,检验科报危急值,护士告知医师	护士甲:复查血常规,患者血小板降至 $6 \times 10^9/L$,检验科报危急值。 医师甲:立即联系血小板输注,继续无肝素血液滤过治疗,做好危急值登记及处理工作。 医师乙:好的。 医师甲:再次向家属交代病情。 医师乙:嗯。 医师乙:患者很快出现多脏器功能障碍表现,生命体征不稳定,病情危重,预后极差,你们要有思想准备。 患者弟弟:还是希望你们尽力抢救。 医师乙:好的。

3.鉴别诊断

（1）思维导图：

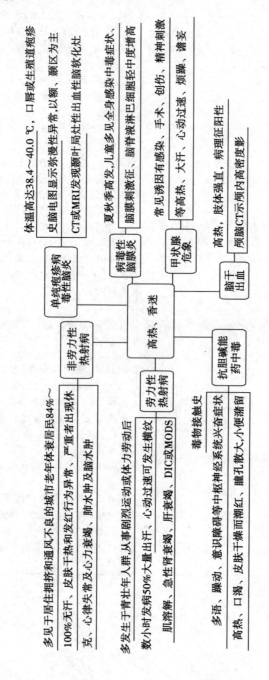

(2)循证实践(5A 循证)：

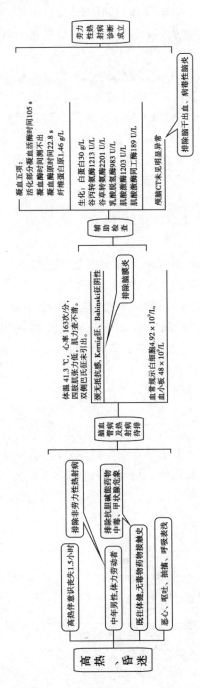

1)收集证据：

①查体：体温 41.3 ℃，中年男性，昏迷状态，被动卧位；全身皮肤干燥无汗，双侧瞳孔等大，对光反射消失，颈无抵抗感；四肢肌张力低，肌力查不清，双侧巴宾斯基征未引出。

②血气分析示 pH 值 7.23，二氧化碳分压 27 mmHg，氧分压 78 mmHg，血钠 128 mmol/L，血钾 5.0 mmol/L，乳酸 6.5 mmol/L。血常规示白细胞 4.92×10^9/L，血小板 48×10^9/L。凝血五项示活化部分凝血活酶时间 105 s，凝血酶时间测不出，凝血酶原时间 22.8 s，纤维蛋白原 1.46 g/L。生化示白蛋白 30 g/L，谷丙转氨酶 1213 U/L（正常值 0～40 U/L），谷草转氨酶 2201 U/L（正常值 0～40 U/L），乳酸脱氢酶 983 U/L（正常值 109～245 U/L），肌酸激酶 1203 U/L（正常值 20～174 U/L），肌酸激酶同工酶 189 U/L（正常值 0～25 U/L）。心电图示窦性心动过速。颅脑 CT 未见明显异常。

2)证据评价：

①结合病史，患者无抗胆碱能药接触史及甲亢病史，青壮年体力劳动者，排除甲状腺危象、抗胆碱能药中毒及非劳力性热射病。

②进一步检查血常规等，血常规示白细胞 4.92×10^9/L，血小板 48×10^9/L。凝血五项示活化部分凝血活酶时间 105 s，凝血酶时间测不出，凝血酶原时间 22.8 s，纤维蛋白原 1.46 g/L。颅脑 CT 未见明显异常。排除单纯疱疹病毒性脑炎、病毒性脑膜炎及脑干出血。

3)临床决策：确诊为热射病。

七、知识要点

热射病即重症中暑，是由于暴露在高温、高湿环境中导致机体核心温度迅速升高，超过 40 ℃，伴有皮肤灼热、意识障碍（如谵妄、惊厥、昏迷）等多器官系统损伤的严重临床综合征。

八、客观结构化考核

考核项目	评分标准	分值	得分
仪容仪表 （5分）	态度端正，着装整洁	5	

续表

考核项目	评分标准		分值	得分
病史采集 重点内容 （20分）	病史（既往体健）		3	
	主要症状的特点及持续时间		3	
	病因与诱因（高温作业环境）		3	
	病情的发展与演变		3	
	伴随症状		2	
	诊治经过，包括过程、疗效，有无检查及结果		2	
	一般情况：精神状态、饮食、睡眠、大小便		2	
	个人史、婚育史、家族史		2	
体格检查 重点内容 （20分）	检查者洗手（六步洗手法）		3	
	测量体温、脉搏、呼吸、血压、血氧饱和度		5	
	详细的肺部查体（呼吸音、啰音）		2	
	详细的心脏查体（心界大小、心音、杂音、心律失常）		4	
	详细的腹部查体（腹肌紧张度、压痛、反跳痛、肠鸣音）		3	
	神经系统查体（肱二头肌反射、膝反射、巴宾斯基征）		3	
辅助检查判读 （10分）	血常规：病毒性或细菌性		5	
	生化：肌酸激酶异常升高		5	
临床 技能 操作 （25分）	腰椎 穿刺术	体位（侧卧，屈膝抱腿，暴露椎间隙）	5	
		定位（3～4 或 4～5 腰椎间隙）	5	
		麻醉（注药前回抽无回血或液体时方可注药）	5	
		测压（接测压管，正常值 70～180 mmH$_2$O）	5	
		穿刺后复测血压、脉搏、呼吸，去枕平卧 6 小时	5	
病案分析 （15分）	诊断		5	
	治疗原则		5	
	与患者及其家属的沟通能力		5	
提问 （10分）	根据本病案进行综合性提问：热射病的定义是什么？		10	
总分			100	

后 记

岁月流逝,文字回响。从医生涯有幸参编医学著作不仅是一件值得骄傲和自豪的事,更是一次拓展视野、增长知识、快速成长的难得淬炼。

每一位医生都希望自己手到病除、妙手回春,但每位患者的症状并非都像教科书上描述的那样典型。在加强基层医疗服务能力的建设工作中,提高临床医生的技术诊断和鉴别诊断水平首当其冲。特别是在鉴别诊断过程中,我们应以"症状"为中心词,通过反问诱发的方式绘制思维导图,寻找最佳临床证据和指南进行诊断;同时,通过"5A"循证实践步骤,通过问诊、查体,在实验室检查和其他辅助检查获得的检查报告中查找有力证据,遵循科学的逻辑思维对信息进行辩证分析、综合、推理和判断,从而防止漏诊误诊,提高精准诊断的能力。循证医学最重要的一个过程,就是运用批判性思维进行思辨、论证、推理的过程,这是一个持续性改进,寻求最佳路径方法的过程;是一个通过对相关信息的类比和对照分析而作出理性判断、科学决策的过程。因此,循证医学是基于合理的证据,而非主观经验。

"腹有诗书气自华,最是书香能致远。"读到一本好书总能激发我们向上的欲望,或许这就是文化的影响力,这也让我们深感加强学术建设是多么重要。营造浓郁的学术氛围是培养高素质医学人才和科技创新的根本,但愿本书不仅成为读者在医学生涯中的有力帮手,还能激发您继续学习的动力,这也算是实现了我们写作本书"嘤其鸣矣,求其友声"的愿望。

在本书付梓之际,我们感谢诸位作者的通力合作,感谢家人的理解支持,还要特别感谢山东大学出版社的支持,让我们能够以此书去帮助更多的医务工作者成长、进步。

由于时间所限,本书编写略显仓促,其中错漏不足之处在所难免,在此特请各位专家及读者批评指正。

本书编委会
2020 年 9 月于临朐